卫生部"十二五"规划教材　全国高等中医药院校教材

全国高等医药教材建设研究会规划教材

供中医学专业（骨伤方向）用

中医骨病学

主　编　张　俐

副主编　何　伟　赵　明　黄俊卿

编　委（以姓氏笔画为序）

韦　理（广西中医药大学）　　　张晓刚（甘肃中医学院）

卢建华（浙江中医药大学）　　　陈卫衡（中国中医科学院望京医院）

江中潮（成都中医药大学）　　　赵　明（辽宁中医药大学）

何　伟（广东中医药大学）　　　昝　强（陕西中医学院）

张　俐（福建中医药大学）　　　黄俊卿（河南中医学院）

张　霆（上海中医药大学）　　　董建文（山东中医药大学）

秘　书　张　燕（福建中医药大学）

人民卫生出版社

图书在版编目（CIP）数据

中医骨病学/张俐主编. —北京:人民卫生出版社,
2012. 7

ISBN 978-7-117-16005-6

Ⅰ. ①中… Ⅱ. ①张… Ⅲ. ①中医伤科学-高等学校-教材 Ⅳ. ①R274

中国版本图书馆 CIP 数据核字(2012)第 109570 号

门户网: www.pmph.com	出版物查询、网上书店
卫人网: www.ipmph.com	护士、医师、药师、中医师、卫生资格考试培训

中医骨病学

主　　编:张　俐

出版发行:人民卫生出版社（中继线 010-59780011）

地　　址:北京市朝阳区潘家园南里 19 号

邮　　编:100021

E - mail: pmph @ pmph. com

购书热线:010-59787592　010-59787584　010-65264830

印　　刷:北京铭成印刷有限公司

经　　销:新华书店

开　　本:787×1092　1/16　印张:20

字　　数:469 千字

版　　次:2012 年 7 月第 1 版　　2020 年 5 月第 1 版第 9 次印刷

标准书号:ISBN 978-7-117-16005-6/R · 16006

定　　价:32.00 元

打击盗版举报电话: 010-59787491　E-mail: WQ @ pmph. com

（凡属印装质量问题请与本社市场营销中心联系退换）

出 版 说 明

在国家大力推进医药卫生体制改革,发展中医药事业和高等中医药教育教学改革的新形势下,为了更好地贯彻落实《国家中长期教育改革和发展规划纲要(2010—2020 年)》和《医药卫生中长期人才发展规划(2011—2020 年)》,培养传承中医药文明、创新中医药事业的复合型、创新型高等中医药专业人才,根据《教育部关于"十二五"普通高等教育本科教材建设的若干意见》,全国高等医药教材建设研究会、人民卫生出版社在教育部、卫生部、国家中医药管理局的领导下,全面组织和规划了全国高等中医药院校卫生部"十二五"规划教材的编写和修订工作。

为做好本轮教材的出版工作,在教育部高等学校中医学教学指导委员会和原全国高等中医药教材建设顾问委员会的大力支持下,全国高等医药教材建设研究会、人民卫生出版社成立了第二届全国高等中医药教育教材建设指导委员会和各专业教材评审委员会,以指导和组织教材的编写和评审工作,确保教材编写质量;在充分调研的基础上,先后召开数十次会议对目前我国高等中医药教育专业设置、课程设置、教材建设等进行了全方位的研讨和论证,并广泛听取了一线教师对教材的使用及编写意见,汲取以往教材建设的成功经验,分析历版教材存在的问题,并引以为鉴,力求在新版教材中有所创新,有所突破,藉以促进中医药教育教学发展。

根据高等中医药教育教学改革和高等中医药人才培养目标,在上述工作的基础上,全国高等医药教材建设研究会和人民卫生出版社规划、确定了全国高等中医药院校中医学(含骨伤方向)、中药学、针灸推拿学、中西医临床医学、护理学、康复治疗学 7 个专业(方向) 133 种卫生部"十二五"规划教材。教材主编、副主编和编者的遴选按照公开、公平、公正的原则,在全国 74 所高等院校 2600 余位专家和学者申报的基础上,近 2000 位申报者经全国高等中医药教育教材建设指导委员会、各专业教材评审委员会审定和全国高等医药教材建设研究会批准,被聘任为主审、主编、副主编、编委。

全国高等中医药院校卫生部"十二五"规划教材旨在构建具有中国特色的教材建设模式、运行机制,打造具有中国特色的中医药高等教育人才培养体系和质量保障体系;传承、创新、弘扬中医药特色优势,推进中医药事业发展;汲取中医药教育发展成果,体现中医药新进展、新方法、新趋势,适应新时期中医药教育的需要;立足于成为我国高等中医药教育的"核心教材、骨干教材、本底教材"和具有国际影响力的中医药学教材。

全套教材具有以下特色:

1. 坚持中医药教育发展方向,体现中医药教育教学基本规律

注重教学研究和课程体系研究,以适应我国高等中医药学教育的快速发展,满足 21 世纪对高素质中医药专业人才的基本要求作为教材建设的指导思想;顶层设计和具体方案的实施严格遵循我国国情和高等教育的教学规律、人才成长规律和中医药知识的传承规律,突出中医药特色,正确处理好中西医之间的关系。

2. 强化精品意识,体现中医药学学科发展与教改成果

全程全员坚持质量控制体系,把打造精品教材作为崇高的历史使命和历史责任,以科学严谨的治学精神,严把各个环节质量关,力保教材的精品属性;对课程体系进行科学设计,整体优化,基础学科与专业学科紧密衔接,主干学科与其他学科合理配置,应用研究与开发研究相互渗透,体现新时期中医药教育改革成果,满足21世纪复合型人才培养的需要。

3. 坚持"三基五性三特定"的原则,使知识点、创新点、执业点有机结合

将复合型、创新型高等中医药人才必需的基本知识、基本理论、基本技能作为教材建设的主体框架,将体现高等中医药教育教学所需的思想性、科学性、先进性、启发性、适用性作为教材建设的灵魂,将满足实现人才培养的特定学制、特定专业方向、特定对象作为教材建设的根本出发点和归宿,使"三基五性三特定"有机融合,相互渗透,贯穿教材编写始终。以基本知识点作为主体内容,适度增加新进展、新技术、新方法,并与卫生部门和劳动部门的资格认证或职业技能鉴定标准紧密衔接,避免理论与实践脱节、教学与临床脱节。

4. 突出实用性,注重实践技能的培养

增设实训内容及相关栏目,注重基本技能和临床实践能力的培养,适当增加实践教学学时数,并编写配套的实践技能(实训)教材,增强学生综合运用所学知识的能力和动手能力,体现医学生早临床、多临床、反复临床的特点。

5. 创新教材编写形式和出版形式

(1) 为了解决调研过程中教材编写形式存在的问题,除保障教材主体内容外,本套教材另设有"学习目的"和"学习要点"、"知识链接"、"知识拓展"、"病案分析(案例分析)"、"学习小结"、"复习思考题(计算题)"等模块,以增强学生学习的目的性和主动性及教材的可读性,强化知识的应用和实践技能的培养,提高学生分析问题、解决问题的能力。

(2) 本套教材注重数字多媒体技术,相关教材增加配套的课件光盘、病案(案例)讲授录像、手法演示等;陆续开放相关课程的网络资源等,以最为直观、形象的教学手段体现教材主体内容,提高学生学习效果。

本套教材的编写,教育部、卫生部、国家中医药管理局有关领导和教育部高等学校中医学教学指导委员会、中药学教学指导委员会相关专家给予了大力支持和指导,得到了全国近百所院校和部分医院、科研机构领导、专家和教师的积极支持和参与,谨此,向有关单位和个人表示衷心的感谢!希望本套教材能够对全国高等中医药人才的培养和教育教学改革产生积极的推动作用,同时希望各高等院校在教学使用中以及在探索课程体系、课程标准和教材建设与改革的进程中,及时提出宝贵意见或建议,以便不断修订和完善,更好地满足中医药事业发展和中医药教育教学的需要。

全国高等医药教材建设研究会
第二届全国高等中医药教育教材建设指导委员会
人民卫生出版社
2012 年 5 月

第二届全国高等中医药教育教材建设指导委员会名单

顾　　问	王永炎	陈可冀	程莘农	石学敏	沈自尹	陈凯先
	石鹏建	王启明	何　维	金生国	李大宁	洪　净
	周　杰	邓铁涛	朱良春	陆广莘	张　琪	张灿玾
	张学文	周仲瑛	路志正	颜德馨	颜正华	严世芸
	李今庸	李任先	施　杞	晁恩祥	张炳厚	栗德林
	高学敏	鲁兆麟	王　琦	孙树椿	王和鸣	韩丽沙

主任委员 张伯礼

副主任委员	高思华	吴勉华	谢建群	徐志伟	范昕建	匡海学
	欧阳兵					

常务委员 （以姓氏笔画为序）

	王　华	王　键	王之虹	孙秋华	李玛琳	李金田
	杨关林	陈立典	范永昇	周　然	周永学	周桂桐
	郑玉玲	唐　农	梁光义	傅克刚	廖端芳	翟双庆

委　　员 （以姓氏笔画为序）

	王彦晖	车念聪	牛　阳	文绍敦	孔令义	田宜春
	吕志平	杜惠兰	李永民	杨世忠	杨光华	杨思进
	吴范武	陈利国	陈锦秀	赵　越	赵清树	耿　直
	徐桂华	殷　军	黄桂成	曹文富	董尚朴	

秘 书 长 周桂桐(兼)　翟双庆(兼)

秘　　书 刘跃光　胡鸿毅　梁沛华　刘旭光　谢　宁　滕佳林

全国高等中医药院校中医学专业（含骨伤方向）
教材评审委员会名单

前　言

中医骨病学是高等中医药院校中医学专业(骨伤方向)的专业必修课。本教材系统介绍骨与关节常见病的病因病机、临床表现与诊断、鉴别诊断、治疗、预防与调护等,在保持传统中医特色的基础上,吸收了现代中医防治骨病的主要进展和先进技术。

骨病是骨伤科临床常见的疾患,其发病率呈逐渐增加的趋势,且病因病理复杂,随着医学的不断发展,新理论、新方法、新疗法不断出现,因此,为适应中医骨伤专业发展的需要,在全国高等医药教材建设研究会、全国高等中医药教育教材建设指导委员会的组织规划下,依据卫生部"十二五"规划教材要求编写本教材。

本书在编写过程中注重本科教学的"三基"和"五性"的要求,结合中医骨伤科学专业培养目标、课程体系结构,确定编写的具体内容。全书共分10章,包括总论、骨关节的结构与功能、非化脓性关节炎、骨与关节化脓性感染、骨与关节结核、骨坏死、代谢性骨病、骨肿瘤、骨与关节畸形和其他病症。每一章节设有学习目的、学习要点、学习小结及复习思考题等模块,以利于教师教学,学生自学;知识链接、知识拓展模块,利于拓展学生的知识面;病案分析模块则锻炼了学生的临床思维能力,使教材更加贴近临床。

本书的第一章总论由何伟执笔,第二章骨关节的结构与功能由陈卫衡执笔,第三章非化脓性关节炎由董建文、卢建华执笔,第四章骨与关节化脓性感染由董建文、张霆、张晓刚执笔,第五章骨与关节结核由江中潮执笔,第六章骨坏死由何伟执笔,第七章代谢性骨病由黄俊卿执笔,第八章骨肿瘤由张俐、昝强执笔,第九章骨与关节畸形由赵明、韦理执笔,第十章其他病症由张霆执笔。

本教材适于全国高等院校五年制中医学专业(骨伤方向)、七年制中医学专业(骨伤方向)学生以及从事中医相关专业的临床、教学和科研人员等使用。

教材编写过程中,得到人民卫生出版社及参编院校的各级领导的大力支持,在此致以深深的谢意!随着科学技术的不断进步,加之编者经验、水平和时间有限,疏漏和不足之处在所难免,望各院校师生和读者在使用过程中提出宝贵意见,以便今后进一步修订提高。

编　者

2012 年 5 月

目　　录

第一章　总　论

学习目的

　　通过对中医骨病学的起源、发展历程及当前防治骨病存在的问题等的学习,使学生认识到中医药在骨病发展中的地位和作用,激发学生对中医骨病学的学习兴趣。

学习要点

　　中医骨病学的起源、发展,历代中医骨病学的主要成就与学术著作以及现代骨病学的发展状况及存在的问题。

一、学 科 特 点

　　中医骨病学是中医骨伤科学的重要组成部分,是以中医理论为指导,结合西医学知识和方法来研究肌肉骨骼系统疾病的发生、发展及其防治规律的一门临床学科。医学的发展离不开生活生产,中医骨病学亦是如此。随着科技进步和生活环境的变迁,我们可以看到中医药治疗骨病的理论方法在不断演变,其治疗的病种也有着鲜明的时代性。正如扁鹊随俗为变,过邯郸则为带下医,过洛阳则为耳目痹医,入咸阳即为小儿医。在战争年代,创伤后遗症为骨病的主要特点;在新中国成立初期,一些先后天感染性疾病为大家所关注;而现在随着社会老龄化的进展,慢性劳损退变性骨科疾病的患者数不断增加,尤其是骨关节炎、股骨头缺血性坏死等发病率的增高给中医骨病学发展提出了新任务、新挑战。

　　本书从介绍骨关节的结构和功能开始,以骨关节病变为主,基本涵盖了中医骨病学的各个方面。每一章节的疾病按照病因病机、临床表现与诊断、鉴别诊断、治疗、预防与调护几个方面进行叙述。同学们在学习这门课时需要注重以下几个方面:建立开放的知识架构;掌握相关文献查询的技能;勤于实践中总结完善知识体系。

二、中 医 传 承

　　从古至今各个时代的文献资料和考古发现为我们记录了古人对疾病的宝贵的认识和实践成果。上古时期是骨科萌芽时期,这一阶段人们开始初步认识骨病、接触骨病。考古发现新石器时代(约公元前 3000 年)原始人遗骨中,不少骨生前患过骨病,有骨髓炎、骨结核、脊柱变异、关节僵直、骨质增生等。《帝王世纪》曰:"伏羲尝百药,制九针,以拯夭枉"。九针即石针,亦称砭石,据后世医书记载,其重要用途是切割痈疡,说明当时原始人类已将药物、石针用于治病。商代早期甲骨文记载有 22 种疾病,包括疾手、疾肘、疾胫、疾止(即趾)等骨关节疾患。西周首先建立我国医学的医政制度和分科,《周礼·天官》记载疡医是当时的四大医之一,采用注药、切开刮搜脓血和用药追蚀死骨腐肉的方法治疗 4 种外科、骨科疾病。

　　战国、秦汉时期是中医骨病学基础理论逐步形成的时代,不少医学著作问世,如《黄帝内经》、《难经》、《神农本草经》、《伤寒杂病论》等均为中医学的经典著作。《黄帝内经》阐述的整体观、辨证论治、内外兼治、治未病、形不动则精不流、肾主骨等观点,以及气血学说、经络学说等,至今仍是骨病诊断、治疗的主要理论基础;书中还对痹、痿、骨痹、疽、肿瘤等均有专篇论述,如《素问·痹论》曰:"风寒湿三气杂至,合而为痹也"。《素问·痿论》曰:"治痿独取阳明"。至今对痹证、痿证的辨证治疗仍具有一定的指导意义。1973 年,长沙马王堆汉墓发掘一批这个时期的医学佚书,其中《五十二病方》载有痈、骨疽、肿瘤等病名,并有治痈疽方 22 首,运用了多种治疗方法。汉末三国时期医学家华佗发明麻醉法施行外科手术,进行了包括历史上著名的"刮骨疗毒"术等。他还创立了五禽戏,对后世骨病的体疗康复产生很大影响。

两晋南北朝时期,骨病的治疗实践进一步发展,尤为突出的是对骨痈疽和骨肿瘤的认识有了很大提高。《医心方》将附骨疽分急、缓两种。"附骨急疽"症见"其痛处壮热,体中乍寒乍热",而"附骨疽久者则肿见接脓",这与西医学急性化脓性骨髓炎、慢性化脓性骨髓炎的表现相似。《小品方》称骨肿瘤为"石痈",曰:"有石痈者,始微坚,皮核相亲,著而不赤,头不甚尖,微热,热渐自歇,便极坚如石,故谓石痈。难消,又不自熟,熟皆可百日中也。"这些症状与西医学的恶性肿瘤(如骨肉瘤)十分相似,并指出其预后险恶,一旦"成熟"则生命在百日之内。姚僧垣《集验方》将石痈与瘰疬进行了鉴别诊断,曰:"又发痈坚如石,走皮中无根,瘰疬也……又发痈至坚而有根者,名为石痈"。对痈和瘤的鉴别,《集验方》指出:"发肿以渐知,长引日月,亦不大热,时时牵痛,瘤也非痈……发肿都软,血瘤也"。指出了肿瘤与一般外科感染的痈的鉴别。肿瘤一般是慢性肿物,局部及全身无发热症状,只有牵涉性疼痛。以上这些鉴别诊断基本正确阐述了类似疾病的辨证要点。在治疗方面,对痈疽首先要强调排脓要彻底,引流要通畅,分别运用外消、内托、排脓、追蚀和灭瘢的疗法,为后世外科"消、托、补"三法的确立奠定了基础。而对石痈,已明确指出不能用针刺。这些都是临床经验的结晶。

隋唐五代十国时期,是中医骨病学全面总结提高的时期,在病因病机理论、筋骨痹和骨痈疽等方面均有发展。隋末巢元方等著《诸病源候论》,是我国第一部病因症状学专著,也是骨病第一部内容较丰富的病因症状学著作,如对腰痛记载了 8 种证候,对"背偻候"、"骨注候"、"指筋挛不得屈伸候"、"瘤候"、"石痈候"、"石疽候"、"附骨痈肿候"、"附骨疽候"和"骨疽偻候"等均列专题论述。唐代孙思邈《备急千金要方》载有按摩、导引治疗各种筋骨痹、偻痿病证。《备急千金要方》中还记载了多种对于恶疮、恶肉和石痈等病用外治方药的治疗方法。这一时期对筋骨痹、腰痛等的论治已逐渐趋向辨证论治。王焘《外台秘要》辑录了自张仲景以后治疗痹证的方剂,并特别推崇以补血活血、祛风湿止疼痛为主的四物汤加附子,治疗"风湿百节疼痛,不可屈伸"等病证,对后世痹证的治疗产生较大影响。

宋金元时期,我国科学技术取得重大成就,如发明火药、指南针、活字印刷术等。科学技术的进步推动了医学的发展,出现了以金元四大家(刘完素、张从正、李杲、朱震亨)为代表的一批著名医学家,并有《卫济宝书》、《外科精要》、《集验背疽方》、《外科精义》等外科名著问世,对骨关节痹痿证、骨痈疽、骨肿瘤的认识均有发展。如李杲《脾胃论·脾胃胜衰论》认为痿证多责之"脾胃虚弱","形体劳役则脾病……脾病则下流乘肾……则骨乏无力,足为骨痿,令人骨髓空虚,足不能履也"。元代齐德之《外科精义》阐明了骨髓炎、骨结核的瘘管形成机制和早期诊断。东轩居士增注的《卫济宝书》将痈疽归为"癌、瘭、疽、瘤、痈"五大证，并附以图样描绘局部表现。其中的"癌"字，则是现存文献中最早的记载。

明、前清时期，中医骨病学得到进一步发展。这一时期认识骨痈疽、骨肿瘤的临床症状已趋细微，如明代赵宜真集《仙传外科集验方》对骨痈疽病理过程的描述非常详细。清代王维德《外科证治全生集》对恶性骨肿瘤的诊治方法和预后作了较详细的介绍，说："初起如恶核，渐大如拳，急以阳和汤、犀黄丸，每日轮服可消。如迟至大如升斗，仍如石硬不痛，又曰，久患现红筋则不治。再久患生斑片，自溃在即之证也，溃即放血，三日内毙"。这些描述较西方早了一个多世纪。清代高秉均《疡科心得集》逐步明确地将骨痨从"骨疽"、"阴疽"中区分出来，后称之为"流痰"；在治疗上，尤其对骨疽的治疗，其取死骨的追蚀疗法和从肾论治的内治法，对现代治疗慢性化脓性骨髓炎、骨结核也产生很大影响。

晚清至新中国成立以前近百年间，随着西方文化的侵入，中医受到了歧视，中医骨病学的发展基本停滞。直到新中国成立以后，随着党和政府对中医工作的重视，以及中医与现代科学及西医学的不断结合，使中医骨病学得到了快速发展。如中西医结合治疗慢性化脓性骨髓炎、骨结核，生肌象皮膏在感染创面的应用，中医药治疗类风湿关节炎、风湿性关节炎，针刺、推拿治疗小儿麻痹后遗症，针刺、点穴治疗脑瘫后遗症，中药治疗骨缺血性坏死、骨质疏松症，中医药治疗骨肿瘤等方面都取得较大成绩。

三、现状与发展

目前中医正在被世界上越来越多的国家和地区认可，世界卫生组织（WHO）制定的《2002年至2005年世界卫生组织传统医学发展战略》中占主要部分的就是中医。针灸在美国已经合法化，澳大利亚在2012年开始为其国内中医师进行注册并把中医治疗纳入全民医保体系。2005年在北京成立了世界中医药学会联合会骨伤科专业委员会，现有十几个国家和地区的会员参与。在国内，党和国家高度重视中医药学的发展，坚持"中西医并重"、"扶持中医药和民族医药事业发展"，并将"发展传统医药"写入了《中华人民共和国宪法》。由于受到国家的政策保护，近年来中医发展迅速，县级以上行政地区均设有专门中医医院，各地中医药院校培养了大批中医骨伤人才。中华中医药学会骨伤科分会于1986年成立，历经20余年的发展，促进了全国中医骨伤科同道的团结和队伍壮大，加强了学术交流，提升了学科水平。近年来，骨伤科分会又进行二级分科的筹备工作，在已确定的8个学组中就有骨病、骨关节病、骨质疏松症、骨坏死等4个与骨病相关的学组，这充分体现了开展中医骨病学的研究具有重要意义。

不断提高临床疗效是中医骨病学存在与发展的根本。中医正是历经几千年在诊疗实践的基础上发展到今天，而中医药技术治疗骨病的疗效也在不断被验证和提高。如中西医结合治疗股骨头缺血性坏死、小切口截骨与手法治疗踇外翻的效果肯定，相关研究均获得了国家科技进步二等奖。按照西医学标准，以循证医学原理对传统中医药进行客观的临床研究，使传统中医药得到国际通行的标准化临床验证，将成为中医药进入世界医药市场的敲门砖。国家中医药管理局在"十二五"规划中将中医临床路径研究放在重要位置。在国家中医药管理局的协调和领导下，全国率先开展了附骨疽（慢性化脓性骨髓炎）、骨蚀（股骨头缺血性坏死）、膝痹病（膝骨关节炎）等多个协作组、多中心的临床验证工作。探索建立适合中医药的临床路径管理制度、工作模式、运行机制以及质量评估和持续改进体系,为在全国范围内推广中医临床路径管理积累经验并提供实践依据,对已颁布实施的中医临床路径的科学性、规范性、先进性和可操作性进行论证和进一步完善,使之能够更好地推广并为临床服务。值得一提的是,近年来已有一些大型中医院借鉴其参与全球多中心、随机对照、前瞻性临床实验所积累的经验,按照国际标准开展中医药治疗骨关节疾病的临床研究,用现代临床实验的方法和评价指标对中医药治疗骨病的疗效进行评估,将有利于进一步明确中医药的适应证、提高临床疗效、减少不良反应的发生。

基础研究方面主要延续着两条思路进行发展。一方面是从经典或验方中发掘有价值的中草药,用西医学的方法进行开发加工,使之成为中草药的衍生新药。其中最著名的可能就是2011年获得美国拉斯克医学奖的青蒿素的发现与应用。而与中医骨病学相关的药物如雷公藤制剂则是雷公藤提取的多苷成分。在我国研究人员发现雷公藤总苷有显著抗炎和免疫抑制作用之后,该药获得广泛关注。2009年美国国立卫生研究院(NIH)的研究也证实了雷公藤总苷治疗类风湿关节炎的良好疗效。目前研究者对于雷公藤的兴趣仍然没有降低,许多研究者正在试图进一步提取其中具有抗癌作用的有效成分。中草药的研发也许可以让我们跨越化学药物设计的许多瓶颈,开辟了一个新的领域。基础研究的另一个方面是用西医学方法去阐释中医药疗效作用的机制。中医骨病学中的骨痿相当于西医学所指的骨质疏松症,是常见的退行性病变。中医药在治疗骨质疏松症时根据辨证多采用补肾活血等方法进行治疗。近年来,研究人员从骨密度、生物力学和分子生化水平观察中药对激素及细胞因子的影响,以揭示中药对骨质疏松症防治的药理机制。研究发现补肾中药可抑制或纠正下丘脑-垂体-性腺轴功能减退或紊乱的发生,增加成骨细胞的活性和数量;而活血化瘀中药可改善微循环和血液流变学异常,间接治疗骨质疏松症。当归、红花等中药还具有雌激素样作用,可以通过调节体内激素水平及其受体表达来治疗骨质疏松症。这些研究不仅是用西医学解读中医药,并且使中医药融入西医学的发展。

然而中医骨病学在迅速发展的同时也存在着问题。从20世纪80年代开始,中医骨伤科的中医特色有逐步淡化的趋势,取而代之的是西医骨科的理念和手术技术。为此全国老中医药专家学术经验继承工作正在分批次积极开展。在国家非物质文化遗产第一批公布的传统医药29位传承人中,骨伤科专家就占了3位。2007年为骨伤科专业作出突出贡献的23位老中医被评为"中医骨伤名师",随即人民卫生出版社出版了《骨伤名师23讲》一书,以继承和整理骨伤名师的学术体系和宝贵的临床经验。同时国家中医药管理局还设立了包括中医骨伤科在内的传承博士后流动站。这些工作和努力使得中医骨伤科的特色和精髓得以有效地保护、传承与发展。

四、未来与展望

中医骨病学在继承中医学优秀遗产的同时,努力吸取现代科学与西医学的先进理论和先进技术,不断发展、完善,为我国骨病的防治作出新的贡献。数字化、信息化、智能化是当今科学技术的发展方向。随着生物信息学、系统生物学等研究的兴起,有研究者尝试以信息系统视角研究同样是系统的、复杂的中医药理论体系,在合理整合和充分利用各种数据资源的基础上,进行科学分析、特征提取和规律探索。这些探索已经有了初步结果。如痹证的相关研究发现患者寒、热证候的微观生物学基础并非对应的是某种特异性理化指标,而可能反映于个体与环境相互作用的一定条件下;多种非特异性指标的组合、变动形式,丰富了方剂与证候研究的模式。热痹和寒痹可能反映着不同的病变细胞凋亡活性,体现了中医分型对现代临床治疗的重要指导意义。临床和科研工作者结合现代分子生物学、生物力学、信息技术等方法,使得中医骨病学近年发展迅速,令人振奋鼓舞。同时我们也要清醒地认识到,发展中医骨病学任重道远,既要紧紧抓住传统理论、积极发展传统技术,保持中医骨病学的优势与核心竞争力;又要注重把传统医学与西医学有机结合,给传统中医骨病学不断注入新的活力,产生出与时俱进的中医骨病学。

学习小结

1. 学习内容

2. 学习方法

(1) 以中医骨病学的发展历程为主线,朝代为纲、医家为领,学习历代骨病防治的主要成就及代表学术著作。

(2) 结合西医学的先进理论和技术,了解现代中医骨病学的发展现状及存在的问题。

(何　伟)

复习思考题

1. 历代骨病防治的主要成就与学术著作有哪些?

2. 现代中医骨病学的发展现状及存在的问题有哪些?

第二章 骨关节的结构与功能

学习目的

  通过对人体正常骨关节的结构和功能的学习,为研究骨关节的生理病理变化和对骨关节疾病作出正确诊断及合理的治疗奠定基础。

学习要点

  骨的形态与功能、骨的生长代谢、关节的形态与功能的相关内容。

  掌握正常人体骨关节的结构和功能,是正确诊断和治疗骨关节疾病的重要基础。中医学非常重视结构与功能之间的相互关系,清代吴谦《医宗金鉴·正骨心法要旨》指出:"盖一身之骨体,既非一致,而十二经筋之罗列序属,又各不同,故必素知其体相,识其部位,一旦临证,机触于外,巧生于内,手随心转,法从手出"。

第一节 骨的形态与功能

  骨关节是骨骼系统的简称,由骨、(关节)软骨、关节三部分组成。下面我们分述其组织形态。

一、骨的组织形态

(一)骨的组织结构

骨组织是一种复杂的结缔组织,由骨细胞和细胞间质组成。

1. 骨细胞的来源和功能 骨组织中的细胞来源于 3 种不同的胚原细胞谱系:①神经脊细胞(形成颅面部骨);②生骨节细胞(形成中轴骨);③中胚层细胞(形成骨的附件)。骨组织中的细胞主要有 4 种:骨原细胞、成骨细胞、破骨细胞、骨细胞。其中骨细胞最多,位于骨质内,其余细胞则位于骨质边缘。骨原细胞是一种分化程度很低的干细胞,当骨组织生长、改建时,骨原细胞能分化为成骨细胞。成骨细胞具有产生类骨质及碱性磷酸酶的作用,其产生类骨质钙化后,成骨细胞自身被包埋在其中,即为骨细胞。骨细胞位于骨陷窝内,为扁椭圆形,呈多突起状,突起伸入骨小管内,相邻细胞的突起以缝隙连接、彼此相互接触。骨小管则彼此相连,与细胞的营养有关。骨细胞受血液中甲状旁腺激素的影响,参与溶骨与成骨过程,调节血钙浓度。破骨细胞的主要功能是溶解和吸收骨组织,参与骨改建,调节血钙浓度。

2. 骨的细胞间质 骨的细胞间质中含有机质和无机质两种成分,两者的比例随年龄的增长而发生变化,年龄越大,无机质越多。

(1) 无机质:占成人骨的干重的 65%,又称骨盐,主要是钙和磷的复合物构成的结晶,其大部分以羟基磷灰石结晶的形式存在于胶原纤维内,使骨强度增加。羟基磷灰石结晶呈细针、棒状,表面常有 Na^+、K^+ 等多种离子附着。这些离子很容易从结晶表面脱落,有时也可置换晶体中的主要离子,所以骨的无机物有很活跃的代谢作用。

（2）骨胶原:约占有机成分的90%左右,是一种结晶纤维蛋白原,包埋在基质中。有机成分占成人骨的干重的35%,主要成分是氨基己酸、脯氨酸等氨基酸。骨胶原分子是由三股左旋的氨基酸链组成,胶原分子在排列时相互平行而相连,相邻分子互相重叠,重叠部分约为其长度的1/4 即64～67nm。这种重叠排列形成胶原纤维的横带周期。胶原具有很强的弹性和韧性,其主要作用是使骨组织具有强度结构完整性。

（3）无定形有机物:占有机物的10%,主要是碳水化合物和蛋白质的络合物——蛋白多糖及非胶原蛋白等。

（二）骨的结构

骨的基本组织结构包括骨膜、骨质和骨髓(图2-1)。

骺线
骨膜
骨松质
骨密质
骨髓
骨膜　　　　外板
板障　　　　内板

图2-1　长骨结构模式图

1. 骨膜　骨膜由骨外膜和骨内膜构成。被覆于骨表面的、由致密结缔组织所组成的纤维膜称骨外膜,附着于髓腔内面的则称骨内膜。骨膜富含血管、神经,对骨的营养、再生和感觉起重要作用。

骨外膜由纤维层和新生层构成。纤维层为最外的一层薄的、致密的、排列不规则的结缔组织,内含较粗大的胶原纤维束,有血管和神经束在其中穿行。有些粗大的胶原纤维束向内穿进外环层骨板,称为贯穿纤维,亦称Sharpey 纤维,起固定骨膜和韧带的作用。新生层亦称成骨层,为骨外膜内层,与骨质紧密相连,粗大的胶原纤维很少,代之以较多的弹性纤维,形成薄的弹性纤维网,含有骨原细胞和成骨细胞。在骨的生长期,骨外膜很容易剥离,但成年人的骨膜与骨附着牢固,不易剥

离。内层细胞在胚胎或幼年期直接参与骨的形成,至成年后则保持潜在的成骨功能。

骨内膜附着于骨髓腔内面、骨小梁的表面、中央管(哈弗斯管)及穿通管的内面,其细胞也具有成骨和造血功能,成年后呈不活跃状态,一旦骨有损伤,则恢复成骨功能。

2. 骨质　由骨组织构成,分为骨密质和骨松质。成熟骨排列成板状而分层,每层厚度为4～12μm,由细胞间质构成。骨细胞位于每层的表面,每层之间的纤维错综交叉,以加强耐受外力。骨板的形成和排列在骨密质和骨松质中有所不同。

长骨的骨密质由外到内依次为外环骨板、骨单位(Haversian system,哈弗斯系统)和内环骨板(图2-2)。外环骨板由表面数层骨板环绕骨干排列而成,与骨外膜紧密相连,其中有与骨干垂直的孔道横行穿过骨板,称为穿通管,又称 Volkmann 管。穿通管与纵向排列的骨单位中央管相通,营养血管由此进入骨内。

内环骨板由近髓腔面的数层骨板环绕骨干排列而成,最内层为骨内膜附着面,亦可见垂直穿行的穿通管。

图 2-2　长骨骨干微观结构模式图

骨单位为骨密质的基本结构单位，介于内环骨板与外环骨板之间，为骨干骨密质的主体。骨单位在由继发性板状骨代替原始编织骨的同时发育形成。骨单位为厚壁圆筒状结构，与骨干的长轴平行排列，中央有一条细管，称为中央管，也称为哈弗斯管，直径约 20 ～ 100μm。骨细胞位于骨陷窝内。骨小管系统把中央管与相邻骨陷窝连接起来，供骨细胞摄取营养物质，排出代谢废物。中央管内有小血管和细的神经纤维。中央管内的小血管如仅有单条，则大多为毛细血管；如同时有两条血管，其一为厚壁，另一条为薄壁，分别为小动脉、小静脉。中央管与穿通管互相呈垂直走向，并彼此相通，血管亦相交通，保持骨髓与骨膜和哈弗斯管的联系。哈弗斯系统与哈弗斯系统之间的间隙中也有骨板，称为间骨板，系部分被破坏的哈弗斯系统或周围骨板的残余（骨生长时于骨表面产生新的骨板，谓周围骨板）。

　　骨松质的骨小梁也由骨板构成，但结构简单，层次较薄；骨板为棒状、管状或板状，厚薄不等，长短不一，互相联结构成网状，一般不见骨单位。有时仅可见到小而不完整的骨单位，血管较细或阙如，骨板之间也无血管。骨细胞的营养依靠骨小梁表面的骨髓腔血管供给。

　　3. 骨髓　　充填于骨髓腔及松质间隙内。在胚胎时期和婴儿时期，所有骨髓均有造血功能，肉眼观呈红色，故名红骨髓。约 5 岁以后，长骨骨髓腔内的红骨髓逐渐被脂肪组织所代替，呈黄色，叫做黄骨髓，失去造血功能。但在慢性失血过多或重度贫血时，黄骨髓可转化为红骨髓，恢复造血功能。而在椎骨、髂骨、肋骨、胸骨及肱骨和股骨的近侧端骨松质内，终生都是红骨髓。

（三）骨的血液供应

　　1. 骨的动脉　　供应骨的动脉有滋养动脉和骨膜深层及其关节周围的动脉网。滋养动脉是营养骨的主要动脉，起自各骨邻近的动脉干，并常在骨的一定部位经滋养孔或滋养管进入松质骨或髓腔。滋养管是滋养动脉所经过的骨质管道。在长骨，滋养动脉多在骨干中部斜行穿过滋养管，进入髓腔，在髓腔内分成升支和降支，向两端分布于骨髓、干骺端和骨密质内层，并与骨骺和干骺端的血管形成吻合。骨膜深层的动脉网发出无数细小的动脉，经穿通管进入骨密质，并与滋养动脉的分支相吻合，主要分布于骨密质外层。从关节动脉网发出的小动脉分布于骨骺及干骺端处。

　　2. 骨的静脉　　骨的静脉常与动脉伴行，但靠近长骨的两端，多有较大的静脉单独穿出。长骨具有一个较大的中央静脉窦，接受横向分布的静脉管道的血液，这些血液来自骨髓的毛细血管床（即血管窦）。横向管道内含有进入骨内膜的小动脉。这些静脉管可将血液直接引流入中央静脉窦,也可先引流至大的静脉分支内,然后再汇入中央静脉窦。中央静脉窦进入骨干滋养孔,作为滋养静脉将静脉血引流出骨。长骨的静脉血,主要经骨膜静脉丛回流,仅有5%~10%的静脉血经滋养静脉回流。许多静脉血经骨端的干骺端血管回流,骨端血管是骨膜静脉系统的一部分。从骨膜表面的骨干骨密质出现的内皮管,称做小静脉。尽管近来有人认为,皮质骨血液很少回流至内骨膜静脉,但体内研究表明,毛细血管离开哈弗斯管后有分支进入骨髓,并进入骨髓血管窦。

(四)骨的表面形态

骨的表面形态各有不同,这些形态显示出其与机体其他组织和器官的相互关系。这些结构就是一些隆起和凹陷。隆起包括嵴、不规则的粗糙面、边界清楚的结节或突起。这样一些结构可使骨变得坚固,使其与邻接的骨形成关节或供纤维膜、韧带或骨骼肌附着。凹陷有深有浅,具有同样的功能。骨上还有一些孔道,供血管和神经通过,都发挥着各自不同的功能。

二、软骨的组织形态

软骨组织由软骨细胞、纤维和基质构成。软骨的基质为固体。软骨中的纤维则随各处而有不同。根据软骨中纤维的种类和数量,软骨可分为3类,即透明软骨、弹性软骨及纤维软骨。

(一)透明软骨

透明软骨新鲜时呈深蓝色半透明状,分布较广,包括肋软骨、关节软骨、呼吸道软骨等。透明软骨具有较强的抗压性,并有一定的弹性和韧性。在光镜下,软骨细胞均匀分布于基质之中。软骨细胞在固体基质中所占的位置称为软骨陷窝。软骨中央部分的软骨细胞多为圆形,靠近软骨膜者呈扁平形。软骨中央部分的细胞常聚集,每一细胞群四周的基质着色较深,称为软骨囊。

软骨的基质是一种呈固体状态的硫化黏多糖,有弹性,能承受较大的压力。软骨基质的主要成分为水、胶原和糖蛋白。透明软骨中无血管,软骨细胞的营养全由软骨膜上的血管经基质扩散而来。每块透明软骨,除关节软骨外,均盖有软骨膜。软骨膜是一种以胶原纤维为主要成分的致密结缔组织,由于纤维很细,且折光率与基质接近,故在HE染色切片上不能分辨(图2-3)。

(二)弹性软骨

弹性软骨新鲜时呈不透明的黄色,具有明显弹性和可屈性,分布于耳廓、咽喉及会厌等处。软骨细胞形态与透明软骨相似。老年人的弹性软骨始终不骨化也不钙化。其结构特点为有大量交织分布的弹性纤维,且在软骨中部更为密集。

(三)纤维软骨

纤维软骨呈不透明的乳白色,分布于椎间盘、关节盘及耻骨联合等处。老年

　　　　　　　　　　　糖原
　　　　　　　　　　　高尔基复合体
　　　　　　　　　　　细胞核
　　　　　　　　　　　脂滴
　　　　　　　　　　　细胞膜
　　　　　　　　　　　软骨囊
　　　　　　　　　　　粗面内质网
　　　　　　　　　　　线粒体
　　　　　　　　　　　胶原原纤维

图2-3　透明软骨细胞超微结构模式图

后有的透明软骨可变性成为纤维软骨。其结构特点是含有大量平行或交叉排列的胶原纤维束,故韧性强大。软骨细胞较小而少,成行分布于纤维束之间,基质较少,呈弱嗜碱性。

三、骨的生理功能

人体的骨分布于机体的软组织中,是一种能动的,有生长、适应和再生能力的结构。人体骨的主要功能有以下几方面。

(一)支架与承重作用

骨可以为绝大部分的骨骼肌提供直接的附着点,并且共同使机体获得基本外形。骨也是运动的基础,以关节作为其运动的支点,通过骨骼肌的收缩而产生运动。构成关节的骨,其形态和相互关系是决定运动的种类和范围的条件。

(二)组织器官的保护作用

许多重要器官都是由骨加以保护的。如脑被安全地藏于颅骨的颅腔内,脊髓则藏于一个由椎骨所形成的椎管内,心、肺和大血管位于胸廓内,而膀胱、子宫和相邻的器官则得到骨盆的保护。

(三)容纳造血系统的作用

血细胞的形成(造血)发生在肱骨和股骨近端,以及椎骨、胸骨、肋骨和颅骨板障的红骨髓中。红骨髓不仅可以生成各种血细胞,而且是各种血细胞的发源地。成人长骨骨干中的黄骨髓虽已不造血,但仍保持造血的潜能,一旦机体需要(如某些严重的贫血)时,还可以转变成红骨髓,进行造血。红骨髓的主要功能除造血外,还可以清除衰老伤亡的血细胞和异物,并参与免疫反应。

(四)储存矿物质的作用

骨还是体内矿物质的储存所。骨中的矿物质结晶与体液之间有迅速的离子交换作用,所以骨可以看做是矿物质和碱性离子的储存处。当机体体液中的电解质因丢失而失去平衡时,即可由骨内动员出所储存的物质,来调节其不平衡状态,所以骨能起到一定的缓冲作用,可以改变细胞外液中离子的组成成分。

第二节 骨的生长代谢

一、骨的发育与生长

骨来源于胚胎时期的间充质(在胚胎8周左右),其发生过程有两种方式,即膜内成骨和软骨内成骨。膜内成骨是在间充质分化成的原始结缔组织膜内发生,因而称为膜内成骨。软骨内成骨是由间充质先分化成软骨,再把软骨组织逐渐破坏,然后形成骨组织,故称为软骨内成骨。值得注意的是,虽然骨的生长有两种不同的方式,但其骨组织形成的基本过程是一样的,都是由成骨细胞生成的;此外,在骨的发育生长过程中,不仅有骨组织形成,同时也有骨组织的吸收与改造。所以我们先介绍骨组织的形成与吸收,然后再介绍骨发育及生长的方式。

(一)骨组织的形成与吸收

1. 骨组织的形成 骨组织的形成经过两个步骤,首先是形成类骨质,即骨原细胞增殖分化成为成骨细胞,成骨细胞产生类骨质。成骨细胞被类骨质包埋后转变为骨细胞,然后类骨质钙化为骨质,从而形成了骨组织。在形成的骨组织表面又有新的成骨细胞继续形成类骨质,然后矿化,如此不断地进行。

2. 骨组织的吸收　在骨组织发生和生长过程中,不仅有骨组织的形成,同时也有骨组织的吸收。参与骨组织吸收过程的细胞是破骨细胞。破骨细胞贴附在骨组织吸收的部位,胞膜形成许多排列紧密的皱褶,称为皱褶缘;细胞从皱褶缘释放某些溶酶体酶,分解骨组织中的有机成分,并能促使局部产生一些酸,溶解骨盐,于是骨组织被溶解吸收。这一过程称为破骨细胞性溶骨作用(图2-4)。

图 2-4　破骨细胞局部超微结构模式图

骨组织不断形成、增多,使骨不断长大,同时,已形成的骨组织又不断地吸收和改建,以致骨的外形和内部结构不断发生变化。

(二) 骨的发育

1. 软骨内成骨　以长骨为例说明软骨内成骨的过程(图2-5)。

(1) 软骨雏形的形成:首先是间充质细胞增生密集并分化出骨原细胞,后者继而分化为成软骨细胞,分泌基质并将自身包埋而变为软骨组织,周围的间充质分化形成软骨膜,如此形成的透明软骨与即将形成的长骨外形近似,故称软骨雏形。骨化开始以后软骨生长速度和骨化速度是相适应的,否则将导致骨发育异常。

(2) 骨领的形成:在软骨雏形中段由于血管长入,软骨膜深层的骨原细胞分裂并分化为成骨细胞,并在一定的条件下以膜内成骨的方式形成原始骨组织,这层组织呈领圈状围绕在软骨雏形中段,故称骨领。骨领形成后,其表面的软骨膜改称为骨外膜。

(3) 初级骨化中心的形成:软骨雏形中央是骨干最先骨化的部位,所以称为初级骨化中心。由于钙化的软骨基质使软骨细胞营养供应障碍变性死亡,从而诱导骨外膜由外侵入软骨雏形内部,骨外膜中的血管及骨原细胞随之深入软骨内,在营养和氧气供应充足的前提下,骨原细胞不断地分化为成骨细胞。成骨细胞附着在钙化的软骨基质残片上成骨,构成原始骨小梁。

(4) 骨髓腔的形成:软骨雏形因软骨基质钙化,肥大而死亡形成间隙,破骨细胞侵入后形成大小不等不规则的空腔,称为初级骨髓腔。许多初级骨髓腔逐渐融合形成大腔而成为骨髓腔;腔内充满血管及髓样组织,两端成为骨骺端;两端骨骺继续生长,长骨因之而

图2-5 软骨内成骨发生示意图

不断加长。

（5）骺骨化中心出现及骺板的形成：出生时，骨干大部分已骨化，只在骨的两端仍然保留着软骨。出生后不久，骨的两端即开始出现骨化中心，称为骺骨化中心；因其发生比骨干的初级骨化中心晚，通常又称为次级骨化中心。此中心同样经过软骨细胞分裂、软骨基质钙化、软骨细胞变性退化、血管及骨外膜芽长入4个基本程序。骺骨化中心出现后，骨骺和干骺端间出现骨骺板，或称生长板。此骺板到成年后才完全骨化。

2. 膜内成骨 以颅骨为例说明膜内成骨过程（图2-6）。

（1）原始结缔组织膜及初级骨化中心的出现，形成富含血管网的原始结缔组织膜：

图2-6 膜内成骨过程示意图

膜内间充质细胞首先分化骨原细胞,骨原细胞再分化形成许多成骨细胞群,即最早的成骨部位,这些部位不断向四周骨化因而称为骨化中心。每个颅顶骨均有两个骨化中心,骨化中心的成骨细胞分泌细胞间质,形成类骨组织,最后钙质沉积成为新生骨。

(2) 原始骨松质及骨膜的形成:类骨组织钙化后即形成原始骨组织,原始的骨组织由细针状、薄片状的骨针或骨小梁组成,为原始骨松质。松质网眼内有毛细血管及原始结缔组织,结缔组织膜的细胞不断繁殖分裂产生更多的成骨细胞,使骨化中心不断扩大生长,最后融合起来,替代了原来的结缔组织膜。在骨外面未进行骨化的原始结缔组织包围在骨的四周,形成骨膜;在骨小梁之间的血管网及未分化的间充质则形成骨髓组织及骨髓细胞。在骨膜中的间充质细胞形成骨原细胞,分裂增殖成为成骨细胞,并不断生长成新的骨组织。

(3) 成熟骨组织的形成及扁骨外形的改变:在颅顶骨外形基本建立后,由于骨小梁表面不断增添新骨,使小梁网的网眼越来越小,每块顶骨的骨组织已不是原来的海绵状原始骨组织,而是由原来稀疏的小梁骨组织变成十分致密的小梁网和大量骨组织形成的原始骨密质。

(三) 骨的生长

1. 横向生长 骨外膜内层骨原细胞分化为成骨细胞,以膜内成骨的方式,在骨干表面生成骨组织,使骨干变粗。而在骨干的内表面,破骨细胞吸收骨小梁,使骨髓腔横向扩大。骨干外表面的新骨形成速度略快于骨干的吸收速度,这样骨干可以不断增粗。到30岁左右,长骨不再增粗。

2. 纵向生长 骨两端的干骺端,以一层软骨板与骨骺相隔,此软骨板称为骺板。长骨的纵向生长主要通过骺板的成骨作用。此处的软骨细胞分裂增殖,并从骨骺侧不断进行软骨内成骨过程,使骨的长度增加,故骺板又称生长板。骺板依次分为4个区,即软骨储备区、软骨增生区、软骨钙化区、成骨区;这4区在软骨的增生、退化及成骨的速率上保持平衡,在保证骨干长度增加的同时,骺板能保持一定的厚度。到17~20岁时,骺板增生减缓并最终停止,骺软骨完全被骨组织取代,骨将不会纵向生长。

(四) 影响骨生长的因素

1. 激素的影响 骨的生长与代谢受多种激素的调节与控制,主要有生长激素、甲状腺激素、降钙素、性激素、甲状旁腺激素等。

(1) 生长激素:生长激素促进软骨生长,使软骨骨化和软骨细胞分裂,从而促进骨的生长。在成年之前,若生长激素分泌过盛,则骺板生长加速,成为巨人症。反之,童年如生长激素分泌不足,骺板软骨细胞的增生停滞,成骨过程迟缓,以致肢体短小,成为侏儒症。

(2) 甲状腺激素:甲状腺激素能使骺板软骨细胞肥大和退化死亡,还能促进骨中钙的代谢。甲状腺激素的缺乏将影响骨的纵向生长,减慢骨的发育,造成骨化中心发育不全,骨骺愈合延迟,长骨生长停滞,导致身材矮小。

(3) 降钙素:由甲状腺滤泡旁细胞所分泌,可刺激成骨细胞的活动,大量使用后骨量会增加。它的作用主要是抑制骨细胞和破骨细胞的活动,从而减少骨吸收,减少从骨内释出钙和磷。

(4) 性激素:生长期性激素分泌过多可促进骨成熟,促使骨骺提前闭合,使骨不再生长。雌性激素分泌过少,将使软骨内化骨和膜内化骨迟缓,骨化中心出现推迟,骨骺闭合延迟,但对纵向生长无影响。性腺发育不全,也可影响纵向生长。

（5）甲状旁腺激素：甲状旁腺激素分泌减少将增加成骨细胞活动，同时抑制破骨细胞活动。骨的纵向生长将减少，特别是小的管状骨。甲状旁腺的功能亢进将增加破骨细胞活动，在骨内造成吸收，发生纤维囊性变。

2. 维生素的影响　骨的生长与代谢也受多种维生素的影响。其中与维生素A、维生素C、维生素D的关系最为密切。

（1）维生素C：维生素C与成纤维细胞、成骨细胞和软骨细胞生成有机的细胞间质有关，但不影响软骨基质钙化及骨盐沉着。严重缺乏维生素C时，软骨、骨和骨膜的纤维和黏蛋白的形成受到障碍，可致骨的生长停滞，所形成的骨质脆弱易折，且骨折后愈合缓慢。

（2）维生素D：维生素D与软骨基质钙化和骨组织的骨盐沉着有关。它能促进肠道对钙、磷的吸收，提高血钙和血磷的水平，从而利于钙化和骨盐沉着。当其缺乏时，体内的钙和磷减少，成骨细胞虽然生成纤维和有机基质，但停留于类骨质阶段，骨盐不能沉着而不能成为骨组织。在儿童期即为佝偻病。此时骺板生成大量未钙化的软骨，成骨细胞生成大量未钙化的类骨质；二者聚集在干骺端，形成环状增粗。成年时期严重缺乏维生素D，新形成的类骨质也不能钙化，称为骨软化症。这些钙化不足的骨又可因负重而变形。

（3）维生素A：对骨细胞和破骨细胞的功能状态具有协调作用。在骨的生长发育过程中，保持成骨和改建的正常进行。维生素A严重缺乏时，骨的生长与改建失调，导致骨畸形生长。如颅骨不能适应脑的发育，椎管过细而影响脊髓的生长，可造成中枢神经系统损害。此外，还影响骺板软骨细胞的发育，使骨生长迟缓。反之，如维生素A过多，骺板软骨的破坏过程快于增生过程，以致骺板提前消失，长骨生长停止。

二、骨 的 代 谢

骨主要由有机质和无机质成分组成，现分述其代谢情况。

（一）有机成分的代谢

骨经过酸处理后余下的部分，即为有机成分。它是不改变原有形状，柔软有弹性的模型物质，其中的主要成分是胶原纤维及与蛋白质结合的多糖。

1. 胶原纤维的代谢　在骨的生长和修复时期，胶原的代谢活力表现很明显。生长期比老年骨中可溶性胶原含量大。组织中可溶性胶原增加的结果是部分分解后由尿中排泄。骨质破坏吸收时，胶原分解代谢增加，胶原分解的特有产物——羟脯氨酸释放入血而使血中此种氨基酸的浓度增高，并随尿排出。通常将尿中羟脯氨酸的排泄量作为检测骨胶原物质代谢周转的有用指标。

2. 黏多糖的代谢　黏多糖是骨化过程中必要的部分，在生长发育和骨的修复再生过程中明显增加，其合成作用受甲状腺激素、促甲状腺素、胰岛素等激素的影响。如果缺乏这些激素时，黏多糖合成代谢降低。反之，肾上腺皮质激素、糖皮质激素则抑制其合成。

（二）无机质的代谢

在骨的无机成分中，钙和磷是最主要的部分。人体内钙、磷代谢是既具有相互作用，又能保持相互平衡的两个系统。

1. 钙在骨代谢中的作用　钙是人体内重要的元素之一。体内的钙含量随年龄增长而逐渐增加。成人体内钙含量约为1kg，其中细胞外液与肌肉中的钙量不超过10g，其余均以磷酸盐、碳酸盐和氢氧化物的形式存在于骨组织中。

（1）钙的吸收：钙的吸收部位在小肠上段。钙在骨中的含量占人体重的 1.5%。钙的吸收受到维生素 D、甲状旁腺激素和降钙素等影响。当缺乏维生素 D 或任何原因影响活性维生素 D 形成时，钙吸收降低；钙的吸收又受肠道 pH 的影响，钙盐在酸性溶液中易于溶解。食物中钙磷的比例对钙的吸收亦有一定影响，低磷膳食可增加对钙的吸收；钙的吸收还随人体对钙的需要而变化，如婴幼儿、孕妇和乳母对钙的需要量较大，钙的吸收亦增强；如血中钙磷浓度增高时，小肠对钙磷的吸收减弱，反之，小肠对钙磷的吸收增强。

（2）钙的排泄：人体每日排出的钙，约有 80% 经肠道、20% 经肾排出。肠道排出的钙包括食物中未吸收的钙和消化液中未被重吸收的钙，其排出量随食物含钙量及吸收状况的不同而有较大波动。尿中钙的排泄受甲状旁腺激素和维生素 D 调节，且与血钙水平密切相关。血钙水平升高，尿钙增多；反之，尿钙减少。当血钙的浓度低于 1.87mmol/L 时，尿中无钙排出。正常成人每日进出体内的钙量大致相等，多吃多排，少吃少排，保持着动态平衡。但由于体内骨的不断更新和消化液的不断分泌，所以不吃也排。每日分泌的消化液中含有大量的钙，如果肠道钙的吸收发生障碍，消化液中的钙就大量随粪便排出，以致超过食入的钙量导致负钙平衡。

2. 磷在骨代谢中的作用　全身磷含量的 88%~90% 存在于骨中，余下的主要在细胞内，作用于细胞的代谢及能量的转化。骨内磷酸盐和血中离子状磷酸盐保持着动态平衡。正常成人每天磷最低需要量是 0.88g，每日食入 1.25g 的磷最合适，生长期儿童和孕妇稍多。奶、蛋、肉类和谷类食物是磷的主要来源。磷全部在小肠吸收。吸收过程受维生素 D 控制。血清磷以无机磷酸盐离子形式存在，约 60% 的摄入量经尿排出。正常情况下，每天磷排泄量为 350~1000mg，平均 800mg。血清钙磷比值保持一种动态平衡，摄入钙过多，会使磷酸盐在小肠内变为不可溶性使磷的摄入减少，导致低磷性佝偻病或骨软化；摄入钙量少，血清磷水平增加，会引起代偿性甲状旁腺激素增多，出现骨吸收、尿磷酸盐排泄增加。在甲状腺激素作用下，肾小管磷的重吸收减少，钙的重吸收增加，使血钙水平趋于正常。

第三节　关节的形态与功能

在人体中，骨骼系统给人体提供了一个坚固而稳定的支架。全身各骨之间借结缔组织、软骨组织或骨组织相连，称为关节。关节有广义和狭义两种。广义的关节是指骨与骨之间的连接，包括直接连接和间接连接两大类。狭义的关节，则仅指骨与骨之间的间接连接。关节是人体运动的枢纽。骨与骨骼肌在神经系统的支配下，以关节为支点，可进行不同方式的运动。

在人体中，大多数的关节为活动关节，具有几乎无磨损的、活动范围较广的特点。活动关节由关节囊相连接，因囊内有滑膜相衬，故又名滑膜关节。活动关节主要由关节面、关节腔和关节囊 3 个部分组成。相连两骨端之间的腔隙，称关节腔，腔内含有少量的滑液。相连的骨端表面称为关节面。关节面表面被覆关节软骨。两关节软骨之间的活动使关节运动更为灵活。同时在关节周围的韧带、关节盘、关节唇等的共同作用下，使关节的稳定性得到维持。骨骼肌既能维持关节的稳定性，又是关节得以运动的动力。各个关节既有相同的结构，又有独特的结构与功能，其形态结构与功能相一致。根据关节面的形态及运动方式的不同，可分为球窝关节、椭圆关节、鞍状关节、平面关节等。如肩关节属球窝关节,关节头大,关节窝小而浅,头、窝的接触面积小,这种结构可做外展、内收、旋内、旋外、屈伸等方向的运动,从而使肩关节具有较大的灵活性,以满足上肢运动较大灵活性的需要。髋关节亦属球窝关节,因关节窝深,稳定性较肩关节更强,但运动幅度不及肩关节,这也符合髋关节是负荷人体重量、维持直立行走的特性。

一、关节囊与韧带

关节囊分为内、外两层,外层为纤维层,内层为滑膜层。纤维层由致密结缔组织构成,与骨端相连接的骨膜外层相接。在某些关节中,纤维层被韧带和(或)肌腱所加强或取代,对保证关节的稳定性有一定作用。滑膜层由疏松结缔组织构成,衬贴于纤维膜内面,富含血管、淋巴管和神经,可产生滑液。滑膜层覆盖于除关节软骨、关节唇和关节盘以外的关节内,且边缘附着于关节软骨的周边。

韧带是连于相邻两骨之间的致密纤维结缔组织束,分布在关节周围,是稳定关节的重要力量,对关节起加固作用。韧带按其分布位置不同可分为囊外韧带和囊内韧带两种。囊外韧带位于关节囊外,如髋关节的髂股韧带、膝关节的腓侧副韧带。囊内韧带位于关节囊内,有滑膜包绕,如膝关节内的交叉韧带、腕关节内的舟月韧带。韧带具有一定的弹性,抗拉力强,其主要功能有二:一是可加强关节的稳定性,防止脱位的发生,如肩关节的稳定是通过其关节囊、周围的韧带、肌腱等支持结构而实现的;二是可限制、引导关节运动,防止关节的异常活动,如髋关节的髂股韧带、膝关节的侧副韧带。

二、关 节 软 骨

关节软骨作为人体关节承重的接触面,覆盖在构成活动关节的两相对骨面。绝大多数的关节软骨为透明软骨,仅有个别关节(如颞下颌关节、胸锁关节)的关节软骨为纤维软骨。

正常成年关节软骨厚1~5mm,外观呈白色或淡蓝色,半透明,表面光滑,柔软而富有弹性,并随年龄增长而颜色渐趋于淡黄色。关节软骨内没有血管、神经和淋巴管,营养主要来自滑液和软骨下血管。其主要生理功能为:均匀地传递载荷、扩大关节负重面、减少接触应力、缓冲震荡,以及为关节活动提供低摩擦、低磨损的光滑界面。

关节软骨由少量的软骨细胞和大量的软骨基质组成。

1. 软骨细胞　自浅入深可分为5层(图2-7)。

(1) 切线层(浅层):该层最薄,占关节软骨厚度的5%~10%。层内的软骨细胞较小,细胞扁平呈盘状,与胶原纤维呈水平排列,长轴与关节软骨表面相平行,每个细胞被周围基质包绕。

(2) 移行层(中间层):该层占关节软骨厚度的40%~45%。该层的形态和基质构成介于切线层和深层之间,体积通常是切线层的数倍。细胞较大呈圆形或卵圆形,分布均匀,胶原纤维呈网状分布,可以抵抗关节表面的剪切力。

(3) 辐射层(深层):该层为关节软骨最厚的部分,细胞直径大、数量多,呈圆形或卵圆形,呈柱状排列,细胞柱与关节面垂直,层内胶原纤维直径最粗。

(4) 钙化层:该层较薄,位于深层与软骨下骨之间。大量钙盐沉积,钙化层深面与软骨下骨终板结合。在辐射层与钙化层之间,有一条波浪状的带称"潮线"。在潮线基底部,钙化物围绕着纤维。潮线是透明软骨与钙化软骨之间的分界线,是软骨钙化的标志,

图 2-7　关节软骨结构模式图

作用是限制软骨钙化;也可能是胶原纤维改变了结构,以增强对剪切力的抵抗。

　　(5)软骨下骨:是一薄层致密骨,位于软骨与骨连接的交界处,是软骨与骨的缓冲部位,起着固定与支持关节软骨的作用。软骨下骨的细胞对异常刺激有反应,可产生反应性的骨组织,形成骨关节炎的软骨下骨硬化;在该区也易形成软骨下囊变或囊肿。软骨下骨的下面为松质骨,其骨小梁呈拱形排列,受力时有一定的压缩,可吸收、缓冲压力,并对关节软骨起一定的保护作用。

　　2. 软骨基质　由软骨细胞产生和分泌,主要成分为蛋白多糖、胶原纤维和水分。

　　(1)蛋白多糖:单体以一条核心蛋白为主链,链上有透明质酸接点,还有硫酸角质素、硫酸软骨素连接区。许多长度相等的硫酸角质素、硫酸软骨素链共价结合于蛋白链上构成糖侧链,呈放射状排列,形成蛋白聚糖单体。许多蛋白聚糖单体由连接蛋白连接到透明质酸分子上,构成蛋白多糖聚集体。糖侧链带有大量负电荷,它们之间互相排斥,使蛋白聚糖分子在空间保持伸展状态,这种结构形成的功能为:保持关节软骨的弹性,抵抗压力;便于吸附正电荷与水分子,而水分对关节的润滑及抗磨损有重要作用。

　　(2)胶原纤维:是细胞间质中的主要成分,占干重的50%以上。现已知成年关节软骨中的胶原主要是Ⅱ型胶原,使关节软骨具有张力特性。Ⅱ型胶原具有免疫原性。由炎症损伤形成的变性Ⅱ型胶原,可作为自身抗原引起自身免疫反应。在类风湿关节炎、强直性脊柱炎等患者的血清中可检出抗Ⅱ型胶原的抗体。

　　(3)水分:水分是正常关节软骨中最丰富的成分,占湿重的65%～80%。少量水分位于细胞间隙,30%位于胶原中的纤维间隙,剩余位于基质中的分子间隙。当固体基质受到挤压或存在压力梯度时,水分可以在基质中流动,从而促进输送营养物质,润滑关节。软骨中的含水量因年龄而异,出生时最多,随着年龄的增长而减少。

三、滑膜和滑液

滑膜是从间充质细胞衍化而来,是一层薄而柔软的疏松结缔组织,衬于关节囊内面并附于关节软骨周缘,包裹整个关节和关节软骨板。滑膜有内、外两层,内层为被覆于关节腔的滑膜细胞,直接与外层相连,形成不连续的单层扁平细胞或一层到多层的梭形、椭圆形或立方形细胞层;外层为富有血管和淋巴管的疏松结缔组织。两者之间无基膜,有利于滑液和血管、淋巴管之间的物质渗透和交换;炎症时也容易造成病变扩散蔓延。滑膜在正常情况下平滑,可形成皱襞,充填在关节内的空隙。

按超微结构和细胞化学特性的不同,滑膜细胞可分为 A、B、C 3 型。A 型细胞和 B 型细胞均有吞噬能力和分泌功能,可将关节腔内的碎屑吞噬、降解、排出关节,起到清除作用,还可合成透明质酸、胶原蛋白、蛋白聚糖、纤维蛋白、降解酶如胶原酶及其他各种酶。滑膜细胞再生能力强,受损后易于修复,且可过度增生,形成各种形状的绒毛甚至结节(如类风湿关节炎、绒毛结节性滑膜炎);偶尔可化生形成软骨或骨化小灶(如滑膜软骨瘤病)。

正常关节腔内含有少量滑液。正常的滑液是清亮、微黄、黏性液体,人体的膝关节中仅有 1～4ml,小关节中则更少。滑液来源于滑膜表面血管的血浆渗出、细胞游走,以及关节软骨、滑膜细胞的合成分泌,而滑液的黏滞性与透明质酸的浓度、关节运动的速度及温度等有关。其主要功能为:一是可以营养关节软骨、关节盘等结构;二是可以对关节的运动起润滑作用,对保持关节滑动和避免关节磨损有重要意义。

四、关 节 盘

关节盘是位于关节面之间的纤维软骨板,形态各异,有圆形、三角形、半月形及不规则形。半月形关节盘又称半月板,关节盘周缘较厚,常附着于关节囊或邻近骨组织上,一般只存在于颞下颌关节、胸锁关节、桡尺远侧关节及膝关节。

关节盘同关节软骨一样,大部分无血管,仅在关节盘周围与骨附着处有血运,组织中既无淋巴管也无神经,从滑液及其周围的骨附着处的血管丛渗液中获取营养。关节盘纤维软骨的生化成分与关节软骨不同,有 70%～78% 的水,其余是有机物,其中绝大多数是 I 型胶原。

关节盘纤维软骨的代谢与透明软骨相比较慢,而且其损伤后的修复仅靠其周围骨附着部位的血管区。

关节盘的主要功能为加强关节的稳固性,减少关节所受的冲击和震荡。此外,通过关节盘使关节腔分为两个腔,可产生不同的运动,从而增加了运动的形式和范围。

五、椎 间 盘

椎间盘是连接相邻两个椎体的纤维软骨盘。它是脊柱的一部分,构成整个脊柱高度的 20%～33%。椎间盘由纤维环、髓核、软骨终板 3 部分组成。

纤维环是由一层层的纤维软骨板按同心圆排列,包绕髓核,并牢固地连接于上、下椎体的软骨终板中,构成椎体之间的纤维连接。纤维环的纤维主要是胶原纤维,环内侧 1/3 为 II 型胶原,环外侧 2/3 为 I 型胶原。这些胶原纤维彼此平行排列,相邻的纤维软骨板则呈交叉走向,按一定的角度排列。这种排列有利于椎间回转运动。在纤维环的胶原纤维之间,弹性纤维呈网格状排列,使纤维环具有柔韧性。

　　髓核被纤维环所包绕,主要由疏松纤细的纤维束包埋在凝胶基质中构成。在髓核中央的纤维无规则分布,靠近上、下软骨终板的纤维呈有规则的斜行走向,连接在软骨终板上。

　　软骨终板包被着椎间盘的上、下部位,并牢固地固定在相连接的椎骨上;其组织结构与透明软骨基本相同,只是缺少表层的胶原纤维。软骨终板的周围部较厚,中央则变薄,且中央区的透明软骨有渗透性,这样有利于椎体与椎间盘之间的物质交流。

　　椎间盘的形状、大小与所连接的椎体上下面相适应。其厚薄根据其在脊柱中的部位不同而异,中胸部最薄,由此向上、向下均逐渐增厚。

　　椎间盘的功能:作为一个负重结构,抵御长轴方向的负荷,以保持脊柱的高度,并具有一定的缓冲作用。当承受压力时,纤维环及髓核均被压缩,长度变短,宽度增加,以抵抗及缓冲压力;当压力移去,由于胶原网的伸展,又回弹复原。椎间盘通过连接其上下两椎体,使脊柱的运动幅度增加,以及维持椎间连接的完整协调,以保证脊柱的稳定性。

学习小结

1. 学习内容

2. 学习方法

（1）可参考组织胚胎学教材了解骨的组织结构和形态特点。

（2）重点掌握和学习与骨关节疾病相关的内容。

（陈卫衡）

复习思考题

1. 试述骨与软骨的组织形态特点与其功能之间的关系。

2. 骨的生长发育主要受到哪些因素的影响？为使骨能够正常生长发育,应如何调控这些因素？

第三章 非化脓性关节炎

学习目的

非化脓性关节炎为临床常见的骨关节病变,以关节疼痛、功能障碍为主要特征,严重影响患者肢体功能。通过本章的学习,掌握该类疾病的临床特征、辨证诊治方法,为临床诊治非化脓性关节炎奠定理论基础。

学习要点

骨关节炎、类风湿关节炎、强直性脊柱炎、痛风性关节炎、创伤性关节炎的病因、病理、诊断、鉴别诊断及治疗。

第一节 概 述

非化脓性关节炎是指除由致病菌引起的感染性关节炎以外的慢性、炎性关节病,属中医"痹证"范畴。痹证是指外邪稽留经络、关节而发生的肌肉、关节疼痛、肿大、重着的一种慢性疾病。

有关痹证的记载,首见于《黄帝内经》。《素问·痹论》首次提出"痹"之病名,指出"风寒湿三气杂至,合而为痹也。其风气胜者为行痹,寒气胜者为痛痹,湿气胜者为著痹也",认为由于三气感受有所偏胜,表现的症状也不一致,因此有行痹、痛痹、著痹之分。汉代张仲景《金匮要略》提出"历节病",列《中风历节病脉证并治》篇,进一步阐述了其病因病机,并提出诸多有效方剂。因受以上观点影响,后世医家讨论骨关节痹证,或包括在"痹"证、"风湿"、"身痛"门中,或单列为"历节"、"白虎历节病"、"骨节痛"等。除三痹外,还谈到"痹热",后世称为热痹。西医学的骨关节炎、风湿性关节炎、类风湿关节炎、强直性脊柱炎、痛风等均可归于此类疾病。

【病因病机】

（一）中医病因病机

痹证的发生,主要是由于正气不足、卫外不固等内在因素存在下,复感风、寒、湿、热之邪所致。邪气乘虚侵袭人体骨节,引起气血运行不畅,阻滞于骨节、经络,发为本病。

1. **体虚为本** 由于患者禀赋虚弱,或年老、病后、产后,正气不足,腠理不密,故外邪易于侵袭人体;既病之后,又无力驱邪外出,邪困骨节、经脉,而成骨关节痹证。因此,本虚是本病重要的内在因素。阳虚者,被邪所伤,多从寒化,证为风寒湿痹;阴虚者,阳气相对处于偏盛状态,被邪所伤,多从热化,证为风湿热痹。痹证多以肾虚为主。

2. **风寒湿热之邪侵袭人体** 由于居处潮湿、涉水冒雨、气候剧变、冷热交错等原因,以致风寒湿热之邪乘虚侵袭人体,流注经络,滞留于关节,使气血瘀阻而为痹证。由于感邪偏胜不同,临床表现各有其特点,风性善行而数变,故疼痛游走不定而成行痹;寒性凝涩,使气血凝滞不通,故疼痛剧烈而成痛痹;湿性黏滞,致使肌肤关节麻木、重着,痛有定处而成着痹;感受外邪或郁久化热,与湿相并,而致风湿热合邪为患。素体阳盛或阴虚有热者,感受外邪之后易从热化,或因风寒湿痹日久不愈,邪留经络关节,郁而化热,以致出现关节红肿疼痛、发热等症,而形成热痹。

3. 瘀血痰浊、局部骨节因外力损伤 由于瘀血蓄积,或病久气血运行不畅而致血瘀痰凝,瘀痰互结,或与外邪相结合,闭阻骨节、经脉,而成骨关节痹证。

由于人体是一个有机整体,故骨关节痹证患者尚可见皮肉筋脉及全身症状,甚则可以内舍脏腑。

骨关节痹证多呈渐进性或不规则性发作。痹证日久,容易出现下述 3 种病理变化:①风寒湿痹或热痹日久不愈,气血运行不畅,瘀血痰浊瘀阻经络,以致出现皮肤瘀斑、结节、关节肿大、屈伸不利甚至畸形等症状;②病久气血伤耗,引起不同程度的气血亏虚、肝肾不足的证候;③痹证日久不愈,病邪由浅入深,由经络及脏腑,使病情更为顽固而凶险。

(二)西医病因病理

西医学对此类疾病发生的确切病因及病理机制仍未完全明确,一般认为是多种致病因素造成,与感染、外伤、内分泌失调、家族遗传、免疫紊乱等有关,详见本章各节。

【临床表现与诊断】

骨关节痹证以骨节疼痛、肿胀、重着、屈伸不利,甚则畸形、失用等为主要表现。不同程度的疼痛伴随着屈伸不利是各种骨关节痹证的共同特点。痹证大体可分为风寒湿痹、风湿热痹和痰瘀痹阻三大类型,而风寒湿痹又因病邪性质不同而病情各异,在临床上又有行痹、痛痹、着痹之别。

(一)风寒湿痹

1. 行痹 肢体关节、肌肉疼痛酸楚,痛无定处,游走不定,关节屈伸不利,或有恶寒发热,舌苔薄腻,脉浮或浮缓。

2. 痛痹 肢体关节疼痛较剧,痛有定处,得热痛减,遇寒痛增,局部皮色不红,触之不热,舌苔白,脉多弦紧。

3. 着痹 肢体关节、肌肉酸楚、重着、疼痛、肿胀散漫,关节活动不利,肌肤麻木不仁,舌质淡,舌苔白腻,脉多濡缓。

(二)风湿热痹

游走性关节疼痛,局部灼热红肿、得冷稍舒、痛不可触,可累及一个或多个关节,多兼有发热、恶风、口渴、烦闷不安等全身症状,舌质红,苔黄燥,脉滑数或浮数。

热痹:多见关节红肿疼痛、得冷则舒,或发热恶风,脉滑数。甚则发热口渴,烦闷不安,关节红肿灼热,痛不可近,苔黄燥,脉滑数。热痹发病较急,全身症状明显,且邪气极易内窜,以致病情多变。

(三)痰瘀痹阻

痹证日久,肌肉关节刺痛、肿胀,按之较硬,肢体麻木、重着,或关节僵硬变形、屈伸不利,有硬结、瘀斑,面色黧黑,舌质紫黯或有瘀斑,舌苔白腻,脉弦涩。

【治疗】

痹证多由风、寒、湿、热、痰、瘀所致,故治疗应遵循祛风、散寒、除湿、清热、祛痰、舒经通络的基本原则,后期应适当配伍补益正气及滋养肝肾之品。但由于各种痹证感邪偏盛及病理特点各有不同,辨证论治时还要灵活变通。

（一）内治法

1. 风寒湿痹

（1）行痹

治则:祛风通络,散寒除湿。

方药:防风汤加减。

（2）痛痹

治则:温经散寒,祛风除湿。

方药:乌头汤加减。

（3）着痹

治则:除湿通络,祛风散寒。

方药:薏苡仁汤加减。

2. 风湿热痹

治则:清热通络,祛风除湿。

方药:白虎桂枝汤加味或宣痹汤施治。

3. 痰瘀痹阻

治则:化瘀行痰,蠲痹通络。

方药:双合汤加减。

痹证日久,除风寒湿邪闭阻经络关节的症状外,还常出现气血不足及肝肾亏虚的症状,在祛风散寒除湿的同时,应祛邪扶正,攻补兼施,加入补益气血、滋养肝肾之品,可选用独活寄生汤加减。如痹久内舍于心,症见心悸、气短、动则尤甚、面色无华、舌淡、脉虚数或结代者,治宜益气养心、温阳复脉,可选用炙甘草汤加减;痹久所致抽掣疼痛、肢体拘挛者,常配伍地龙、全蝎、蜈蚣、穿山甲、白花蛇、露蜂房等,以加强搜风通络、祛风除湿止痛之功。

痹证常缠绵难愈,需长期治疗,可将药物制成膏剂、丸剂、散剂、冲剂、胶囊等,以便长期服用。另附子、川乌及虫类药物大多性偏辛温,故用量宜由小量开始,逐渐增加,病情好转即停用,不宜久服,严防中毒。

（二）外治法

1. 中药　可应用风湿膏、祖师麻膏、狗皮膏、万应膏等敷贴患处,或用骨科熏洗剂熏洗患处。

2. 针灸治疗　以局部取穴为主。颞下颌关节取下关、合谷、风池;脊柱关节取相应夹脊、委中、大椎;肩关节取肩髃、肩髎、合谷;肘关节取阳池、中泉、大陵、八邪;膝关节取阳陵泉、梁丘、鹤顶;踝关节取解溪、丘墟、太溪;趾骨间关节取八风。此外,还可应用皮肤针轻叩、拔火罐、艾灸等方法治疗。

3. 推拿按摩　伴有明显关节功能障碍者,可在躯干、上下肢关节行屈伸、旋转、搓揉及捋顺等手法;有轻微关节功能障碍者,可采用骨友灵、按摩乳、茴香油等按揉局部,或配合应用舒筋法。

（三）手术治疗

主要适用于骨关节痹证伴有骨关节畸形或功能明显受限者，具体内容参考以下各节。

【预防与调护】

首先要注意防寒、防潮、避免感冒，注意生活起居调摄。室内温暖，光线充足，空气新鲜，饮食应清淡富有营养。急性期注意休息，缓解期应加强功能锻炼。功能障碍者，应做好康复锻炼，鼓励患者树立战胜疾病的信心，以提高生活质量。

第二节　骨 关 节 炎

骨关节炎（osteoarthritis，OA）是以中年后可动关节的关节软骨退行性变和继发性骨质增生为特征的慢性关节疾病，以关节疼痛、活动受限和关节畸形为主要症状，又称退行性关节炎、增生性关节炎、肥大性关节炎、老年性关节炎、骨关节病等，多见于50岁以上的中老年人，女性发病率高于男性。本病好发于负重大、活动多的关节，如膝关节、髋关节、指骨间关节等处，以膝关节最常见。脊柱骨关节炎因有椎间盘改变、椎管狭窄、椎体滑脱等其他因素影响，另列专题。

中医学因其主症为疼痛，多归属于"痹证"范畴。《黄帝内经》有"肾主骨"、"肝主筋"、"风寒湿三气杂至，合而为痹也"等记载。《素问·长刺节论》曰："病在骨，骨重不可举，骨髓酸痛，寒气至，名曰骨痹"。《素问·逆调论》曰："骨痹，是人当挛节也"。《景岳全书》亦曰："痹者，闭也，以气血为邪所闭，不得通行而病也"。而就其病理而言，肝肾不足、筋骨痿弱是其基础，风、寒、湿、痰、瘀也参与其中。因病至后期，关节痿弱少力，故也有"痿证"的内涵。

【病因病机】

（一）中医病因病机

本病与年老肝肾亏虚，肢体筋脉失养；长期劳损，筋骨受累；外感风寒湿邪等有关。

1. 肝肾亏虚　肝主筋，肾主骨。肝藏血，血养筋，故肝之合筋也。肾主储藏精气，故肾之合骨也。诸筋者，皆属于节，筋能约束骨节。由于中年以后肝肾亏损，肝虚则血不养筋，筋不能维持骨节之张弛，关节失滑利，肾虚而髓减，致使筋骨均失所养而发本病。

2. 瘀血阻滞　《素问·宣明五气》曰："五劳所伤……久立伤骨，久行伤筋"。长期劳损或外伤直接损伤筋骨，血瘀气滞不通，经脉痹阻，不通则痛，形成本病。此外，年老体衰，筋骨懈惰，气血运迟，亦可停而为瘀。

3. 痰瘀互结　肥胖患者容易发病，因肥人多痰，痰阻则气滞，痰瘀互结于筋骨。

4. 风寒湿邪侵袭　素体亏虚，筋骨失养，风寒湿乘虚而入，阻于经络，致使本病发作和加重。

综上所述，本病的病机特点概括为"本虚标实"，以肝肾亏虚为本。

（二）西医病因病理

西医学对本病发生的确切病因及病理机制仍未完全明确。一般认为是多种致病因素包括机械性和生物性因素的相互作用造成软骨破坏所致，其中年龄被认为是最重要的危险因素,其他因素包括外伤、体力劳动、肥胖、生化、遗传、炎症、代谢等。这些因素可导致软骨可聚蛋白聚糖、透明质酸和胶原的降解,另外氧自由基代谢、细胞因子、生长因子、免疫因素等都与之有关。其病理学特点为关节软骨的变性、靫裂、软骨下骨硬化和囊性变,以及边缘性骨赘形成。生物化学上的特征为构成软骨基质的可聚蛋白聚糖浓度减少及其分子大小和聚集性改变,胶原纤维的减少和排列异常,以及基质中大分子物质的合成和降解增加。

【临床表现与诊断】

(一) 症状与体征

疼痛伴关节活动受限为本病的主要临床症状。初期为轻微钝痛,以后逐渐加剧。如活动后疼痛加剧,休息后好转,亦有休息痛者。随病情发展,疼痛持续时间延长,难以自然缓解。屈伸关节时有明显的摩擦感,压痛多在髌骨下极及侧后面。有时可在腘窝一侧或两侧扪及压痛的腱索。病程日久,部分患者呈现股四头肌萎缩。少数患者则呈现明显的关节肿胀积液,屈伸活动明显障碍。年龄在 60 岁以上者,可见关节骨端增大,髌下两侧局部脂肪纤维组织积聚而呈隆起,或有膝内翻畸形。本病后期,则疼痛持续,难以负重,肌肉萎缩,关节畸形,屈伸受限并可叩及明显的碾轧音。

发病于髋关节者,疼痛部位在关节前后两侧,亦有疼痛在膝部内侧。检查可发现患髋呈轻度内收位,屈髋做被动旋转时有不同程度的活动障碍。

指骨间关节可表现为多个手指的晨僵,活动后能改善,或指骨间关节(多为远侧)背侧呈现偏于一侧的骨性结节隆突,疼痛可并不明显,日久关节可呈侧偏畸形。

(二) 实验室检查

实验室检查无特殊表现。关节液检查可见白细胞计数增高,偶见红细胞。血液与关节液的检查对排除其他原因引起的关节疼痛有鉴别诊断价值。

(三) 影像学检查

X 线检查在早期无任何变化,随着病情进展,可见软组织肿胀,关节缘增生骨赘,关节间隙变窄。膝关节表现为内、外两侧间隙不均等,或胫股间隙改变不多而髌股间隙明显变窄,软骨下骨硬化或囊性变(图 3-1)。MRI 则可显示关节软骨面的情况,骨端是否水肿和

图 3-1　膝骨关节炎 X 线片

硬化及半月板、韧带的状态。影像学的表现必须与临床结合才能确切评价其意义,若与临床症状并不一致时,以临床症状为主。

(四) 诊断标准

以膝骨关节炎为例,目前按中华医学会骨科分会参照国际公认的诊断标准制定的骨关节炎临床诊治指南(2007 年版):

1. 近 1 个月反复发生的关节痛。

2. X 线片(宜站立位或负重位)示关节间隙变窄、软骨下骨硬化和(或)囊性变、关节缘骨赘形成。

3. 关节液检查无明显改变(清亮、黏稠,WBC<2000 个/ml)。

4. X 线片改变不明显,但为≥40 岁的中老年。

5. 有少于(含)30 分钟的晨僵。

6. 活动时有关节摩擦音(感)。

综合临床、实验室及 X 线检查,符合 1、2 或 1、3、5、6 或 1、4、5、6 条可诊断膝骨关节炎。

【鉴别诊断】

引起关节疼痛的疾病很多,需与骨关节炎鉴别的有:

1. **类风湿关节炎** 发病以 30～50 岁为多。仅见于膝关节者少见。多呈急性疼痛、肿胀、活动受限。发生在手指者多累及多个近侧指骨间关节,而骨关节炎则以远侧指骨间关节为主。实验室检查类风湿因子为阳性,病情进展期血沉、C-反应蛋白水平均升高。X 线检查也有相应改变。

2. **骨关节结核** 已较少见,但仍有发生。起病缓慢,常伴有低热、盗汗等全身症状。病变关节有脓肿,血沉多升高。在膝关节,早期 X 线片改变多为关节骨端圆凿状小缺损。

3. **反应性关节炎** 多见于青年男性,发病前 2～4 周或有以咽喉部症状为主的上呼吸道感染或感冒,或有腹泻。实验室检查类风湿因子阴性。

【治疗】

骨关节炎目前尚缺乏治愈的方法。本病治疗的目的主要是缓解疼痛,减轻症状,延缓关节退变,最大限度地保持和恢复患者的日常生活。疼痛明显时应适当休息,限制关节活动,因膝关节、髋关节负重大,可用手杖助行。总的治疗原则是非药物与药物治疗相结合,必要时手术治疗。治疗应个体化,结合患者自身情况(如年龄、性别、体重)、自身危险因素、病变部位及程度等选择合适的治疗方案。

(一) 内治法

1. 辨证治疗

(1) **肝肾亏虚**:多见于中老年人,腰脊或关节隐隐作痛,时作时止,不能久立远行,久则痛不已,遇劳痛甚,休息后疼痛减轻,腰膝酸软,神疲乏力,舌淡,苔薄白,脉沉细无力。

治则:补益肝肾,通络止痛。

方药:补肾壮筋汤加减。

(2) **风寒湿痹**:腰脊或骨节冷痛,或重着,或兼有风寒,活动受限,关节肿胀或积液,舌淡,苔薄白腻,脉浮缓或濡细。

治则:祛风散寒除湿,温经通络止痛。

方药:蠲痹汤或独活寄生汤加减。

(3) 瘀血阻滞:腰脊或骨节疼痛固定不移,痛如锥刺,局部压痛明显而拒按,俯仰转侧困难,关节活动不利,舌紫黯或有瘀斑,苔薄,脉弦涩。

治则:活血化瘀,消肿止痛。

方药:身痛逐瘀汤加减。

2. 中成药　可选用壮骨关节丸、壮骨伸筋胶囊、骨质增生丸等。

3. 西药　治疗骨关节炎的西药主要分为控制症状的药物和改善病情的药物。控制症状的药物主要有非甾体抗炎药,如对乙酰氨基酚主要用于缓解轻度疼痛,布洛芬等可以缓解中重度疼痛。激素类药可以快速缓解症状。但上述药物在使用过程中要注意不良反应,根据患者的病情合理应用。而硫酸软骨素、硫酸氨基葡萄糖等软骨营养药物,可以改善病情,缓解软骨的退变。

(二) 外治法

1. 中药外用　多用祛风散寒、活血通络药以缓解症状。可用海桐皮汤或五加皮汤局部热敷、熏洗,可配合针灸或推拿疗法;也可局部外贴狗皮膏、麝香壮骨膏等。

2. 针灸治疗　患部就近取穴或远侧循经取穴或远侧全息对应取穴。针灸能宣通经络,温针则温通经脉气血,皆能祛痹止痛。

3. 理筋手法　用揉、推、拿、捏等手法在疼痛部位施术能舒筋通络而减轻疼痛。

4. 物理治疗　可促进炎症吸收,消除肿胀,有镇痛、缓解症状的作用。通常可选用直流电离子导入法、超短波电疗法、超声波疗法或磁疗等。

5. 关节腔注射　在口服药物治疗不显著时,可联合关节腔注射透明质酸钠类黏弹性补充剂;对于口服非甾体抗炎药治疗4~6周无效的重症患者,或不能耐受此类药物治疗、持续疼痛、炎症明显者,可行关节腔内注射糖皮质激素类以消除滑膜水肿。但注意若长期使用糖皮质激素可加重关节软骨损害。

(三) 手术治疗

骨关节炎后期需行手术治疗才能缓解疼痛和恢复关节功能。手术的目的是:①进一步协助诊断;②减轻或缓解疼痛;③防止或矫正畸形;④防止关节破坏进一步加重;⑤改善关节功能;⑥综合治疗的一部分。手术治疗适用于严重关节疼痛经各种治疗无效者,严重关节功能障碍影响日常生活者。常用的手术方法有:①游离体摘除术;②关节清理术;③截骨术;④关节融合术;⑤关节成形术(人工关节置换术等)。治疗途径主要通过关节镜手术和开放手术。

(四) 其他

1. 患者教育　注意适量运动,减少或避免长时间跑、跳、蹲或爬坡运动。

2. 关节功能训练　如膝关节非负重情况下屈伸活动,以保持关节最大活动度;肌力训练,如股四头肌肌力训练,可以防止肌肉萎缩,维持关节稳定。

3. 支具疗法　主要减少受累关节负重,常用的支具有保温、增加稳定性的护膝及外侧楔状足底板、拐杖等,应根据年龄、生活习惯等加以选择。

【预防与调护】

1. 适度活动,控制体重　气血在于流动,适度运动能使气血流畅,且强筋健骨,也有利于控制体重。身体超重已成为当前较广泛的社会现象,负重关节负荷的增加,除易加快关节退变外,还会带来一系列的其他疾病。

2. 调节关节的负荷　适当负荷可使骨强筋健,利于关节发挥正常功能。超过适度又较长时间的负荷则增加关节磨损,促进退行性改变。因此运动强度应结合体质状态、年龄、习惯等因素综合考虑。中年以后不适当的运动会使已经趋于衰老的关节磨损加快,呈现病症。如保龄球运动、爬山、过度频繁的上下楼梯会增加膝关节磨损,已有膝部不适者应当避免。年轻时或青少年时关节轻度受损,会很快修复,在中年之前无明显不适,中年以后筋骨虚弱,可呈现临床病症。调节关节负荷、注意保护则能使病症推迟。

3. 避免过凉受寒　夏日使用空调的温度偏低易致关节受凉而发病,空调温度以不低于26℃为宜;冬季注意保暖,尤其注意避免冬季腿部衣物穿着过少。

4. 让患者充分了解本病的性质与后果　关节的疼痛和功能障碍,经过治疗多能得到缓解。最严重的后果是关节严重损坏,若患者身体状况许可,宜行人工关节置换术,可恢复一定活动范围和负重。

病案分析 📃

　　患者,女,65岁,5年前一次旅游后出现右膝关节痛,但无明显肿胀及活动受限,无全身发热,休息及服用非甾体抗炎药后症状减轻。此后症状反复发作,劳累后加重,休息及服非甾体抗炎药后减轻。2个月前因新居装修及搬家劳累,右膝痛加重,呈持续性,行走困难;伴有心烦失眠,口燥咽干,五心烦热,舌红苔少,脉细数等症状。查体右膝轻度肿胀,膝关节内翻,髌骨周围压痛,股四头肌萎缩,膝关节屈曲轻度受限。X线片显示胫骨平台边缘骨赘形成,髁间隆突高尖,内侧关节间隙变窄。

　　分析思路:患者为老年女性,症状以膝关节痛为主,休息及口服非甾体抗炎药后好转,劳累后加重。查体右膝轻度肿胀,髌骨周围压痛,股四头肌萎缩,膝关节屈曲轻度受限。X线片显示胫骨平台边缘骨赘形成,髁间隆突高尖,内侧关节间隙变窄,膝关节内翻,符合骨关节炎的临床表现,因此西医诊断可能是右膝骨关节炎。患者临床还伴有心烦失眠、口燥咽干、五心烦热等症状,舌红苔少,脉细数,故中医诊断为痹证,辨证分型属肝肾亏虚型。

　　治疗可采用:①内治宜滋补肝肾,方用左归丸加减。②外治用桃红四物汤加伸筋草、透骨草煎汤用毛巾热敷,或熏洗局部。③有局限性压痛者,可局部注射0.5%～1%普鲁卡因溶液5ml,加醋酸氢化可的松12.5mg,每周1次,3次为1个疗程;或口服非甾体抗炎药以缓解疼痛。如保守治疗一段时间无效,患者仍有明显疼痛,行走困难,影响日常生活,可考虑手术治疗。

第三节　类风湿关节炎

　　类风湿关节炎(rheumatoid arthritis,RA)是一种以关节和关节周围组织非化脓性炎症为主的慢性全身性自身免疫性疾病,又称类风湿病。好发于手、腕、膝、踝和足部等小关节,症状反复发作,呈对称性分布。在我国患病率为0.32%～0.36%,略低于0.5%～1%的世界水平。该病多见于女性,男女之比约为1:(2～4);在各个年龄段都可发病,30~50岁年龄组发病率最高。病情严重,累及重要脏器的血管或颈椎者,可危及生命。

该病属中医学"痹证"范畴。《素问·痹论》对其病因、病机、分类作了经典论述,认为"风寒湿三气杂至,合而为痹也"。明代医家王肯堂所著《证治准绳》中记载:"两手十指,一指痛了一指痛……行则痛轻,肿则重"。说明对该病有了进一步认识。历代医家所提的"骨痹"、"历节风"、"痹"等亦与之相符。本病病程长久,顽固难愈,病邪多深入骨骱,疼痛剧烈,缠绵日久,以至关节畸形、失用,故应与一般的痹证相区别。

【病因病机】

(一)中医病因病机

中医学认为本病以本虚标实为主要病机,多与素体虚弱、痰瘀互结、风寒湿热外袭等因素有关。

1. 素体虚弱 人体气血亏虚,腠理疏松,或肝肾不足,筋骨失养,致使风寒湿邪乘虚袭入,阻塞经络,凝而为痹。

2. 风寒湿热侵袭 若久居湿地,感受风寒湿邪或素体阳虚,卫阳不固,风寒湿邪入侵,发为风寒湿痹;若素体阴血不足,内有郁热或风寒湿邪郁久化热,发为风湿热痹。

3. 痰瘀互结 痹久则血停而为瘀,湿聚为痰,痰瘀互结,深入筋骨,形成瘀血痹。

(二)西医病因病理

西医学自1958年给本病命名以来,对本病的确切病因及病理机制仍未完全明确,一般认为感染、过敏、内分泌失调、家族遗传、免疫紊乱等因素都可能引起本病的发作,其他因素如环境、疲劳、外伤、抽烟、精神刺激、自主神经不平衡等亦可侵犯关节滑膜、滑液、软骨、软骨下骨质、关节囊、韧带及肌腱。病情进一步发展常可出现关节以外的病理改变,如血管炎、皮下结节,心、肺和眼的病变。

【临床表现与诊断】

(一)症状与体征

临床表现随发作方式、受累部位、严重程度和进展速度而异。70%的患者隐渐发病,但亦有急性发作(暴发型)。初起时,全身可表现为低热、倦怠、乏力、肌肉酸痛、纳呆、消瘦、贫血等,患者仅感觉少数(1~2个)关节疼痛,为阳性。数周或数月后,渐发现少数关节肿胀及活动受限,并逐渐累及其他对称关节;受累关节以手关节、膝关节、趾骨间关节最常见,在手关节又以掌指关节及近侧指骨间关节最常见;其次为踝关节、肘关节、肩关节。每个患者的受累关节不等,病情轻重亦极不一致。

常见的局部症状为关节疼痛、肿胀、功能受限,此外,还有明显的晨僵及类似增生性关节病的关节僵硬现象。

(二)实验室检查

主要为血液和关节液检查。血液化验一般都有轻度至中度贫血。可见白细胞大多正常,偶见活动期嗜酸性粒细胞和血小板增多。血红蛋白减少,淋巴细胞计数增加,血沉加快,但缓解期可正常。约70%的病例可出现类风湿因子阳性。关节液较混浊,草黄色,黏稠度降低,黏蛋白凝固力差,糖含量降低。中性粒细胞计数可达$(10~50)×10^9/L$,细菌培养阴性,补体水平下降。

（三）影像学检查

1. X 线检查　早期可见关节周围软组织肿胀,骨质疏松,骨皮质密度减低,正常骨小梁排列消失,严重者呈炭画样,关节间隙因积液而增宽。中期关节软骨面边缘骨质腐蚀,关节软骨下有囊腔形成,关节间隙因软骨面破坏而变狭窄。晚期,关节软骨面完全破坏消失后,关节即纤维性或骨性强直于畸形位置(图 3-2)。

图 3-2　类风湿关节炎

2. CT 检查　一般只做 CT 平扫。软组织窗 CT 图像可清楚显示关节周围软组织肿胀,密度增高。骨窗 CT 图像表现为骨端关节面边缘小凹状骨质缺损,或骨内骨质破坏的低密度区,横断面图像或矢状面、冠状面重建图像上可显示关节间隙狭窄,病变至后期可显示骨质增生和关节脱位。

3. MRI 检查　类风湿关节炎的最早表现为软组织改变,磁共振成像(MRI)显示关节滑膜增厚,尤其在 T_2 加权像上显示更为清楚。Gd-DTPA 增强可显示增厚的滑膜强化而早期发现病变。关节软骨破坏而出现软骨面毛糙和低信号区,甚至软骨下骨端骨质缺损而显示骨皮质不规则,骨骺内因充血而 T_2 加权像上显示信号增强。

（四）诊断标准

目前临床上常采用美国风湿病协会(ARA)1987 年提出的诊断标准:

1. 晨僵至少 1 小时(≥6 周)。

2. 至少 3 个关节区的关节炎。关节肿痛涉及双侧近侧指骨间关节、掌指关节、腕关节、肘关节、跖趾关节、踝关节、膝关节共 14 个关节区中至少 3 个区(≥6 周)。

3. 手关节炎。关节肿胀累及近端指骨间关节,或掌指关节,或腕关节(≥6 周)。

4. 对称性关节炎。同时出现左、右两侧的对称性关节炎(近侧指骨间关节,或掌指关节及跖趾关节不要求完全对称)(≥6 周)。

5. 皮下结节。

6. 类风湿因子阳性(所用方法在正常人的检出率<5%)。

7. 手和腕关节 X 线片显示受累关节侵蚀或骨质疏松。

符合以上 7 项条件中至少 4 项者,可诊断类风湿关节炎。上述标准敏感性为 94%,特异性为 89%,对早期、不典型及非活动性类风湿关节炎患者容易漏诊。

【鉴别诊断】

因类风湿关节炎常以多种形式出现,故需与之鉴别的疾病也甚多。

1. 骨关节炎 骨关节炎亦以关节病变为主,可出现关节肿痛和畸形。但骨关节炎多发生于中年以后,肥胖者尤其多见;多累及膝、髋、脊柱等负重关节,手关节病变则以远端指骨间关节为主;X 线检查可见软骨下骨骨质硬化、关节边缘唇样增生及骨赘形成,一般无侵蚀性病变;类风湿因子阴性。

2. 强直性脊柱炎 详见本章第四节。

3. 系统性红斑狼疮 少数系统性红斑狼疮患者以对称性手关节炎为首发症状,有腕关节、近端指骨间关节肿胀、疼痛及晨僵等,并可有类风湿因子阳性,酷似类风湿关节炎。但系统性红斑狼疮患者关节外表现较多,如发热、皮疹、血细胞减少、蛋白尿等,查抗核抗体、抗 dsDNA 抗体、抗 Sm 抗体阳性,补体水平降低等。

【治疗】

类风湿关节炎的治疗原则应强调早期治疗、联合用药、个体化治疗和关节的功能锻炼。以期达到让患者增强信心、缓解疼痛、消除肿胀、防止畸形及纠正关节畸形,改善肢体功能的目的。

对类风湿关节炎,目前尚不能有效治疗。目前应用中西医结合方法,对治疗该病起到了一定作用。

(一)内治法

1. 辨证治疗

(1) 行痹:肢体关节疼痛,游走不定,屈伸不利,可伴有恶风、发热等表证,舌苔薄白或薄白腻,脉浮。

治则:祛风除湿,通络止痛。

方药:防风汤加羌活、桂枝。若见关节肿大,苔薄黄,邪有化热之象者,宜寒热并用,以桂枝芍药知母汤加减。

(2) 痛痹:肢体关节疼痛剧烈,遇寒更甚,疼痛不游走,痛处皮色不红,触之不热,苔薄白,脉弦紧。

治则:散寒止痛,祛风活络。

方药:乌头汤加减。

(3) 着痹:肢体关节疼痛重滞,肿胀,疼痛固定,手足沉重,肌肤麻木,舌苔白腻,脉濡缓。

治则:除湿消肿,祛风散寒。

方药:薏苡仁汤、川芎茯苓汤或除湿蠲痛汤加减。

(4) 热痹:关节疼痛,局部灼热红肿,痛不可触,得冷则舒,疼痛可游走,涉及多个关节,或发热、口渴、烦躁等,舌苔黄燥,脉滑数。

治则:清热通络,疏风胜湿。

方药:白虎汤加桂枝汤合宣痹汤加减。

（5）尪痹:病程日久,关节疼痛持续但不剧烈,关节变形、僵硬、屈伸不利,肌肉萎缩,严重者出现显著畸形,舌质淡,苔白,脉细弱。

治则:补肾祛寒,通经活络。

方药:桂枝汤、真武汤或补肾祛寒治尪汤加减。

2. 西药　根据药物性能,治疗类风湿关节炎的药物可分为 3 类,即非甾体抗炎药、改善病情抗风湿药、糖皮质激素。

（1）非甾体抗炎药:发挥作用快,但须与改善病情抗风湿药同服。常用药物:①塞来昔布;②美洛昔康;③双氯芬酸;④吲哚美辛、舒林酸、阿西美辛等;⑤萘普生;⑥布洛芬等。上述药物使用时注意剂量应个体化,避免胃肠道不良反应的发生。

（2）改善病情抗风湿药:起效较慢,一般认为类风湿关节炎诊断明确都应使用改善病情抗风湿药:①甲氨蝶呤;②柳氮磺吡啶;③来氟米特;④氯喹和羟氯喹;⑤生物制剂和免疫性治疗:生物制剂如肿瘤坏死因子（TNF-α）拮抗剂、白细胞介素-1（IL-1）拮抗剂等;⑥其他改善病情抗风湿药:金制剂、青霉胺、硫唑嘌呤、环孢素等。

（3）糖皮质激素:本药有较强的抗炎作用,起效快、易复发、不宜长期应用。在关节炎急性发作时可给予短效激素,剂量依病情严重程度而调整。泼尼松一般应不超过每日 10mg。有系统症状,如伴有心、肺、眼等器官和神经系统受累的重症患者,可予泼尼松每日 30 ~ 40mg,症状控制后递减,以每日 10mg 或低于 10mg 维持。关节腔注射激素有利于减轻关节炎症状,改善关节功能,但 1 年内不宜超过 3 次。

（二）外治法

1. 中成药　可采用麝香壮骨膏、伤湿止痛膏等外用敷贴,或狗皮膏、宝珍膏等膏药烊化后温贴。此外,可应用骨科烫洗药、风伤洗剂等熏洗,祛风水、活络水等外擦。

2. 针灸治疗　一般采用皮肤针刺。选择弹刺区的原则是按病取经,经穴相配,循经弹刺,远近结合,中、轻刺激结合。每日 1 次,15 次为 1 个疗程。

3. 理筋手法　局部肿痛者,可选用点穴镇痛及舒筋手法;关节活动不利、功能障碍者,可选用活节展筋手法。

4. 物理疗法　理疗可增加局部血液循环,达到消炎、退肿、镇痛的效果。功能锻炼的方法可保持和增进关节功能。但急性期间不宜热疗,须先用药物解除急性炎症后再进行。理疗可在患处用 1% 雷公藤溶液或 3% 乌头溶液直流电离子导入,中、短波电疗;此外,超声波直接移动法或水下辐射法,放射线及同位素疗法,激光疗法,热水浴,泥疗法及石蜡疗法等均能改善症状。

（三）手术治疗

四肢关节病变,应用上述综合治疗 18 个月以上,关节肿痛仍无明显改进者,可行关节滑膜切除术。病变已静止,关节尚有一定活动度,但明显畸形者,可行截骨矫形术。髋、膝的屈曲挛缩畸形可行关节囊剥离和肌腱延长术。对少数破坏严重的负重关节,如膝、踝、髋等关节,可行关节融合术。足趾严重畸形,影响穿鞋或行走者,可行跖趾关节切除术。多数关节强直或破坏,功能甚差,但肌力尚可者,可行关节成形术或人工关节置换术,可改善关节功能,提高生活质量。

知识拓展 🌿

目前临床治疗类风湿关节炎常用的免疫抑制剂主要从以下几个方面发挥作用：①通过细胞毒或抑制淋巴细胞增殖的作用减少淋巴细胞的数量；②诱导T细胞分化，调节Th1/Th2细胞平衡；③拮抗或补充与类风湿关节炎密切相关的细胞因子，调节细胞因子网络的平衡；④阻断淋巴细胞活化的信号转导途径，抑制T细胞、B细胞的活化。总之，免疫抑制剂可在免疫细胞、细胞亚群、细胞因子和核转录调节因子等多水平抑制自身免疫应答而发挥对类风湿关节炎的治疗作用。

【预防与调护】

1. 适量活动　缓解期可随意活动，配合按摩、练功、体操、适当疗养，以不感到疲倦为度。加强功能锻炼，防止肌肉萎缩和关节挛缩。急性期应适当休息。疼痛明显者，可以制动。

2. 注意保暖　本病的发作与寒冷有一定的关系，故应注意季节、气温的变化，随时增减衣物，保温及避免接触冷水。改善潮湿、阴冷的工作环境。

3. 交代病情　向患者讲明本病的性质及本人的病情，鼓励患者树立起与疾病作斗争的信心。

4. 饮食调节　包括富含蛋白质及维生素的饮食，针对贫血及骨质疏松可补充铁剂、维生素D和钙剂等。

第四节　强直性脊柱炎

强直性脊柱炎（ankylosing spondylitis，AS）是一种主要累及脊柱、中轴骨和四肢大关节，以椎间盘纤维环及其附近结缔组织纤维化和骨化及关节强直为病变特点的慢性炎症性疾病。其特征是炎性病变从骶髂关节开始，逐步上行性蔓延至脊柱关节，造成骨性强直。病损以躯干关节为主，也可波及近躯干的髋关节，但很少波及四肢小关节。好发于15～30岁青年人，其中又以16～25岁的年龄组发病率最高。发病率约占全人口的0.1%，男性多见，男女比例约为10∶1。除心、肺合并症以外，本病对患者的寿命并无明显影响。

本病属中医学"骨痹"、"肾痹"、"腰痹"、"竹节风"、"龟背风"等范畴。李中梓《医家必读·痹证》描述本病后期出现"在骨则重不能举，尻以代踵，脊以代头"的严重功能障碍与畸形，形象地描述了强直性脊柱炎晚期脊柱强直畸形的状态。

【病因病机】

（一）中医病因病机

中医学认为本病多以素体阳气虚、肝肾阴精不足为内因，风寒湿热之邪为外因。

1. 素体虚弱　肝肾不足，邪恋经脉，痰瘀形成。经脉闭阻，气血不行，督脉虚弱，而致椎骨变松、变形，不能直立、弯腰、垂项、突背，身体赢瘦。

2. 外邪侵袭　肝肾亏虚所致营卫气血涩滞不行，则筋骨无以充养，风寒湿邪乘虚而入而发病。

（二）西医病因病理

西医学对该病病因及病理尚未明确，以下内容仅作参考。

1. 遗传学说　研究发现本病患者的一级亲属中 HLA-B27 阳性者占 10%～20%，患病的风险比一般人群高 20 ~ 40 倍。尽管基因因素的重要性已被公认,但其遗传方式仍不清楚。一般认为,本病是一种多基因遗传病。

2. 环境学说 环境因素中,肠道及泌尿系统的肺炎克雷伯杆菌、致病性肠道细菌和衣原体等造成的感染与强直性脊柱炎的发病关系最为密切。HLA-B27 和肺炎克雷伯杆菌之间存在分子模拟现象。

3. 免疫学异常 患者可有血清免疫球蛋白、循环免疫复合物等炎性细胞因子水平升高。此外,尚有研究发现,强直性脊柱炎患者血清中可以检测到抗果蝇唾液腺抗体。这些结果都表明免疫反应参与了本病的发生。

4. 其他因素 包括外伤、甲状旁腺疾病、肺结核、铅中毒、上呼吸道感染、淋病、局部化脓性感染、内分泌及代谢缺陷、过敏等,都曾被人提及,但都缺乏有力依据。

本病的病理学特征为脊柱及近脊柱大关节的滑膜炎,软骨变性、破坏,软骨下骨质破坏,血管翳形成以及炎性细胞浸润等。镜下可见滑膜增生肥厚,绒毛形成、浆细胞和淋巴细胞浸润,这些炎性细胞多聚集在滑膜小血管周围,呈巢状。炎症过程引起肌肉附着点侵蚀,附近骨髓炎症、水肿乃至造血细胞消失,进而肉芽组织形成,最后受累部位钙化、新骨形成。在此基础上又发生新的附着点炎症、修复,如此反复,出现椎体方形变、韧带钙化、脊柱"竹节样"变、胸廓活动受限等临床表现。

本病如累及心,以主动脉瓣的肥厚、纤维化为特点,主动脉环扩大伴 Valsalva 窦膨隆。病变亦可延及腹中动脉,偶可见心肌炎及弥漫性心肌纤维化,二尖瓣很少受累。

【临床表现与诊断】

本病以隐渐发病者居多,约占 80%,亦有少数患者急性发作。全身症状较轻,少数重症者可有低热、疲劳、厌食、贫血等。

(一)临床表现

主要以骶髂关节、脊柱及外周大关节为著。

1. 骶髂关节 早期表现为双侧骶髂关节及下腰部疼痛(腰僵),疼痛和腰僵逐渐为持续性,疼痛的性质亦变为深部钝痛、刺痛、酸痛或兼有疲劳感,甚至可使患者在凌晨从梦中痛醒。

2. 脊柱 疼痛和脊柱的活动受限逐渐上行性扩展到胸椎及颈椎,只有少部分女性患者呈下行性发展。病变累及胸椎和肋椎关节时,患者可出现胸痛、胸部呼吸活动度减弱,或有肋间神经痛症状。随着病情发展,整个脊柱周围的软组织钙化、骨化,导致严重的驼背畸形。

3. 外周关节 亦有 15% 年龄较小的患者,始发症状可以是膝关节、踝关节,以及大转子、坐骨结节、跟骨结节和耻骨联合等肌腱附着点出现疼痛或压痛。约有 20% 的患者呈急骤的状态发病,发病时可有发热及明显的全身症状。

(二)主要体征

1. 脊柱僵硬及姿势改变 早期即可见到平腰(腰前凸减小或消失)及腰部后伸受限;晚期可见腰前凸反向、脊柱各方向活动均受限,脊柱侧弯时可见到弓弦征。当患者整个脊柱发展成纤维性或骨性强直时,脊柱活动完全丧失,脊背呈板状固定。驼背畸形的患者站立时面向地面只可下视。测量脊柱活动度有以下 6 种方法:①指尖位置测量法;②视诊估计法;③棘突间距测定法;④剑耻间距测定法;⑤颌柄间距测定法(图3-3)。

2. 胸廓扩张度减少　一般认为胸部的周径扩张度少于3cm者为阳性,表示其扩张受限。严重时甚至可消失。

3. 骶髂关节疼痛　挤压或旋转骶髂关节而引起的疼痛是骶髂关节炎的可靠体征。一般可用以下4种方法:①骨盆分离试验;②骨盆挤压试验;③骶骨下压试验;④床边试验。

4. 周围受累关节　早期可见受累关节肿胀、积液、局部皮肤发热,颇似类风湿关节炎的体征。晚期可见各种畸形,髋关节常出现屈曲挛缩、内收、外展、旋转畸形或骨性强直。膝关节可见屈曲挛缩畸形。

图3-3　颌柄、柄耻和剑耻间距离测定法
①颌柄间距;②柄耻间距;③剑耻间距

(三) 实验室检查

无特异性表现。血液检查对诊断本病帮助不大。早期活动期,80%的患者血沉增快,但亦有20%的患者并不增快。C-反应蛋白、免疫球蛋白(尤其是 IgA)水平升高。90%以上的患者组织相容性抗原为阳性。

(四) X 线检查

主要包括以下表现:

1. 骶髂关节改变　这是诊断本病的主要依据之一。典型的骶髂关节病变表现为关节面模糊、软骨性骨密度增高、骨质糜烂、囊性变,随病情进展,可出现关节间隙变窄甚至融合。根据 X 线片改变可将骶髂关节病变分为0～Ⅳ级:0级为正常;Ⅰ级为可疑;Ⅱ级为轻度异常,表现为轻度的侵蚀、硬化,关节间隙无变化;Ⅲ级为中度骶髂关节炎,出现关节侵蚀、间隙变窄或部分融合;Ⅳ级为重度异常,关节间隙消失。

2. 脊柱改变　病变发展至中晚期可见到:①韧带骨赘(即椎间盘纤维环骨化)的形成,甚至呈竹节样脊柱融合;②方椎畸形;③普遍骨质疏松;④关节突关节的腐蚀、狭窄、骨性强直;⑤椎旁韧带钙化,以黄韧带、棘间韧带和椎间纤维环的钙化最常见;⑥脊柱畸形,包括腰椎及颈椎前凸消失或后凸,胸椎生理性后凸加大,驼背畸形多发生在腰段及下胸段;⑦寰枢椎半脱位(图3-4)。

3. 髋、膝关节的改变　早期可

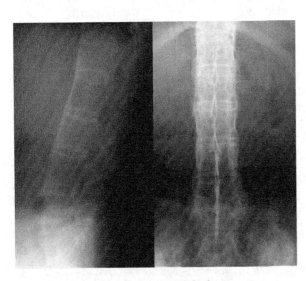

图3-4　强直性脊柱炎

见骨质疏松、闭孔缩小及关节囊膨胀;中期可见关节间隙狭窄、关节面腐蚀破坏、髋臼外上缘韧带骨赘明显增生、髋臼内陷及骨盆变形;晚期可见关节间隙消失、骨小梁通过,骨性强直于各种畸形位。

(五) 诊断标准

目前,诊断采用1984年修订的强直性脊柱炎纽约分类标准。

1. 下腰痛至少3个月,疼痛随活动改善,休息不减轻。

2. 腰椎在前后和侧屈方向活动受限。

3. 胸廓扩展范围小于同年龄和性别的正常值。

4. X线检查提示双侧骶髂关节炎为Ⅱ~Ⅳ级或单侧骶髂关节炎Ⅲ~Ⅳ级。

X线片提示的Ⅲ~Ⅳ级单侧骶髂关节炎或Ⅱ~Ⅳ级双侧骶髂关节炎,并分别附加上述1~3条中任何1条,即符合强直性脊柱炎的诊断条件。

【鉴别诊断】

1. 类风湿关节炎和强直性脊柱炎鉴别要点(表3-1)

表3-1 类风湿关节炎和强直性脊柱炎鉴别要点

鉴别要点	类风湿关节炎	强直性脊柱炎
性别(男:女)	1:25	10:1
好发年龄	16~55岁	16~30岁
皮下结节	20%	少见
眼合并症	复发性巩膜炎	复发性巩膜炎
心脏合并症	二尖瓣	主动脉瓣
好发部位	腕及手足小关节	脊柱、骶髂及髋关节
病变特点	关节破坏多	骨性强直多
RF阳性率	60%~80%	15%~20%
HLA-B27抗原	与正常对照相同	90%以上阳性
放射治疗	无效	有效

2. 外伤性腰痛 由于强直性脊柱炎发病隐匿,早期病人常不自觉或易忽视,而贻误治疗。运动和休息的效应最具鉴别诊断价值,强直性脊柱炎患者的腰部疼痛,往往夜间较重,活动后减轻;而外伤后腰痛则活动后加重,休息后减轻,且病程较短。

3. 瑞特(Reiter)综合征和银屑病关节炎 两者都可发生脊柱炎和骶髂关节炎,但脊柱炎一般发生较晚、较轻。骶髂关节炎一般为单侧性或双侧非对称性,无普遍性骨质疏松。另外,Reiter综合征有结膜炎、尿道炎、黏膜皮肤损害,银屑病关节炎则有皮肤银屑病损害。

【治疗】

(一) 内治法

1. 辨证治疗 中医学治疗本病以祛风、散寒、活血、通络、补肾、健骨为主,有一定疗效。

(1) 早期患者,体质相对较好,脊柱活动尚可,骨关节无明显破坏,应以祛邪为主,兼以扶正。

治则:祛风除湿,舒筋通络,活血定痛,滋补肝肾。

方药:强脊宁一号汤。

(2) 中、晚期患者,体质相对较差,脊柱活动功能差甚至强直变形,骨关节已明显破坏,应以扶正为主,兼以祛邪。

治则:补益肝肾,强筋壮骨,养血活血,祛风除湿,通络止痛。

方药:强脊宁二号汤。

2. 西药

(1) 非甾体抗炎药:非甾体抗炎药主要用于缓解疼痛、晨僵,增加关节活动度。常用药物有双氯芬酸、萘丁美酮、美洛昔康、塞来昔布、吲哚美辛栓(肛入)。

(2) 改善病情抗风湿药:用于控制病情活动,抑制病变的发展。常用药物有柳氮磺吡啶、甲氨蝶呤、硫唑嘌呤、沙利度胺等。

(3) 糖皮质激素:临床上一般不全身应用糖皮质激素,但在合并急性虹膜睫状体炎等关节外表现者可考虑。对顽固性关节积液者,也可给予关节腔糖皮质激素注射治疗。

(4) 肿瘤坏死因子拮抗剂:包括重组人可溶性肿瘤坏死因子受体融合蛋白(如依那西普)、抗肿瘤坏死因子的单克隆抗体(如英利西单抗和阿达木单抗)。这些制剂在治疗强直性脊柱炎的晨僵、腰背痛和肌腱末端炎等方面有显著疗效。

(二)外治法

中药外用及超短波、脉冲磁疗、中频脉冲等均对缓解关节及软组织疼痛有益,可选择使用。间断使用支具可预防和矫正各种畸形,有一定意义。

(三)手术治疗

经保守治疗无效者,可配合手术治疗,以挽救、改善关节功能。早期可做滑膜切除术;中期可行关节清理术;晚期可根据病情选择关节松解术、关节融合术、关节成形术及人工关节置换术。对严重驼背畸形而影响平视者,可在腰椎行脊柱截骨成形术。

【预防与调护】

1. **适量活动** 缓解期患者可随意活动,以不感到疲倦为度。急性期应适当休息。疼痛明显者,可以制动。

2. **注意姿势** 本病呈渐进性,故日常生活中应注意姿势,特别是睡卧时应卧硬板床,仰卧位,以免驼背加重。

3. **防止外伤** 本病椎骨或周围软组织外伤后病情会加重,故日常生活中应注意防止意外伤害的发生,以免加重病情。

4. **交代病情** 向患者讲明本病的性质及其本人的病情,鼓励患者树立起同疾病作斗争的信心。

5. **饮食调节** 日常饮食应富含蛋白质及维生素;针对贫血及骨质疏松患者,可补充铁剂、维生素 D 等。

第五节 痛风性关节炎

痛风(gout)是由于嘌呤代谢紊乱,致使尿酸盐沉积在关节囊、滑囊、软骨、骨质、肾、皮下及其他组织而引起病损及炎症反应的一种疾病。其临床特征为高尿酸血症伴急性痛风性关节炎反复发作,痛风石沉积,病程迁延则表现为慢性痛风性关节炎和关节畸形。常累及肾,引起慢性间质性肾炎和尿酸肾结石形成。痛风性关节炎(gouty arthritis, GA)是痛风的主要临床表现,常急性发作和缓解交替,好发于跖趾关节、踝关节等处,多见于中老年男性。随着生活水平的提高和饮食结构的改变,本病的发病率在我国逐年提高。

痛风性关节炎归属于中医"痹证"、"痛风"范畴。"痛风"之名最早见于梁代陶弘景的《名医别录》"……百节痛风无久新者"。《丹溪心法·痛风》描述痛风的症状为"四肢百节走痛是也",还指出"他方谓白虎历节证"。《证治准绳·痛风》认为痛风是由"风湿客于肾经,血脉瘀滞所致"。从传统的中医经典描述来看,所述"痛风"包括本节所述痛风性关节炎及其他一些疼痛性关节疾患。

【病因病机】

(一)中医病因病机

中医学认为本病与正气虚弱,外感风寒湿邪,瘀血、痰湿阻滞等有关。

1. 血气虚劳 关节失养,致使经络空虚,腠理不密,风寒湿内侵与正气相搏而发病。

2. 瘀血阻滞 恶血在内、留而不去,腠理闭而不通,复遇风寒,则血气瘀滞,注入经络隧道而成痛风。

3. 风寒湿侵袭 正气虚弱,涉水冒雨,气候剧变,感受风寒湿,邪入肾经,血脉瘀滞,导致痛风。

4. 痰湿流注 患者肥胖,多食肥甘,致脏腑气化功能受障碍,三焦水道失于通调,形成痰湿,流注关节而发病。

综上所述,本病的病机特点为"本虚标实",以正气虚弱为本。

(二)西医病因病理

西医学认为痛风是由于嘌呤代谢异常引起尿酸盐沉淀在组织中所造成的一种疾病,可分为原发性和继发性两种。原发者与家族遗传有关,有阳性家族史者约占50% ~ 80%;继发者可由肾病、心血管疾病、血液病等多种原因引起。

高尿酸血症是痛风的重要标志,当尿酸生成增多或尿酸排泄减少时,均可引起血中尿酸浓度的增高。尿酸是人体嘌呤代谢的终末产物。人体内尿酸的生成有外源性和内源性两种,其中从食物中核苷酸分解而来者属外源性,从体内氨基酸、磷酸核糖及核酸等分解而来者属内源性,内源性代谢紊乱比外源性因素更重要。痛风的发作除与机体嘌呤代谢异常及高尿酸血症有关外,可以由乙醇、某些药物(如维生素 B_1、维生素 B_{12}、胰岛素和青霉素等)、饮食、天气变化、外伤等多种因素引发。

痛风的主要病理变化是尿酸钠沉积在关节囊、滑囊、软骨、骨质、肾、皮下及其他组织所引起的组织反应。痛风性关节炎是尿酸钠在关节腔内形成微晶体沉淀,引起的非特异性关节炎症。这是个复杂过程,可能是多种因素综合作用的结果。血液或滑液中,尿酸钠浓度达到饱和状态,即出现结晶沉淀。故大多患者急性痛风性关节炎发作,与高尿酸血症程度呈正相关。尿酸钠沉淀于关节软骨和骨质内,逐渐增多,突破关节面,刺激滑膜,即发生炎症。经治疗或休息后,炎症消退,但间歇一段时间后又复发。如此反复,使滑膜增厚,软骨面破坏,骨质缺损,关节边缘增生,周围组织纤维化,使关节功能明显受限。

在尿酸钠微晶体导致急性关节炎发作中,多形核白细胞起重要作用。痛风时滑膜组织和关节软骨释放的尿酸钠晶体被关节液的白细胞吞噬,白细胞又被破坏释放出蛋白酶和炎性因子进入滑液。酶和炎性因子使关节中的白细胞增多,于是有更多的吞噬了尿酸钠结晶的白细胞相继破裂释放出酶和炎性成分,形成恶性循环,进一步导致急性滑膜炎和关节软骨破坏。

【临床表现与诊断】

（一）症状与体征

典型的急性痛风性关节炎的特点是起病急骤,有时甚至呈暴发性,通常第一次突然发作多在夜间,受累关节剧痛和肿胀,以第 1 跖趾关节最多,其次为踝、手、腕、膝、肘及足部其他关节等,受累关节及其周围软组织明显红肿、发热、压痛及活动受限,局部接触被单等物时疼痛加重。发作时常伴有全身无力、发热、头痛等。可持续 3~10 天,但亦可持续数周,然后逐渐减退,关节活动也完全恢复,缓解期关节局部不遗留任何不适。

随着急性发作次数的增多和病程的进展,尿酸盐在关节内外和其他组织中的沉积逐渐增多,受累关节逐渐增多,发作后肿痛等临床表现常不能完全消失,关节炎症也逐渐演变为慢性痛风性关节炎,以致形成关节畸形。受累关节呈非对称性不规则肿胀和进行性僵硬,以致关节广泛破坏并有较大皮下结节形成,终致病变关节畸形而丧失功能,此时关节炎发作已不明显。从最初发病至慢性关节炎形成,平均为 10 年左右。也有少数病例,没有急性发作,呈潜行慢性病变。至晚期,部分患者可有肾损害的表现。

痛风石是尿酸钠结晶聚集物,以关节软骨及关节周围组织多见,形状为突出皮表、呈淡黄色或白色圆形或椭圆形的结节,小者如米粒,大者如鸡蛋,随体积增大,表皮变薄或损伤而破溃,可流出白色尿酸盐结晶。体表痛风石的好发部位是外耳,尤其以耳轮和对耳轮多见,其次为尺骨鹰嘴、膝关节囊和肌腱,少数见于手指、手掌、足、眼睑、鼻软骨、角膜或巩膜(图 3-5)。

（二）实验室检查

急性痛风性关节炎发作期绝大多数患者血清尿酸含量升高,男性$>420\mu mol/L$(7mg/dl),女性$>360\mu mol/L$(6mg/dl)可确诊,通常还见外周白细胞计数升高,为$(10~20)\times10^9$/L,中性粒细胞百分比相应升高。肿胀关节腔内可有积液,抽取关节液检查,具有极其重要的诊断意义,约 95% 以上急性痛风性关节炎滑液中可发现尿酸盐结晶,即使在缓期,亦可在许多关节找到尿酸盐结晶。对于痛风石进行活检,查到特异性尿酸盐的

图 3-5　第 1 跖趾关节痛风石

率极高。

（三）影像学检查

X 线检查:痛风早期常无明显 X 线片改变,早期急性发作时仅表现为受累关节周围软组织肿胀。若痛风石有钙化,可在软组织内出现钙化影。病程较长者,在关节边缘可见偏心性半圆形骨质破坏,随着病情进展逐渐向中心扩展,形成穿凿样缺损,这是慢性痛风性关节炎较为特征性的改变之一。第 1 跖趾关节是好发部位,骨质缺损常见于第 1 跖骨头的远端内侧或背侧,其次是第 1 趾骨的近侧,常合并邻近软组织的肿胀、蹬趾外翻畸形,第 1 跖骨头增大(图 3-5)。

（四）诊断标准

目前诊断痛风性关节炎多采用美国风湿病协会 1977 年制定的标准:

1. 尿酸盐结晶　滑液中查见特异性尿酸盐结晶。

2. 痛风石经化学方法或偏振光显微镜检查证实含有尿酸盐结晶。

3. 与下列临床、实验室和 X 线征象 12 项中有 6 项相符者:

（1）一次以上的急性关节炎发作。

（2）炎症表现在 1 天内达到高峰。

（3）单关节炎发作。

（4）患病关节皮肤呈黯红色。

（5）第 1 跖趾关节疼痛或肿胀。

（6）单侧发作累及第 1 跖趾关节。

（7）单侧发作累及跗骨关节。

（8）有可疑的痛风石。

（9）高尿酸血症。

（10）X 线片显示关节非对称性肿胀。

（11）X 线片示骨皮质下囊肿不伴骨质侵蚀。

（12）关节炎症发作期间关节液微生物培养阴性。

【鉴别诊断】

（一）急性痛风性关节炎初发时应与以下疾病相鉴别

1. 化脓性关节炎　多见于小儿和青少年，发生于髋、膝等负重大关节，多呈急性关节疼痛、肿胀、活动受限，并伴有高热、寒战等症状，关节穿刺液为脓性，可培养出金黄色葡萄球菌，滑液中无尿酸盐结晶，抗痛风药物治疗无效。

2. 急性风湿性关节炎　多见于青少年，发病前常有咽炎、扁桃体炎等病史，典型表现为游走性、对称性的多关节炎，局部可出现红肿、热痛，皮肤可有环形红斑和皮下结节，实验室检查抗溶血性链球菌抗体水平升高，血尿酸值正常，炎症消退后关节功能恢复，不留关节强直畸形。

3. 假性痛风　多见于老年人，有膝关节、肩关节、髋关节等急性炎症发作，常伴有关节软骨钙化，滑液中含焦磷酸钙或磷灰石结晶，血尿酸值正常，秋水仙碱治疗无效。

（二）慢性痛风性关节炎应与以下疾病相鉴别

1. 类风湿关节炎　发病以 30～50 岁为多。活动期多呈疼痛、肿胀、活动受限，指趾小关节常呈对称性肿胀。实验室检查活动期类风湿因子为阳性，关节液无尿酸盐结晶，X 线检查也有相应变化，但骨皮质缺损性改变较少见。

2. 银屑病关节炎　多见于 30～40 岁男性，发生于牛皮癣病史已有数年之后，手、足远侧或近侧指（趾）骨间关节及跖趾关节多见，可累及膝、踝、腕、髋等关节及脊柱。早期有关节的肿胀，皮肤发亮，类似痛风，发作时可出现关节的游走性疼痛，功能障碍加重，并可与皮肤病变的恶化程度同步，实验室检查无特异性，X 线检查可见严重的关节破坏、关节间隙增宽，晚期受累关节出现畸形。

【治疗】

痛风性关节炎目前难于根治。本病治疗的目的是急性痛风性关节炎应尽早控制临床症状，慢性痛风性关节炎应降低尿酸水平、减缓关节病变的进展。总的治疗原则是以药物治疗为主，适当辅以非药物治疗，必要时手术治疗。患者应避免过劳、紧张、寒冷、外伤，忌饮酒，多喝水，低嘌呤饮食。

（一）内治法

1. 辨证治疗

（1）风湿热盛：关节疼痛剧烈，红肿明显，扪之发热，痛不可触，屈伸不利，得冷则舒，遇热则剧。风热偏胜者，兼见发热，口渴，汗出，咽喉肿痛，舌红，苔薄黄或黄燥，脉浮数。湿热偏胜者，兼见胸脘烦闷，身重，肿痛以下肢为甚，舌苔黄腻，脉滑数。

治则：祛风除湿，退热清痹。

方药：清痹汤加减。

（2）风寒湿盛：肢体关节疼痛，屈伸不利，冬春阴雨天气尤易发作，局部皮色不红，触之不热，遇寒痛增，得热痛减。风偏胜者，疼痛游走不定或呈放射性，涉及多个关节，以上肢居多，或兼有表证，舌苔薄白，脉浮缓。寒偏胜者，痛有定处，疼痛较风偏胜者剧烈，局部欠温，得热痛缓，舌苔薄白，脉弦紧。湿偏胜者，疼痛如坠如裹，重着不移，肿胀明显或兼有麻木感，腰及下肢关节多见，舌苔白腻，脉濡。

治则：祛风散寒，除湿通痹。

方药:通痹汤加减。

（3）痰湿阻滞:关节肿胀,甚则关节周围漫肿,局部酸麻疼痛,或见硬结不红,伴有目眩,面浮足肿,胸脘痞闷,舌胖质黯,苔白腻,脉缓或弦滑。

治则:化痰除湿,舒筋通络。

方药:温胆汤加减。

（4）瘀血阻络:关节疼痛呈针刺、刀割样,固定不移,压痛明显,局部皮肤紫黯,肌肤甲错,关节及其附近可触到瘀结,日久者关节畸形、僵硬,舌质紫黯,有瘀斑,脉弦涩。

治则:活血化瘀,通络除痹。

方药:化瘀通痹汤加减。

2. 中成药　可选用四妙丸、苏滞通润江胶囊、益肾蠲痹丸等。

3. 西药

（1）急性痛风性关节炎的治疗:急性痛风性关节炎应尽早使用抗炎止痛药,禁用降尿酸及影响尿酸排泄的药物。秋水仙碱是本病的特效药,对于症状较重或难治性病例,具有快速控制疼痛和消炎的作用。

1）秋水仙碱:首剂 0.5～1mg,其后每小时 0.5mg,直至症状缓解或出现不良反应,达到治疗量一般为 3～5mg,24 小时内不可超过 6mg。在症状缓解后 48 小时内不需服用,72 小时后改为维持量 0.5mg,每日 1～3 次。胃肠反应明显、不能口服者,可用本药 2mg 溶于 20ml 0.9% 氯化钠注射液中缓慢静脉注射。本品刺激作用较强,不可漏出血管外。因静脉给药时中毒不易发现,需在给药前后检查血白细胞。

2）非甾体抗炎药:目前通常认为应尽早给予非甾体抗炎药,可选用 COX-2 抑制剂（如塞来昔布等）或 COX-1 抑制剂（如双氯酚酸等）。通常 1～2 天可起效,症状消失应停用。

（2）慢性痛风性关节炎的治疗:采用降尿酸治疗。降低尿酸水平的药物有两类:一类是促进尿酸排泄的药物,另一类是抑制尿酸生成的药物。

1）促进尿酸排泄的药物:主要有丙磺舒（羟苯磺胺）。丙磺舒初用 0.25g,每日 2 次,2 周内增至 0.5g,每日 3 次,最大剂量每日不超过 3g。使用该类药物应注意:伴有活动性溃疡、磺胺药物过敏或肾功能低下及痛风性关节炎急性发作期的患者不宜使用,需大量饮水,加用碳酸氢钠或碱性药物。

2）抑制尿酸生成的药物:目前主要是别嘌醇,常用剂量是口服每次 100mg,每日 3 次;如病情需要剂量可加大至每次 200mg,每日 3 次,但应逐渐递增。

（二）外治法

1. 中药外用　可用如意金黄散、四黄消肿软膏、双柏膏等外敷。此外,活络水、风伤药水等舒筋活络、止痛消炎的药水均可用于外搽。

2. 针灸治疗　在痛风周围取穴及循经取穴。耳针取压痛点。

3. 理筋手法　选用点穴、舒筋、镇痛等手法,如有关节功能障碍者,运用活节展筋法,配用舒筋法。

4. 物理治疗　可用山慈菇 10g、生南星 10g 加 75% 乙醇溶液浸泡,做痛区离子导入。

（三）手术治疗

对于痛风石巨大、影响关节功能，或穿破皮肤并已形成窦道者，应考虑手术刮除痛风石。对于关节面严重破坏的关节，可行关节融合术或人工关节置换术。术前 3 日及术后 1 周内每日口服秋水仙碱，以防术后急性发作，同时应长期应用丙磺舒降低血尿酸水平。

【预防与调护】

1. 避免过劳、紧张、寒冷、外伤等诱发因素。

2. 忌饮酒，多喝水，低嘌呤饮食。少食高嘌呤饮食，如动物的内脏、菠菜、豌豆等蔬菜，龙虾、蟹、牡蛎等海鲜水产品。多食碱性食物，如油菜、白菜与瓜类，可喝碱性饮料，促进尿酸转化。

3. 肥胖患者应控制饮食，适当减轻体重，如有痛风相关疾病如高血脂、高血压、冠心病等应积极治疗。

4. 有痛风家族史的男性应经常检查血尿酸，如有可疑，即给予预防性治疗。

5. 发作期间应卧床休息，可适当固定患病关节。

6. 局部破溃者可按一般外科处理。

第六节　创伤性关节炎

创伤性关节炎（traumatic arthritis，TA）又称外伤性关节炎、损伤性骨关节炎，是由创伤引起的以关节软骨发生退行性改变和继发骨质增生为主要病理变化，以关节疼痛、活动功能障碍为主要临床表现的一种疾病。多发于创伤后、承重失衡及负重过度的关节，如髋、膝、踝、肘、腕、第 1 跖趾、跗骨间等关节较为常见；以下肢关节发病较多，症状明显。患者均有明显创伤史，可见于任何年龄组，但多见于青壮年。

创伤性关节炎在中医文献中并无与之相应的病名。但主要症状是关节疼痛，活动受限，故当属于"痹证"范畴。

【病因病机】

（一）中医病因病机

中医学认为本病与跌仆损伤，气滞血瘀，运行失畅，体虚劳损及伤后外感风寒湿邪侵入骨等有关。

1. 损骨血凝　跌仆闪挫，伤及骨骼筋脉，轻者伤筋，重者则伤筋损骨，以致气血瘀滞，运行失畅，壅闭不通，久而成痹。

2. 体虚劳损　肝主筋，肾主骨，肝肾充盈，则筋骨劲强，关节滑利，运动灵活。患者体虚肝血肾精渐亏，气血不足或伤及肝肾，加之长期劳损致使筋骨失养而发病。

3. 风寒湿侵袭　外伤后起居不慎，冒风受寒，涉风冒雨或身劳汗出、衣着湿冷等皆可导致风寒湿邪入侵，经脉痹阻，气血不通，筋骨失养而发病。

综上所述，本病的病机特点为跌仆损伤，或劳损引起一系列变化。

（二）西医病因病理

西医学认为创伤性关节炎的病因有：

1. 外力失衡 各种外力造成关节内骨折、软骨损坏、关节内异物存留等,使关节面失去原有的解剖关系,关节内组织受到磨损和破坏。

2. 承重失衡 先后天畸形(如膝内外翻、踝穴不稳、足内外翻、骨骺损伤、肿瘤等)或骨干骨折成角畸形愈合,使关节负重力线不正,长期承压处的关节面受到过度磨损和破坏。

3. 活动、负重过度 职业性运动频繁,或特定的姿势,或过度肥胖,或长期单肢过度承重,造成相应关节的关节面过度磨损和破坏。

创伤性关节炎的病理变化主要是关节软骨的变性和继发骨质增生,引起关节间隙进行性变窄,关节边缘有骨刺形成,软骨下骨质可有囊性变。病变是由于长期关节软骨磨损而引起,并与创伤后关节内、外环境改变,软骨细胞与软骨基质之间的平衡破坏有关。

【临床表现与诊断】

（一）症状与体征

本病临床症状为外伤后关节疼痛逐渐消失,功能基本恢复一段时间后逐渐出现关节疼痛和功能活动受限。表现为开始活动时疼痛较明显,活动后减轻,在负重和活动过后疼痛又加重,休息后减轻。但随着病情的加重,疼痛伴随整个关节的活动过程,甚至有些患者不能负重,不能站立、行走。关节僵硬和活动受限往往在早晨起床后或白天一段时间不活动后出现,但僵硬时间较短,随着病情的加重,关节活动逐渐受限,严重者出现关节功能基本丧失。

创伤性关节炎可出现抗痛性步态,即行走时,当患侧足着地后,因负重疼痛而迅速更换健侧足起步,以减少负重,故患肢迈步小,健肢迈步大。因负重力线的改变可出现下肢畸形,如膝关节内、外翻,临床以内翻畸形多见。另外病情较重者还可出现肢体肌肉萎缩,关节肿大、积液等。

（二）实验室检查

没有特异性,但相关检查能起到鉴别诊断作用。

（三）影像学检查

X线检查:早期可无明显改变,以后逐渐出现关节面不平整,关节间隙变窄,关节边缘有程度不等骨刺形成,软骨下骨硬化,骨端松质骨内出现囊性改变,甚至骨端变形。

【鉴别诊断】

1. 类风湿关节炎 发病以30~50岁为多。活动期多呈疼痛、肿胀、活动受限,指趾小关节常呈对称性肿胀,实验室检查类风湿因子阳性,血沉、C-反应蛋白水平均升高,X线检查也有相应变化。而创伤性关节炎实验室检查均在正常范围。

2. 骨关节炎 骨关节炎与创伤性关节炎的临床表现很相似,但在发病机制上有根本的区别,创伤性关节炎有明显的外伤史和累积伤。骨关节炎发病年龄多见于40岁以上,女性发病率高于男性,而创伤性关节炎可发生于任何年龄组。

【治疗】

创伤性关节炎治愈比较困难。本病治疗的目的主要是控制疼痛、改善关节功能和防止疾病的发展。总的治疗原则是药物与非药物治疗相结合,必要时手术治疗。本病贵在预防,关节内骨折均应解剖复位,骨干骨折应达到功能复位要求。

（一）内治法

1. 辨证治疗

（1）损骨血凝:肢节伤折,骨骺疼痛,似同针刺,固定不移,动则加剧,活动受限,身倦乏力,少气,自汗,舌质黯或有瘀斑,脉涩。

治则:活血搜损,通络止痛。

方药:风伤丸加减。

（2）体虚劳损:关节畸形,承重失度,反复劳伤,隐痛酸重,活动受限,面色无华。偏于阴虚者,常伴心烦失眠,口燥咽干,手足心热,舌红少苔,脉弦细。偏于阳虚者,伴精神委靡,神疲气短,手足不温,小便清利,舌淡,苔白,脉沉细无力。

治则:补肾壮骨,益气活血。

方药:左归丸或右归丸加减。

（3）风寒湿:关节局部沉重,自觉发凉,得温则减,遇阴雨加剧,关节活动受限,舌淡红,苔白滑,脉沉缓。

治则:散寒祛湿,温经活络。

方药:独活寄生汤加减。

2. 中成药　可用抗骨质增生丸、壮骨关节丸、金乌骨痛胶囊等。

3. 西药　非甾体抗炎药可迅速有效地缓解症状,可选用 COX-2 抑制剂（如塞来昔布等）或 COX-1 抑制剂（如双氯酚酸等）,具有镇痛及抗炎作用,症状缓解时应停止服用。硫酸软骨素、氨基葡萄糖等软骨营养药物,可以改善病情,缓解软骨的退变。

（二）外治法

1. 中药外用　多用活血化瘀、祛风散寒、通络止痛药物以缓解症状,可用海桐皮汤等局部热敷、熏洗,还可用外贴膏药如狗皮膏等。

2. 针灸治疗　循经取穴及取阿是穴,根据寒热虚实,辨证与辨病相结合灵活运用。耳针可取压痛点。

3. 理筋手法　可用提、揉、拿、捏等手法,在关节部位反复数遍;手法由轻到重,直至患者有酸胀感为度,并做患肢各个方向被动活动。

4. 物理治疗　可采用直流电离子导入法、超短波电疗法、磁疗法、红外线疗法、超声波疗法,以促进创伤性关节炎的炎症吸收。

5. 关节腔注射　关节内注射皮质激素能迅速缓解症状,但长期使用会产生一系列并发症,并且能抑制关节软骨内蛋白多糖合成,一般选择伴有明显滑膜炎症状时应用。透明质酸钠关节腔内注射是一种常用的治疗方法。透明质酸是滑液和关节软骨的主要组成部分。本病患者的透明质酸的分子量和透明质酸的量都有减少,因此关节腔内注射透明质酸钠是一种很好的补充。

（三）手术治疗

陈旧性骨折对位、对线不良者,应手术切开复位加内固定,以恢复肢体的正常轴线或使关节面平整,消除造成创伤性关节炎的病因。当畸形愈合部位的骨质十分坚硬时,经骨折部切开复位十分困难,且容易造成延迟愈合。此时,可有选择性地在接近干骺端的部位施行截骨术,以矫正原有的畸形。

关节内有游离体,边缘骨刺比较明显,但关节负重面尚比较完整的患者可予关节清理术。关节面严重破坏,关节疼痛剧烈,影响工作与生活的,可考虑施行关节融合术或人工关节置换术。

【预防与调护】

1. 保证关节内骨折的解剖对位和肢体的正常生理轴线,是预防创伤性关节炎的两个基本条件。

2. 发病后受累关节应注意休息,尽量减少关节负重,过度的锻炼会引起关节的进一步损伤,症状缓解期应进行适当的功能锻炼,对于创伤性关节炎的恢复有明显作用。病情严重者,可用拐杖等帮助行走。

3. 尽量控制体重增长,最好是减轻体重。

第七节　银屑病关节炎

银屑病关节炎(psoriatic arthritis,PA)是指牛皮癣患者同时合并有类风湿因子阴性的关节炎疾病,以牛皮癣与关节炎并见为主要症状,又称牛皮癣性关节炎、牛皮癣风湿病等。据统计,约5%以下的牛皮癣患者伴有关节炎,大多数患者牛皮癣发生在关节炎之前,发病年龄多在30~40岁,男性多于女性。

中医学文献中并无银屑病关节炎相应的描述,但根据银屑病关节炎的临床表现,当归属于中医学"痹证"范畴。

【病因病机】

(一) 中医病因病机

中医学认为本病与外感、饮食不节、情志内伤、久病气血肝肾亏虚等有关。

1. **风寒湿邪侵袭**　由于感受风寒湿之邪,风寒湿三气相合与气血相搏而致气血瘀滞,闭阻经脉,而发为本病。

2. **风湿热邪留滞**　外感风湿热邪,或感受风寒湿之邪后郁而化热,滞留于肢体筋脉、关节、肌肉,经脉闭阻导致气血瘀滞,而发为热痹。

3. **瘀血阻滞**　因饮食不节,嗜食肥甘厚味,日久酿生湿热,或因情志内伤,气机郁滞,郁而化火,均可热壅成瘀;或病久肝肾逐渐亏虚,气血耗伤,而致气血运行受阻,以致经脉闭阻而发为本病。

综上所述,本病的病机特点概括为"虚实夹杂",早期、中期以实证为主,后期则气血肝肾亏虚,久病入络成瘀。

(二) 西医病因病理

西医学对本病发生的病因及病理机制尚不完全清楚,目前多数认为银屑病关节炎的发生与遗传、免疫异常、感染、环境等因素有关,尤其是遗传、免疫异常被认为是重要因素。

银屑病关节炎的基本病理变化是一种慢性炎症,首先是滑膜炎,受累关节滑膜有炎性细胞浸润,绒毛形成,并出现纤维变性。炎性组织溶蚀骨皮质和骨端软骨,并向中心发展,使关节破坏,关节松质骨裸露于关节腔内,肌腱附着处骨质增生,关节间隙由纤维组织充塞。

【临床表现与诊断】

（一）病史

有牛皮癣病史多年。

（二）症状与体征

关节炎往往发生于牛皮癣病史已有数年之后,有的患者先波及指(趾)甲,然后再波及关节。以手、足远侧或近侧指(趾)骨间关节及跖趾关节多见,最早有关节的肿胀,皮肤发亮,常反复发作,时好时坏,发作时可出现关节的游走性疼痛,功能障碍加重,并可与皮肤病变的恶化程度同步。多次发作后,病变可波及膝关节、踝关节、腕关节、髋关节及脊柱等部位。

目前临床已明确的关节炎类型有 5 种:

1. 非对称性少关节炎型　此型最常见,约占70%,以手、足远侧或近侧指(趾)骨间关节及跖趾关节多见,膝关节、踝关节、腕关节、髋关节亦可受累,分布不对称,因伴发滑膜炎和腱鞘炎,受损指(趾)可呈现典型的腊肠指(趾),常伴有指(趾)甲病变。此型部分患者可演变为比较对称的多关节炎类型。

2. 远侧指(趾)骨间关节型　占5%,为典型的皮癣性关节炎,常与指(趾)炎和指(趾)甲病变相伴随。

3. 残毁性关节炎型　占5%,为皮癣性关节炎的最严重类型,好发年龄为20~30岁,女性多见。受累关节可有骨溶解,指节为望远镜式的套叠状,病变关节可发生强直,常伴有骶髂关节炎。常见于病程迁延的患者,为疾病晚期的表现。

4. 对称性多关节炎型　占15%,主要累及手、足小关节,亦可累及腕关节、膝关节、踝关节、肘关节等,多呈对称性分布,需与类风湿关节炎相鉴别。

5. 脊柱受累型　占5%,患者以脊柱关节病为主要表现,20%~40%的患者有脊柱等中轴关节的受累,骶髂关节病变常为单侧。个别患者颈椎受累,可引起寰枢关节半脱位。

皮肤病变:银屑病关节炎主要依靠存在牛皮癣与其他炎性关节炎相区别。关节炎的严重程度与患者皮肤病变的严重性存在相关性。牛皮癣病变好发于头皮及四肢伸侧,尤其肘、膝部位,部分皮损在隐藏部位,如头发、会阴、臀、脐等,表现为丘疹或斑块,圆形或不规则形,表面有丰富的银白色鳞屑,去除鳞屑后为发亮的薄膜,除去薄膜可见点状出血,该特征对牛皮癣具有诊断意义。

指(趾)甲病变:约80%的银屑病关节炎患者有指(趾)甲病变,而无关节炎的牛皮癣患者指(趾)甲病变仅20%。最常见的指(趾)甲病变是顶针样凹陷,其他表现有指(趾)甲脱离,甲下角化过度、增厚、横嵴及变色。

关节外表现:可有足跟痛,以及眼部病变如结膜炎、葡萄膜炎、虹膜炎等,其他少见的有发热、主动脉瓣关闭不全、肺纤维化、淀粉样变性等。

（三）实验室检查

无特异性。有时可见尿酸水平增高、类风湿因子阳性及 HLA-B27 阳性,但类风湿因子的阳性率不超过正常人群,HLA-B27 阳性则提示与骶髂关节和脊柱受累相关。

（四）影像学检查

X线检查:手和足的小关节的骨性强直,骨的侵蚀、关节间隙的增宽,末节指(趾)骨基底的骨性增生及末节指(趾)骨吸收;远端指(趾)骨的溶解可以造成"杯中铅笔"的外观或"鱼尾状"畸形;骶髂关节炎和脊柱炎。这些表现对银屑病关节炎的诊断有很大帮助。

【鉴别诊断】

1. 类风湿关节炎　发病以30～50岁为多。活动期多呈疼痛、肿胀、活动受限,指(趾)小关节常呈对称性肿胀,实验室检查活动期类风湿因子为阳性,血沉、C-反应蛋白水平均升高,X线检查也有相应变化,但皮肤未见牛皮癣病损。

2. 强直性脊柱炎　好发于30岁以下男性,主要侵犯骶髂关节及脊柱,外周关节多以下肢关节受累为主,病变多由骶髂关节开始,HLA-B27阳性,类风湿因子阴性,晚期脊柱及受累关节逐渐变为强直。

【治疗】

以往认为多数银屑病关节炎预后良好,仅很少数发生残疾,无需积极治疗,但近来发现并非如此,关节破坏畸形不少见,现主张积极早期治疗,尤其是存在不良预后因素者。本病的治疗应兼顾皮肤和关节两方面,总的治疗原则是以药物治疗为主,适当辅以非药物治疗,必要时手术治疗。

（一）内治法

1. 辨证治疗

（1）风寒湿:肢体关节疼痛,屈伸不利,局部皮色不红,触之不热,皮损色淡,多呈点滴状,表面鳞屑少,舌质淡,苔白或白腻,脉沉缓。

治则:祛风散寒,除湿通痹。

方药:蠲痹汤加减。

（2）风湿热:关节红肿热痛,屈伸不利,得冷则舒,遇热则剧,剥脱性皮损,揩之则出现露滴现象,皮色鲜红,口渴、小便色黄、便秘,舌质红,苔黄厚腻,脉滑。

治则:清热利湿解毒,活血通络。

方药:五味消毒饮加减。

（3）瘀血阻滞:关节肿大畸形,屈伸不利,皮损减小,剩余皮损黯红,鳞屑较厚,舌质黯红,可见瘀斑瘀点,脉沉细涩。

治则:补益肝肾气血,通络止痛。

方药:独活寄生汤合血府逐瘀汤加减。

2. 中成药　可用昆明山海棠片、雷公藤片等。

3. 西药

（1）非甾体抗炎药:这类药物消炎作用较强,对消除炎症性疼痛效果显著,但对皮损和关节破坏无效。目前常用的有吲哚美辛、氨糖美辛、双氯芬酸、布洛芬、萘丁美酮、塞来昔布、美洛昔康等。

（2）慢作用抗风湿药:具有防止病情恶化及延缓关节组织的破坏作用,临床应用较多的有甲氨蝶呤、柳氮磺吡啶、抗疟药、环孢素、来氟米特、金制剂、青霉胺等。甲氨蝶呤是最常用的慢作用抗风湿药,对皮损和关节炎均有效,一般作为首选药。开始甲氨蝶呤

7.5mg 每周 1 次,可逐渐增加剂量至每周 15 ~ 25mg,病情控制后逐渐减量,维持量每周 5 ~ 7.5mg,疗程 3 ~ 6 个月或更长。

(3) 生物制剂:近年来,生物制剂的应用大大改善了银屑病关节炎的预后。肿瘤坏死因子-α 抑制剂依那西普和英利西单抗已被大量临床实验证实能够改善牛皮癣皮疹、指(趾)甲和关节的损害,甚至能够改善关节的影像学变化。

(二)外治法

1. 物理治疗　光化学疗法又称补骨脂素长波紫外线疗法,对周围型银屑病关节炎有效,但对中轴性关节炎无效。光化学法治疗后血沉、疼痛、晨僵持续时间、握力、关节肿胀等均有不同程度改善。

2. 关节腔注射　治疗外周关节炎可以关节腔局部注射糖皮质激素,但不主张全身使用,有可能加重皮损病变。

(三)手术治疗

对部分已出现髋关节、膝关节畸形和功能障碍的患者可采用人工关节置换术,以恢复关节功能。但手术后关节僵硬仍是尚未解决的问题。

【预防与调护】

银屑病关节炎病情比较顽固,且此病易复发,全身病变的预后通常较好,但出现关节变形的患者预后较差。在日常生活中,患者要注意以下几点:

1. 居住条件要干爽、通风,要根据季节的变化适时增减衣物,特别是对关节部位的保护。

2. 避免过于疲劳,注意休息,消除精神紧张,多食含维生素丰富的食品。

3. 适度进行体育运动,增强手脚的灵活性。

4. 规律用药。

第八节　血友病性关节炎

血友病性关节炎(hemophilic arthritis,HA)是由于遗传性血浆凝血因子缺乏而致关节出血,引起滑膜炎、骨质破坏、关节运动障碍的出血性关节病。本病是一种遗传性疾病,多发生在男性,而由女性遗传给男性后代。膝关节最多见,其次为肘、踝等关节。根据血浆凝血因子缺乏的不同,分为 A、B、C 3 型。血友病发病率为(5 ~ 10)/10 万人,其中以血友病 A 型最多见,约占 90%。血友病性关节炎主要见于血友病 A 型和 B 型,尤其多见于血友病 A 型,血友病 C 型少见。

元代朱丹溪《丹溪心法·痛风》云:"肢节肿痛,脉涩数者,此是瘀血"。明代王肯堂《证治准绳》云:"痛痹者,一为血虚,二为瘀血"。中医学因其主症为关节内出血,活动受限,多归属于"痹证"范畴。

【病因病机】

(一)中医病因病机

中医学认为本病与气不摄血、火盛动血、心肾阴虚等有关。

1. 气不摄血　气为血帅,血随气行,若劳倦过度,脾气损伤,则气失统摄,血无所归,血溢脉外而为瘀血。

2. 火盛动血　根据受累的脏腑不同,可分为肝火动血、肺火伤络及胃热迫血等。

3. 心肾阴虚　《丹溪心法》提出人体"阳常有余,阴常不足"的理论,认为血证亦可由阳盛阴虚引起。

综上所述,本病的病机特点概括为"本虚标实",以正气亏虚为本。

(二) 西医病因病理

西医学认为,血友病是一种与性别相关的遗传性凝血机制障碍疾病,这种遗传性疾病主要是由于凝血因子Ⅷ、Ⅸ、Ⅺ缺乏所致。按缺乏凝血因子的特点,本病可分为3型:

1. 血友病 A 型　这是典型的血友病,由缺乏凝血因子Ⅷ所致。该型都发生于男性,有关基因在 X 染色体内,由健康女性携带。此类型最多见。

2. 血友病 B 型　是由于缺乏凝血因子Ⅸ所致。遗传方式与临床症状类似血友病 A 型。

3. 血友病 C 型　这是轻型血友病,由缺乏凝血因子Ⅺ所致。本型属常染色体显性遗传,男、女均可发病。此型病例少见,出血较轻,发生血友病性关节炎少见。

血友病 A 型和 B 型由于缺乏凝血因子Ⅷ和Ⅸ因子,可影响内源性凝血系统中的凝血酶原转化为凝血酶,使纤维蛋白原无法形成纤维蛋白而致出血。血友病性关节炎原发的出血部位是在滑膜,开始时滑液和血肿等对滑膜的刺激物被滑膜吸收,反复出血将使滑膜增生,失去正常吸收功能,并有含铁血黄素沉淀,血管增生和炎症反应,血管周围有局灶性炎性细胞浸润,直至滑膜被纤维和绒毛组织广泛替代。早期含铁血黄素贮积于软骨内,影响软骨细胞的代谢,使关节软骨丧失营养。关节软骨面上出现血管翳,关节边缘的软骨被吸收。以后则软骨溃损和完全破坏,产生纵向裂隙,软骨下骨质变薄并被磨损。此外,可因出血使软骨下骨质内形成囊肿,骨质疏松,负重的结果使软骨面塌陷、崩溃,骨质暴露,使关节受到严重的损毁。

【临床表现与诊断】

(一) 症状与体征

血友病的出血症状多在 2 岁以内出现,但早者出生数周后即可开始,晚者可至童年甚至成年以后,一旦症状出现,便持续终生。体内各个关节均可发生出血,其中发病率较高的关节依次是膝关节、肘关节和踝关节。关节内出血越早,症状越重,则预后越差,出血前往往有创伤或较多活动。血友病性关节炎根据关节血肿的进程可以分为3 期:

1. 急性关节炎期　关节出血早期,出血关节局部发红、肿胀、热感,关节保持屈曲位,活动受限,检查关节局部出现波动感或浮髌试验阳性。如果处理及时而又不再发生出血,则关节症状消失,可以没有任何后遗症。

2. 慢性关节炎期　由于关节内反复出血,滑膜增厚,造成关节持续性肿胀,活动受限,活动时伴有摩擦音,但疼痛并不明显,临床表现可迁延数月或数年。可出现失用性肌萎缩,关节邻近骨质退变和疏松。

3. 关节畸形期　由于出血时间长,陈旧性关节积血、血块机化、滑膜逐渐增厚,关节出现进行性破坏,直至全部损毁,关节纤维化、挛缩和半脱位,但很少有骨性强直。

（二）实验室检查

急性关节出血引起炎症时，白细胞计数可增多，但本病的特征性实验室指标是活化或白陶土部分凝血活酶时间延长、凝血时间延长，出血时间、血小板计数、凝血酶原时间、血块收缩时间及毛细血管脆性试验均属正常。活化部分凝血活酶时间延长，能被正常新鲜血浆或硫酸钡吸附血浆纠正者为血友病 A 型，能被正常血清纠正、但不被硫酸钡吸附血浆纠正者为血友病 B 型。凝血因子活性测定：因子Ⅷ促凝活性（Ⅷ:C）测定明显减少，为血友病 A 型（分型：重型<1%，中型 2%～5%，轻型 6%～25%，亚临床型 26%～49%）；因子Ⅸ促凝活性（Ⅸ:C）测定减少，为血友病 B 型。

（三）影像学检查

X 线检查：早期可见关节囊膨隆，关节间隙加宽和不规则，以及骨膜下血肿钙化。晚期可见关节间隙狭窄，软骨下骨板致密，骨组织呈现粗线条状或软骨下骨质内囊肿形成，骨质疏松，儿童可见骨骺增大或骨骺板提前闭合。

Arnold（1977 年）根据临床及放射线表现，将血友病性关节炎分为 5 期：Ⅰ期：X 线片显示骨正常，可见关节积血或关节周围软组织出血的软组织肿胀阴影。Ⅱ期：与亚急性关节炎期相似，骨质疏松，尤以骨骺部显著，关节间隙正常，无骨囊肿改变。Ⅲ期：关节破坏明显，关节软骨仍保留完整，软骨间隙无明显狭窄，偶可见到与关节相通的软骨下囊腔，膝关节髁间窝和尺骨滑车切迹多变宽。Ⅳ期：关节软骨破坏，间隙变窄，较第Ⅲ期变化更为显著（图 3-6）。Ⅴ期：关节间隙消失，骨骺扩大，关节结构破坏。前 3 期，如经积极治疗，仍有治愈可能；后 2 期，受累骨关节难以修复。

图 3-6　血友病性膝关节炎（Arnold 分期Ⅳ期）

【鉴别诊断】

1. 急性化脓性关节炎　发病时高热，局部出现红肿、热痛，关节穿刺抽出脓液，实验室检查白细胞计数升高，脓液细菌培养阳性，无出血倾向及凝血时间、活化部分凝血活酶时间正常，可与血友病性关节炎相鉴别。

2. 类风湿关节炎　发病以 30～50 岁为多见，活动期多呈疼痛、肿胀、活动受限，指趾小关节常呈对称性肿胀，实验室检查活动期类风湿因子为阳性，无出血倾向等，可与血友病性关节炎相鉴别。

【治疗】

本病治愈困难。治疗时重点应放在对血友病的治疗,而对血友病性关节炎症的局部治疗,必须在全身治疗的基础上进行。

（一）内治法

1. 辨证治疗

（1）气不摄血:肢体关节疼痛,屈伸不利,面色萎黄,四肢倦怠,纳少脘胀,舌质淡嫩,苔薄白或白滑,脉细缓弱。

治则:补气健脾,固摄止血。

方药:归脾汤加减。

（2）火盛动血:关节局部红肿热痛,屈伸不利,目眩,耳鸣,烦躁易怒,口苦咽干,目睛干涩,夜寐多梦,舌体红瘦,舌苔薄微黄,脉弦数。

治则:清热泻火,凉血止血。

方药:肝火动血者,可用龙胆泻肝汤加减;肺火伤络者,可用泻白散加减;胃火迫血者,可用玉女煎加减。

（3）心肾阴虚:形体消瘦,腰膝酸软,眩晕耳鸣,健忘,少寐,咽干舌燥,五心烦热,舌质红,苔少而干,脉细数。

治则:补益肝肾,滋阴止血。

方药:左归丸加减。

2. 西药　急性关节内出血或大的组织出血应立即给予凝血因子替代治疗以控制出血,主要制剂有血浆、冷沉淀剂、浓缩剂等。补充缺失的凝血因子是治疗血友病最主要的措施。一般凝血因子Ⅷ应补充到正常值的 25% ~50% ,凝血因子Ⅸ也应补充到正常值的 15% ~25% 。氨基己酸、氨甲环酸等抗纤溶药物可与补充剂共用,阻止已形成的血凝块溶解。肾上腺皮质激素可减慢出血和炎症反应,亦可加速血肿的吸收。急性大出血时,可用泼尼松 80mg/d,但不宜长期应用。此外,关节疼痛和肿胀者,可选用非甾体抗炎药和青霉胺治疗。

（二）外治法

对血友病性关节炎出现急性关节血肿,采取的措施主要是固定制动,可用夹板固定关节,弹力绷带加压包扎或用冰袋冷敷,抬高患肢等。有关节屈曲挛缩者,可慎重应用石膏托分期矫正。对关节穿刺应谨慎,需在补充缺失的凝血因子前提下,可在无菌条件下穿刺抽出关节腔内的积血,并用弹力绷带加压包扎。

（三）手术治疗

血友病性关节炎在考虑手术治疗时应小心慎重。对于滑膜增厚的关节肿胀者,可考虑行关节镜下滑膜切除术,切除滑膜后可控制症状并减少出血次数。对于关节强直、畸形及功能障碍严重者,可考虑人工关节置换,但术前应补充凝血因子,纠正凝血时间至正常,而且术后仍需维持直至伤口愈合。

【预防与调护】

1. 应避免剧烈运动,注意预防外伤,对于易患本病的儿童,预防出血显得非常重要。

2. 禁服使血小板聚集受抑制的药物,如阿司匹林、保泰松、双嘧达莫和前列腺素 E 等。经常服用维生素 C 及路丁。

3. 关节出血后,患者应卧床休息,制止关节活动。

4. 注意心境平和,避免因精神刺激而诱发出血。

第九节　神经性关节炎

神经性关节炎(neuro arthropathy,NA)是由不同类型的神经系统病变而引起的关节病损,以感觉神经损害和关节损伤为主要症状,又称夏科关节、夏科病、神经性病理性关节炎等。本病好发部位各异,常见于 40 ~ 60 岁,男女之比为 3:1。

明代王肯堂《证治准绳》云:"着痹者,不仁且不用"。中医学因其主症为关节本体感觉和痛觉丧失,多归属于"痹证"范畴。

【病因病机】

（一）中医病因病机

中医学认为本病与荣卫俱虚、脾胃气虚、肝肾亏虚等有关。

1. 荣卫俱虚　久病入深,营卫俱虚,脉络空虚,骨节、经脉失荣,故肢节麻木、活动受限。

2. 脾胃气虚　脾主四肢肌肉,脾胃气虚则运化失健,输布精微乏力,气血生化不足,四肢关节失去濡养而发病。

3. 肾阴虚　肾藏精,精生髓,髓生骨,久病伤肾,肾阴耗损,骨骼失养,髓减骨弱,肢节失用。

4. 肾阳虚　素体阳虚或年高肾亏,肾阳虚衰则不能温养骨骼,骨骼失养,关节活动受限。

综上所述,本病的病机特点概括为荣卫、脾胃、肝肾俱虚。

（二）西医病因病理

导致神经性关节炎的常见疾病有脊髓痨、脊髓空洞症、脊髓膜膨出、糖尿病性神经病、先天性痛觉阙如、麻风等。由于支配关节的感觉神经,尤其是本体感觉和痛觉的丧失,关节失去正常的防御反应,加之局部软组织和骨的神经营养障碍,使骨质代谢发生紊乱,关节囊和韧带松弛,肩、肘、髋、膝、踝、足等部位关节由于没有保护机制导致关节过度使用,关节软骨容易遭受到严重的损伤和积累性损伤,很快导致退行性病变,关节软骨破坏和软骨下骨质硬化、碎裂。由于关节的本体感觉和痛觉的丧失,已破坏的关节软骨在尚未修复的情况下继续受到损伤,可使软骨剥脱,继发关节畸形、脱位或半脱位,有的患者甚至发生关节内骨折。

【临床表现与诊断】

（一）症状与体征

本病发病部位多,与原发疾病密切相关,发生于关节者常为单侧受累。脊髓痨常累及髋关节、膝关节、踝关节和腰椎椎间关节,以膝关节最多见;脊髓空洞症的发病关节多在肩关节、肘关节、腕关节和颈椎椎间关节,以肩关节最多见;脊髓脊膜膨出常累及踝关节、跗骨间关节及跖趾关节;糖尿病患者以足踝部发病最多;先天性痛觉阙如受累关节常为膝关节、踝关节及跗骨间关节。

本病起病隐匿,常由一个大关节或数个小关节开始,受累关节肿胀明显、积液、乏力,以后出现关节不稳,并有半脱位、脱位及各种畸形。患者关节疼痛并不明显,无局部压痛和发热,关节活动受限也不严重,有时存在异常的关节活动。另外,不同的神经疾病可使不同的关节受累,其临床体征随原发病亦各不相同。

(二)实验室检查

主要是原发的神经系统疾患的实验室表现,如糖尿病性神经炎可见有尿糖阳性、空腹血糖水平增高、酮尿、蛋白尿、高比重尿等。

(三)影像学检查

X线检查:早期可见显著的关节肿胀,关节间隙增宽;以后关节可呈脱位或半脱位状态,可见骨端碎裂不齐、硬化;关节边缘可见形状不规则的巨大骨赘,脱落后形成大量关节内游离体,此为本病特征性改变;关节周围可见软组织钙化和骨化。

【鉴别诊断】

本病主要与骨关节炎、创伤性关节炎等鉴别。由于神经性关节炎由神经系统病变而引起,又有疼痛轻、损害重的临床特点,因而鉴别并不困难。

【治疗】

及早诊断和进行预防治疗是本病治疗的关键。首先应仔细寻找原发病,积极治疗原发的神经系统疾患,对病变关节多行保守治疗,要尽量减轻受累关节的负担,保护和稳定受累关节。当长期保守治疗无效时,可考虑行手术治疗。

(一)内治法

1. 辨证治疗

(1)荣卫俱虚:关节酸软乏力,全身倦怠,头晕目眩,少气懒言,自汗,活动时诸症加剧,舌质淡,脉虚无力。

治则:补益元气,固摄营卫。

方药:八珍汤加减。

(2)脾胃气虚:肢体倦怠,关节乏力,形体渐瘦,面色萎黄,食少纳呆,脘腹胀满,少气懒言,舌淡苔白,脉缓弱。

治则:益气健脾,养胃渗湿。

方药:六君子汤或参苓白术散加减。

(3)肾阴虚:关节肿胀、肌肤干瘪,尿频,腰酸膝软,口干舌红,脉沉细而数。

治则:滋补肾阴,养精益髓。

方药:六味地黄丸加减。

(4)肾阳虚:关节肿痛,肌肉瘦削,面色黧黑或苍白,尿频而清长,可能伴有浮肿、腹胀、阳痿、怯寒等,舌红苔白,脉沉细无力。

治则:益肾固摄,壮阳补骨。

方药:金匮肾气丸加减。

2. 西药 应针对原发病进行药物治疗。必要时可服用非甾体抗炎药,以缓解症状。

(二)外治法

1. 固定治疗 应注意休息,上肢避免用力工作,下肢尽量减轻负重,尽早使用支架以稳定和保护关节,以防畸形和骨端破坏的发展。

2. 针灸治疗 以患处局部取穴为主,循经邻经配穴。可采用体针、温针,或电针,配合拔火罐治疗。

3. 物理治疗 可采用直流电醋离子导入、超短波电疗等治疗,每日 1 次,每次 20～30 分钟,20 次为 1 个疗程。

(三)手术治疗

某些必须使用患肢工作或行走的青壮年患者,可考虑行关节融合术。因受累关节神经控制差,应尽量采用加压融合术,同时严格掌握手术适应证。对于某些足部病变严重、溃疡经久不愈的病例,可考虑截肢。当疾病处于非进展期时,可行全髋和膝关节置换术,但并发症较多,应谨慎进行。

【预防与调护】

1. 对于原发性神经疾患进行有效治疗,将会减慢关节病变的进展速度。

2. 保护受累关节,上肢病变应尽量少用患手工作;下肢病变应尽量减少站立,少行走,行走时可使用拐杖。破坏较重关节可用支架保护,以防止畸形和骨破坏发展。

3. 关节积液过多者,可行关节穿刺,抽出积液。

第十节 滑 膜 炎

滑膜炎(synovitis)是临床常见的骨科疾病,主要是因多种关节损伤而造成的综合征。如关节软骨损伤、关节内骨折、关节脱位、韧带损伤、关节游离体等均可引起滑膜的损伤性炎症。一些疾病,如滑膜结核、滑膜瘤等亦可导致该病。在本节,我们讨论的主要是关节损伤而引起的滑膜非感染性炎症病变。膝关节是人体滑膜最多的关节,滑膜面积占全身关节滑膜面积的一半左右,又由于膝关节滑膜广泛并位于肢体较表浅部位,遭受损伤和感染的机会较多。因此,将膝关节滑膜炎立为本节讨论的重点。

中医学因其主症为疼痛,归属中医"痹证"范畴。本病多由于急性外伤、劳损,或外感风寒湿邪等引起。

【病因病机】

(一)中医病因病机

中医学认为本病与急性外伤劳损、外感风寒湿邪等有关。

1. 外伤劳损 由于外伤、劳损致脉络受损,血不循经,溢于脉外,瘀血阻滞,使气血运行不畅,而致肢体关节肿胀、疼痛、屈伸不利。

2. 风寒湿侵袭 外感风寒湿邪,邪气与正气相搏,聚于关节,留连筋骨,凝滞经脉,则疼痛不已,不可屈伸或肢体沉重,活动失灵。

综上所述,本病的病机特点概括为"实证",以外伤劳损、外感风寒湿邪为基础。

(二)西医病因病理

西医学认为膝关节遭受骨折、脱位、半月板损伤、韧带损伤等创伤后,都可使关节滑膜同时受损,形成急性滑膜炎,有时也可因单纯膝关节滑膜损伤所致。如受伤较轻,或长期慢性劳损,可使膝部逐渐出现肿胀,功能障碍,形成慢性滑膜炎。长期慢性劳损多见于老年人,常继发于膝骨关节炎,主要是因软骨退变与继发的骨质增生产生对滑膜的刺激而形成。

本病的病理改变主要是关节滑膜层损伤,滑膜血管扩张、充血,产生大量渗出液,血浆和细胞外渗,渗液中含有红细胞、白细胞、浆细胞、巨噬细胞、胆红素、脂肪和纤维素等,同时滑膜细胞活跃,产生大量黏液素,严重者呈血性。大量渗出液可增加关节内压力,阻碍淋巴系统的循环。关节积液导致关节肿胀、关节活动受限。如不及时处理,关节滑膜在长期慢性刺激和炎症反应下逐渐增厚、纤维化,可发生滑膜粘连、肥厚、软骨萎缩等,进一步影响关节功能。

【临床表现与诊断】

(一)症状与体征

膝关节急性创伤性滑膜炎可单独发病,但多在各种膝关节损伤的情况下并发。伤初可见膝关节轻度肿胀、疼痛,伸屈功能受限,在伤后6～7小时出现积液,膝关节明显肿胀,不敢活动,此点有别于关节创伤性血肿的形成。检查发现膝关节活动受限,跛行,关节周围可有局限性压痛点,肤温可增高,浮髌试验阳性。

慢性滑膜炎较多见,由急性创伤性滑膜炎转化而来,或长期慢性劳损引起,后者多见于老年人。症见膝关节肿胀持续不退,疼痛较轻,但胀满不适,下蹲困难,休息后减轻,劳累后加重,关节活动受限,股四头肌可有轻度萎缩,肤温正常,浮髌试验阳性。病久者,滑膜囊壁增厚,扪之可有肥厚感。

(二)实验室检查

关节穿刺液检查,部分呈血性渗出液,细菌培养阴性,没有特异性,但能起到鉴别诊断作用。

(三)影像学检查

X线检查:各种膝关节损伤并发者、继发于膝骨关节炎者,有相应损伤或原发病的X线征象。单独发病者多无异常发现。

【鉴别诊断】

1. 关节内积血 在创伤后立即出现,疼痛明显,常伴有局部和全身温度增高,关节内积血可抽出瘀积的血液。

2. 化脓性关节炎 起病急,全身中毒症状明显,受累关节疼痛、肿胀、活动受限均较明显,关节液多混浊,镜检可见炎性细胞,细菌培养阳性。

【治疗】

及早明确诊断,及时规范有效的治疗是滑膜炎治疗的关键。本病治疗的目的是及时有效地控制滑膜炎症,防止顽固性慢性滑膜炎的形成。急性创伤性滑膜炎早期应适当休息,避免负重,行关节周围肌肉收缩锻炼,后期加强关节功能锻炼。总的治疗原则是应内外兼治,以保守治疗为主,必要时手术治疗。

(一) 内治法

1. 辨证治疗

(1) 外伤劳损:关节肿胀疼痛,按之有波动或漂浮感,屈伸不利,身倦乏力,舌质紫黯或有瘀斑,脉涩。

治则:活血化瘀,消肿通络。

方药:桃红四物汤加减。

(2) 风寒湿侵袭:关节肿胀、疼痛,兼重着,触之有波动感,局部不温,或有凉感,畏风恶寒,舌质淡,苔白,脉紧或迟。

治则:祛风散寒除湿,通络止痛。

方药:羌活胜湿汤或乌头汤加减。

2. 中成药 可选用四妙丸、祛风止痛胶囊等。

3. 西药 常用药物为非甾体抗炎药,可选用 COX-2 抑制剂(如塞来昔布等)或 COX-1 抑制剂(如双氯酚酸)等;其主要作用是减轻或解除疼痛,从而使紧张或痉挛的肌肉松弛,有利于局部损伤病灶的修复。

(二) 外治法

1. 中药外用 可用消肿化瘀的中草药局部外敷,如金黄散、消肿散等,亦可中药熏洗,如海桐皮汤等。

2. 针灸治疗 可采用远近取穴针刺、火针、温针灸、透灸法等治疗,根据辨证与辨病相结合灵活运用。

3. 理筋手法 慢性滑膜炎可在关节及其周围施行手法治疗。可用推、揉、拿、捏、点穴等手法,手法由轻到重,并做患肢各个方向的被动活动。

4. 物理疗法 慢性滑膜炎可予热敷、超短波、磁疗、低频及中频电疗等理疗,促进积液吸收。

5. 关节腔穿刺和注射 对关节积液较多者,可行关节穿刺,抽出积液后用弹力绷带加压包扎,可促进消肿。关节腔注射最常用的是透明质酸钠或长效激素。注射透明质酸钠有保护关节软骨,减轻疼痛,改善关节挛缩状态,增加关节活动度,改善退变关节的滑液等作用。长效激素只在急性滑膜炎时使用,且不宜多用。

6. 固定和练功 急性创伤性滑膜炎早期应卧床休息,抬高患肢,并禁止负重,但可行股四头肌收缩锻炼,后期加强膝关节屈伸锻炼。

(三) 手术治疗

可在关节镜下行创伤性滑膜炎探查和清理术,能取得较好效果。

【预防与调护】

1. 长期、过度、剧烈的运动是诱发滑膜退变的基本原因之一。尤其对于负重关节,过度的运动使关节面受力加大,磨损加剧。所以应避免关节过度活动及劳损,注意劳逸结合,防止因过度用力造成组织损伤。

2. 过重的体重会加速关节软骨的磨损,造成滑膜炎症。因此过于肥胖者,要适当控制饮食,注意调整饮食结构,将体重控制在适当的范围之内,减轻关节磨损程度。

3. 关节的骨质增生与滑膜炎的产生经常与关节内骨折有直接关系。由于骨折复位不完全,造成关节软骨面不平整,从而产生创伤性关节炎。当关节出现损伤时,要及时去医院诊治,尽可能使骨折达到解剖复位。

学习小结

1. 学习内容

2. 学习方法

(1) 各种非化脓性关节炎的诊断,应根据患者症状、体征结合实验室及影像学检查来确定。

(2) 结合各种疾病的病因病机掌握其治疗原则及方法。本章节各种疾病的治疗方法较多,学习时掌握各种治疗方法的适应证,以便临床应用。

（3）利用各种文献资料来学习各种非化脓性关节炎,掌握本章节疾病的最新研究进展。

（董建文　卢建华）

复习思考题

1. 骨关节炎患者如何减缓疾病进展?
2. 谈谈饮食与痛风性关节炎的关系。

第四章　骨与关节化脓性感染

学习目的

　　骨与关节化脓性感染疾病是临床常见且治疗困难,严重危害患者肢体功能的一类骨关节疾病。通过本章的学习,认识该类疾病的发病规律、临床表现,学会该类疾病的中西医治疗方法,为临床辨证诊治骨与关节化脓性感染疾患奠定理论基础。

　　学习要点

　　急性化脓性骨髓炎、慢性化脓性骨髓炎、硬化性骨髓炎、化脓性关节炎的临床表现、诊断、鉴别诊断、中西医治疗方法。

第一节　概　　述

　　骨与关节化脓性感染是由化脓性细菌、螺旋体、寄生虫、病毒等侵入骨、关节,引起感染的骨与关节病变。骨组织的化脓性感染,称为化脓性骨髓炎;关节的化脓性感染,称为化脓性关节炎。

　　中医对骨与关节化脓性感染早有认识,因其病变深沉,初起皮色不变,漫肿无头,损害以骨为主,故古代文献中都称为"疽"或"骨疽",有时痈疽并提;发生于关节的又称"关节流注"。故本病属中医"骨痈疽"、"关节流注"范畴。如《灵枢·痈疽》中说:"热气淳盛,下陷肌肤,筋髓枯,内连五脏,血气竭,当其痈下,筋骨良肉皆无余,故命曰疽"。到了4世纪《小品方》第一次出现了"附骨疽"的病名,并且该书还将附骨疽分为急性、慢性两种。7世纪初叶,巢元方在《诸病源候论》中又提出了"附骨痈"和"附骨疽"两种病名。随后的《备急千金要方》曰:"以其无破,附骨成脓,故名附骨疽"。以后历代医籍中对本病的病因、病机、症状、治疗都有具体的论述。

　　骨痈疽根据病变所在,名称甚多,如发于四肢长管状骨的有附骨疽、多骨疽、股胫疽、贴骨疽等名称,发于髋关节的名环跳疽,发于膝关节的名疵疽,发于踝关节的名内踝疽,发于肘关节的名肘疽,发于腕关节的名兑疽等。早先文献中的"疽"所指范围广泛,随着医学发展,"疽"的范围有所限定,现在的基本共识为:疽分为两类,一为有头疽,一为无头疽,而无头疽又包括附骨疽(相当于化脓性骨髓炎)、环跳疽、疵疽等关节疽病(相当于化脓性关节炎)。

　　【病因病机】

　　（一）中医病因病机

　　1. 病因

　　（1）余毒流注:疔疮疖肿,或麻疹、伤寒、猩红热等病后,因治理失当,余毒未清,滞留体内,经久不解;或因正气不足,正不胜邪,邪毒内盛,流注筋骨或关节而发病。

（2）外感六淫：风寒暑湿诸邪，客于肌腠，内注筋骨、关节，经络阻塞，气血凝滞，郁而化热，蕴热成毒，热毒炽盛，腐烂筋骨。

（3）筋骨损伤：如为开放性损伤，创口染毒，则邪毒可以直窜入骨。若筋骨局部损伤，虽外无创口，必有气滞血瘀，邪毒可乘虚内袭，邪瘀互结，蕴热化脓，腐筋蚀骨，此乃借伤发病。

（4）七情内伤：忧思郁怒等精神刺激，情志逆乱，脏腑失调，气血化生不足，导致正气内虚，抗病祛邪功能减弱，邪毒不能外散内消，反而深窜入骨。

（5）饮食不当：或因恣食膏粱厚味、醇酒炙煿、辛辣刺激之品，内伤脾胃，湿热火毒内生，流注筋骨、关节而发病；或因纳差食少，食物质量低劣，营养摄入不够，气血化源不足，正虚不能御邪而发病。

（6）房室劳伤：房劳过度，肝肾亏虚，筋骨不健，邪毒乘虚入筋注骨而发病。

上述各种致病原因，虽有的可单独发病，但多数是几种原因相合而发病的。单纯的骨痈疽，有时可侵犯关节，并发关节流注；单纯的关节流注，有时亦可累及骨而并发骨痈疽。

2. 病机 骨痈疽的发生及其病理变化与机体的气血、脏腑、经络等功能强弱有密切关系。气血充足，脏腑壮实，经络通畅，则抗病力强，即使发病，其病理损害也较轻浅；反之，则损害严重，变化迅速。无论骨或关节痈疽，一旦发生，必致气血壅滞，经络阻塞。热毒炽盛时，更可耗气劫血，伤津夺液，进而累及脏腑。故本病虽表现在骨或关节局部，但与整体、正气密切相关。在病理演变过程中，始终存在着机体正气与病理损害（包括致病因子）之间的抗争，即"正邪相搏"。而在抗争中，正气的强弱，主导着整个病理机转。

（二）西医病因病理

西医学认为骨与关节化脓性感染的发生与身体其他部位的感染一样，其严重程度取决于致病菌的数量、致病力的强弱、患者机体的抵抗能力、感染部位是否采取了及时有效的治疗措施。感染后的病理变化过程因患者的年龄、感染部位及局部解剖学特点不同而异。

骨内仅有细菌的存在并不足以造成感染。在实验动物体内要造成与人体所患的同样的骨髓炎甚为困难，即使把致病菌直接接种在动物骨髓内也不易获得成功。在发生骨髓炎时，除致病菌要进入骨组织外，还必须使细菌在骨内停留，并具有维持其生存及繁殖的条件。

【临床表现与诊断】

（一）临床表现

1. 发热 起病急骤，开始恶寒发热，继而壮热憎寒。热毒酿脓时，体温可高达39～41℃，持续数日至10余日不退，或伴有寒战，出汗，烦躁不安，口渴脉数。脓肿破溃后，体温递减。慢性附骨疽一般体温不高，急性发作时可有全身发热。

2. 疼痛 发病初起患肢即有局部疼痛，压痛局限在骨端或关节处，呈进行性加剧，发展迅速。热毒酿脓时，肢端或关节内胀痛彻骨，或阵发跳痛。当脓肿突破骨膜或关节囊进入周围软组织时，疼痛暂时减轻。穿溃皮肤脓液流出后，疼痛逐渐缓解。慢性附骨疽非急性发作时，患肢仅有隐痛，时轻时重。

3. 肿胀　病变处多数呈环形漫肿,表面灼热。脓成或关节内积液多时,按之应指波动。初起皮色不变,将溃时肿胀中心表皮透红。慢性附骨疽,则患肢粗大,骨胖肿,高低不平,皮肉可无明显肿胀。

4. 功能障碍　急性骨痈疽,发病初起即感患肢功能受限。后期,因骨或关节破坏、筋肉挛缩,患肢多数呈屈曲畸形,或僵硬、强直,功能障碍。

5. 窦道　脓肿外溃后形成窦道,经久不愈,时流脓水或夹杂小块死骨。慢性附骨疽反复发作者,有时可出现数个窦道,疮口凹陷,边缘常有少量肉芽形成。

6. 身体虚弱　骨痈疽中、后期,气血亏虚,全身虚弱,常表现神情疲惫,肢软无力,形寒畏冷,四肢欠温,形体消瘦,心悸怔忡,面白无华,舌淡苔薄,脉虚细或沉细而弱等。

(二) 诊断

1. 根据上述病史和临床表现。

2. 穿刺液呈脓性,或镜下有脓细胞、白细胞,培养有化脓性细菌生长。

3. X 线检查

(1) 附骨痈:早期 X 线检查无异常发现。发病 2~3 周后,X 线片可见骨膜反应或骨质破坏;发病 4 周或更长时间后,X 线片可见死骨,同时有骨质增生或包壳。

(2) 关节疽毒:早期 X 线检查可见关节间隙增宽,周围软组织肿胀。随着病变进一步发展,关节软骨遭到破坏,X 线检查可见关节间隙变窄,骨端骨质疏松。最后关节间隙可完全消失,呈骨性强直,或出现关节脱位。

4. 实验室检查　骨痈疽早期周围血象中,白细胞总数增高,有时可达 $30\times10^9/L$ 以上,核明显左移;血沉增快;血培养常为阳性。慢性附骨疽非急性发作时,白细胞总数、血沉可在正常范围。

5. 特殊检查　如放射性核素骨扫描、电子计算机 X 线断层扫描(CT),磁共振成像(MRI)等检查对急性骨关节感染提供了更可靠的依据。

(1) 放射性核素骨扫描:可及早发现骨感染病灶,较普通 X 线片检查提早 2~3 周。常采用 ^{99m} 锝(^{99m}Tc)或 ^{67} 镓(^{67}Ga)进行骨显像。采用 ^{67}Ga 骨显像可鉴别急性化脓性关节炎和骨髓炎,且可确定炎症的活动程度,从而有助于判断病变有无复发。

(2) 电子计算机 X 线断层扫描(CT):急性血源性骨髓炎早期,可根据骨髓腔密度增高及周围软组织的变化而明确诊断。

(3) 磁共振成像(MRI):良好的组织对比度和多平面成像,对急性骨痈疽可获得早期诊断和准确的解剖学信息。对椎骨骨髓炎及椎间盘感染的诊断优于 X 线片、CT 及放射性核素骨扫描。

6. 病理检查　为炎性坏死组织。

【鉴别诊断】

(一) 附骨痈疽与关节疽毒的鉴别

1. 附骨痈疽(化脓性骨髓炎)　多发生在四肢长骨,压痛点局限于干骺端,对关节活动影响较小,预后大多不造成肢体残废。发病 2~3 周后,X 线检查有特征性改变。

2. 关节疽毒(化脓性关节炎)　疼痛、压痛在病变关节而不在骨的干骺端。关节肿胀较早即出现,早期关节活动受限,继而关节功能障碍。关节腔穿刺可抽出炎性混浊液或脓液。早期 X 线检查可见关节间隙增宽;随着病情发展,关节间隙变窄或消失,或关节失去正常的解剖关系,并见骨质疏松。

(二)骨痈疽与其他骨关节病的鉴别

1. 历节风(急性风湿热和类风湿关节炎) 常见多个关节受累,肿胀、疼痛不在干骺端,并呈游走性或双侧对称关节受累。全身和局部症状都不如骨与关节痈疽严重,不会化脓、破溃。关节穿刺抽出液体少而清,细菌培养常为阴性。

2. 骨痨(骨与关节结核) 与骨痈疽有时不易鉴别,但骨痨发病隐渐,初起全身和局部症状均不明显。如为关节痨,行关节穿刺液细菌培养,则有助于鉴别诊断。晚期患者,全身呈慢性消耗性病容,溃后脓液清稀,且夹有败絮样(干酪样)物质。X 线片上以骨质破坏为主,而骨痈疽则破坏与增生并见。

【治疗】

骨痈疽的治疗应从整体观念出发,局部与全身兼顾,标本同治,内外结合,祛邪与扶正兼施。急性期,多为邪实正盛,治疗以祛邪为主;慢性期,局部症状突出,但整个病机是虚中夹实,以虚为本,治疗当以扶正祛邪为主。总之,应根据毒热、血瘀、脓腐及气血的盛衰,采取相应的措施。

(一)内治法

1. 辨证治疗 中药治疗根据骨痈疽的演变过程,可分为 3 个不同的阶段,即初期、中期(成脓)、后期(溃破)辨证运用消、托、补 3 法。

(1)消法:尚未成脓之际,治以祛邪为主,宜用消法使其内消。针对病因、病情运用不同的方法。如热毒者清热解毒;血瘀者和营行瘀;气滞者行气;寒邪凝结者温通;里实者通里;湿阻者利湿等。其中清热解毒、活血通络为最常用的法则。可选用仙方活命饮、黄连解毒汤、五味消毒饮、五神汤、清热地黄汤加减。高热神昏者,可配合服用安宫牛黄丸、紫雪丹等。

(2)托法:痈疽酿脓尚未成熟或脓成不溃,或溃而脓出不畅时,治以托毒外出为主,宜用托法。毒盛正不虚者,用透托法,方用透脓散,可与清热、和营等法配合使用;正虚毒盛者,用补托法,常用方剂有托里消毒饮、神功内托散等。

(3)补法:正气不足,气血亏虚,治以扶正为主,宜用补法,即用补虚扶正的药物,使体内气血充足,脾胃健运,正气恢复,助养新骨生长,促进疮口早日愈合。通常采用益气、养血、滋阴、助阳等法。常用方剂为四君子汤、四物汤、六味地黄丸、桂附八味丸。气血同补,可选用八珍或十全大补汤。

以上各种内治法,虽各有适应证,但临床上病情往往错综复杂,常需数法合用。因此,治疗时应根据全身和局部情况,按病情的变化和发展,立法选方用药,或以祛邪为主,或以扶正为主,或扶正祛邪同用。

2. 西药 抗生素的应用早期可用大剂量青霉素、林可霉素、头孢菌素类、羧苄青霉素及其他广谱抗生素,一般多采取两种以上抗生素联合应用,如青霉素、链霉素同用,或青霉素、链霉素、红霉素三药同用。血培养(或脓培养)确定致病菌及其对药物敏感性后,即改用针对性更强的抗生素治疗。临床上常常待病情痊愈,血象、血沉恢复正常后,仍继续应用 2～3 周,方可考虑停药。

3. 其他治疗 补充营养,必要时可少量多次输血,以增加患者的抵抗力。补足体液,纠正水、电解质紊乱和酸、碱中毒。

(二) 外治法

1. 药物外治 外治法的药物应用,也要进行辨证施治。根据病情适当选择箍毒消肿和祛腐生肌类方药。

(1) 箍毒消肿:常用药物如下:

草药:可选用蒲公英、紫花地丁、四季青、马齿苋、乌蔹莓、芙蓉花叶、野菊花、七叶一枝花等新鲜草药,洗净后加食盐少许,捣烂敷患处,每日或半日更换 1 次。

箍围药:选用金黄散、双柏散、回阳玉龙散、冲和散等。将上述散剂用凉开水调成糊状后,涂敷于患处;也可先在不吸收水分的纸上均匀摊开,再贴于患处。每日换药 1 次。

油膏:选用金黄膏、玉露膏、回阳玉龙膏、冲和油膏等,均匀摊在纱布上,贴于患处。一般 2 ~ 3 天换药 1 次。

膏药:选用太乙膏、千捶膏、阳和解凝膏,贴于患处,一般 5 ~ 7 天换 1 次。

掺药:选用阳毒内消散、红灵丹、黑退消、桂麝散、丁桂散、蟾酥散等掺药。使用时将掺药掺在上述油膏或膏药上,敷贴于患处,2 ~ 3 天换药 1 次,以便药力作用完全发挥。

(2) 祛腐生肌:常用方法及药物如下:

洗涤:用于疮口脓水较多时,以清洁疮口。常用野菊花、蒲公英、乌蔹莓、大黄、黄连等,水煎取汁冷却后,冲洗或揩洗疮口。

提脓祛腐:脓液多而稠厚,或脓出不畅时,宜用此法。阳证用含升丹较少的九一丹、八二丹;阴证用含升丹较多的九一丹、八二丹。对浅表疮口,可直接撒掺在疮面上,药量宜少,撒掺要均匀。疮口小而深者,可将药末黏附在药线上插入疮口内,以提脓祛腐,外用油膏或膏药敷盖。脓液多时每日换药 2 ~ 3 次,脓液少时,每日换药 1 次。疮面较大者,也可用上述洗涤液湿敷。

腐蚀:溃疡疮口太小或已成窦道者,或腐肉不脱,或疮面胬肉高突者,常选用具有腐蚀作用的药物,如白降丹、千金散、红升丹。用桑皮纸或丝绵纸做成药线,插入疮口,使脓腐外出,疮口扩大。

生肌收口:若疮口腐肉、死骨已去,脓水将尽时,可选用八宝丹、生肌散,每日换药 1 次。当脓腐未尽时,不可用此类药物,否则反而延长愈合时间。

2. 关节穿刺 对于关节疽病(环跳疽除外),还可每日做 1 次关节穿刺,尽量吸净关节内液体,并用无菌生理盐水反复冲洗关节腔,然后利用穿刺抽液针头,注入青霉素溶液80 万 U(术前须做皮肤过敏试验,试验阴性方可应用)、链霉素 0.5g,或注入其他有效的抗生素溶液(或经过灭菌的中药冰黄液),直到不再有渗出液时为止。将抗生素直接注入关节腔内是治疗关节疽病的一个重要方法。环跳疽因病变部位深沉,穿刺比较困难,一般不采用此法治疗。

(三) 手术治疗

诊断一经明确,用中药及大剂量抗生素治疗 2 ~ 3 日,不能控制症状者,可行诊断性穿刺。对附骨疽,抽得脓液时,可做软组织或骨膜切开引流,并做局部骨钻孔,以引流脓液和减低髓腔内压力。如髓腔脓液较多时,钻孔不能使脓液通畅流出,应"开窗"引流。早期引流可较快控制病变的发展,防止毒邪扩散,减轻症状,防止形成大块死骨和其他并发症的发生。关节疽毒(关节流注)抽得脓液时,可先行关节穿刺抽液,关节内注入抗生素溶液治疗(详后)。无效或积脓过多,应及时切开引流。

中、后期的附骨疽,若有大块死骨并已完全分离,有死腔伴窦道流脓,而包壳形成已牢固时,可行死骨摘除术及窦道刮除术。必要时可利用附近肌肉行带蒂肌瓣填塞术,消灭死腔;如附近无可利用的肌瓣填塞,可采用闭合冲洗吸引法,促使疮口愈合。不重要部位的附骨疽,如在肋骨、腓骨、髂骨翼等,可将病变处骨段全部切除。对于多年不愈的附骨疽,周围皮肤有恶变者,需行截肢术。对局限性骨脓肿,可行病灶刮除术,术中可在冲洗干净创口后,放入抗生素(如青霉素、链霉素或其他抗生素),然后再缝合创口。对于有大块骨质缺损的附骨疽,全身情况较好时,可选用肌瓣、大网膜或自体松质骨填充术。

(四)其他

1. 功能锻炼　骨痈疽在持续牵引或夹板、石膏托固定期间,应鼓励患者积极进行肌肉舒缩及未固定的关节伸屈活动,以促进气血运行,防止肌萎缩的发生。

2. 持续牵引及支架疗法　早期即可应用持续皮牵引,或石膏托、夹板将患肢固定于功能位,以利患肢休息,促使炎症消退,防止发生畸形和病理性骨折。如有疮口,应及时换药。固定2~3个月后,摄X线片复查,待包壳形成牢固方可除去持续牵引或其他外固定,如包壳尚不够坚固,需继续用牵引,用石膏托、夹板保护2~3个月。

【预防与调护】

(一)积极预防各种感染性疾病

1. 预防疖、痈、上呼吸道感染和扁桃体炎的发生,因此类疾病是引起骨痈疽的重要原因。

2. 预防外伤感染,正确处理软组织损伤和开放性骨折,发现有感染要及时采取治疗措施。

3. 及早发现和及时、正确处理感染病灶。

(二)调护

合理安排生活,以适应外界环境的变化,保持身心健康,精力充沛,心情舒畅,饮食有节,劳逸适度,同时加强体育锻炼,防止骨痈疽的发生。一旦发病,应细心护理,正确处理创口,同时对患者的精神、饮食、起居等方面,亦应予以关心与照顾。

第二节　急性化脓性骨髓炎

急性化脓性骨髓炎(acute suppurative osteomyelitis)是由金黄色葡萄球菌或溶血性链球菌等感染引起的以长管状骨为主的骨内部组织(骨髓、骨和骨膜)的化脓性疾病。由于其发病主要由其他病灶的细菌经血传播,故也称为急性(或亚急性)血源性骨髓炎。本病多见于10岁以下儿童,好发于四肢长管状骨的干骺端,尤以胫骨为多,股骨、肱骨、桡骨、尺骨、跖骨、指(趾)骨也可发生,偶发于脊柱。

急性化脓性骨髓炎属中医"附骨疽"范畴,多由湿热邪毒侵袭、驻留骨内,正邪交争所致,如《诸病源候论·附骨痈肿候》所曰:"附骨痈,亦由体盛热而当风取凉,风冷入于肌肉,与热气相搏,伏结近骨成痈……谓之附骨痈也"。

【病因病机】

(一)中医病因病机

中医认为附骨痈的发生是由于体虚之人,外感六淫,邪气入侵化热成毒,或病后(疗疮、疖肿以及麻疹、伤寒、猩红热等病)余毒未尽,或损伤染毒,导致气血凝滞、经络阻塞、营气不从、脏腑功能障碍,而成附骨痈。"正气存内,邪不可干","邪之所凑,其气必虚"。正气的盛衰与病邪的强弱决定着疾病的发生、发展和结局。疾病的发展过程表现为初期(热毒蕴结,气滞血瘀)、成脓期(正虚邪实)和溃后(气血两虚)3个阶段。

(二)西医病因病理

1. 病因病理 西医学认为急性化脓性骨髓炎主要由化脓性细菌引起的骨组织感染,其致病菌以金黄色葡萄球菌最为多见,约占本病发病率的75%,其次为溶血性链球菌和白色葡萄球菌,偶有大肠杆菌、铜绿假单胞菌、肺炎双球菌、淋病双球菌、伤寒杆菌等细菌感染致病。

细菌感染导致本病的途径主要有以下3种:①外伤性感染:如因开放性骨折,由创口感染细菌引起,或因穿透性损伤到骨组织,或因手术伤口感染直接累及骨组织,造成感染。另外,手术内置物如人工关节、钢板等也可引发感染。②血源性感染:大多数致病菌由身体其他部位(如呼吸道、皮肤、扁桃体等处)的化脓性病灶,经血液循环注入骨组织髓腔内,引起感染的发生,故又称为急性血源性骨髓炎。③直接蔓延:邻近软组织感染直接蔓延到骨组织,如脓性指头炎引起指骨骨髓炎、齿槽脓肿累及上下颌骨等。

无论感染途径如何,化脓细菌的存在,是造成急性化脓性骨髓炎的先决条件;机体抵抗力差,局部抵抗力弱,细菌毒力大,是造成急性化脓性骨髓炎另外一项必须具备的发病条件;同时,在疾病病理演变过程中,始终存在着机体正气与病理损害(包括致病因子)之间的抗争,即"正邪相搏",而在抗争中,正气的强弱,主导着整个病理转化。

急性血源性骨髓炎好发于长骨的干骺端,因小儿长管状骨生长活跃,干骺端有丰富的毛细血管网,血流缓慢,血中的细菌容易在此沉积繁殖,有的细菌如葡萄球菌常聚集成团,在细小动脉中形成栓塞,使血管末端阻塞,导致局部组织坏死,从而给细菌生长繁殖提供了有利的条件。或因外伤使干骺端毛细血管网破裂出血,局部抵抗力降低,易受感染,外伤造成的血肿也会给细菌的生长造成机会。或因全身性疾病、营养不良等,使全身抵抗力下降而造成本病的发生。

2. 病理变化 急性化脓性骨髓炎的病理特点是病变区骨质破坏、坏死、反应性骨膜增生和新骨形成相互并行。早期以破坏、坏死为主,后期以增生、新骨形成为主。临床上,一般在发病后4周内,死骨未形成前为急性期,以后为慢性期。其死骨和包壳骨进一步的病理变化,将在慢性化脓性骨髓炎中详述。

骨内感染病灶形成后,因周围为骨质,引流不畅,造成毒素吸收,组织坏死,引起严重的脓毒血症。其全身性的病情发展取决于患者的抵抗力、细菌毒力和治疗措施的得当与否。一般有3种转归:①身体抵抗力强、细菌毒力弱、能获得及时有效的治疗,病变可能痊愈或形成局限性脓肿;②身体抵抗力弱、细菌毒力强,病灶迅速扩大形成弥漫性骨髓炎;③出现"走黄"、"内陷"病变,引起脓毒血症、菌血症和败血症等全身感染性病变。

在病灶局部,病变产生如下的病理变化:

1. 形成脓肿 脓肿形成有两个途径:一是病灶区的脓毒向外蔓延,穿破骨皮质达骨膜

图 4-1　急性化脓性骨髓炎扩散途径示意图
①、②、③表示扩散方向；④表示感染病灶

下,形成骨膜下脓肿,骨膜下脓肿逐渐增大,压力增高,脓毒又经骨小管穿入髓腔,造成广泛性骨髓炎;二是病灶区的脓毒,向内蔓延,先进入髓腔,髓腔内脓液逐渐增多,压力增高,又经骨小管向外延伸,穿破骨皮质到骨膜下,也可形成骨膜下脓肿(图 4-1)。骨膜下脓肿,可穿破骨膜向软组织扩散,形成软组织脓肿或皮下脓肿,最后穿溃皮肤,形成窦道。成人化脓性骨髓炎,有时感染可进入关节腔,并发化脓性关节炎。儿童关节附近的骺板是一道屏障,脓毒穿破骺板进入关节腔的机会较少。

2. 形成包壳骨　骨膜下脓肿形成时,被剥离的骨膜产生一层反应性新生骨,新骨逐渐增厚,形成包壳,称包壳骨。包壳骨在大块死骨坏死出现后,是维持骨干连续的唯一保证。

3. 形成死骨　骨膜下脓肿形成后,由于骨膜被掀离骨皮质,该处的骨即失去来自骨膜的血液供应,同时骨本身的营养血管也因感染而栓塞,再加上脓毒的穿骨窜髓,终至广泛性的骨坏死,甚至发生病理性骨折。坏死骨如与周围活骨未完全分离,待炎症控制,侧支血液循环建立,尚有再复活的可能;如与周围活骨完全分离,即称为死骨。死骨形成后,病灶区的肉芽组织或脓腐物将其包围,形成游离的死骨。小的死骨可被吸收或排出,大的常需手术摘除(图 4-2)。

图 4-2　化脓性骨髓炎的演变
①干骺端病灶;②痊愈;③局限性骨脓肿;
④骨膜下脓肿;⑤死骨形成

【临床表现与诊断】

（一）病史

身体其他部位或既往有化脓性感染病灶，或患肢有损伤史或近期有外感史。

（二）主要症状

疼痛、高热及间断性寒战，甚至抽搐、昏迷、头痛，恶心、呕吐亦常出现。患儿常常哭叫，肌肉痉挛，患肢保持在半屈曲位，害怕移动或检查，发病3~5天内局部可有红肿，压痛明显和局部温度增高。干骺端压痛及指压性水肿是急性化脓性骨髓炎的最主要局部表现，继之皮肤可先发亮而后变紫红色，这表示脓液已从骨内穿破骨膜到皮下，其邻近关节可因局部病变刺激而积液肿胀，但关节压痛不明显。若诊断不及时，治疗不当，不仅菌血症继续发展，局部病变亦扩大。如脓液穿破皮肤自动排出，则全身症状好转，否则患者也可因菌血症继续加重，发生休克、昏迷以致死亡。有时病情不危重，也无脱水现象，但白细胞总数和中性粒细胞百分比均增多，即应采血做细菌培养，且以在寒战发作时最好。阳性者表示有菌血症，但阴性者亦不能除外本病。在局部肿胀和压痛处穿刺吸引脓液，对确定诊断和治疗都有重要意义。

本病病程一般可分为3期：

1. **初期** 初起有短暂的全身不适，倦怠，恶寒发热，继而寒战、高热，体温高达39~40℃，汗出而热不退，纳差，尿赤，便秘，甚则恶心、呕吐，脉洪数，舌苔薄白渐转黄腻。患肢剧痛，1~2日内即不能活动，压痛，肿胀局限在骨端。化验检查，白细胞计数增高[可达$(20~30)\times10^9/L$以上]，血沉增快，C-反应蛋白强阳性，血细菌培养常为阳性。

中医认为此阶段患者寒战、高热、汗出热不退，为热毒蕴结在里；而患肢肿胀、疼痛，则为气滞血瘀、经络阻塞所致；舌红苔黄腻、脉滑数为热毒蕴结的表现。

2. **成脓期** 发病后3~4日，上述症状、体征明显加剧，全身虚弱，壮热不退，甚至烦躁不安、神昏谵语等。患肢剧烈胀痛或跳痛，环形漫肿，压痛显著，皮温增高，约持续1周，剧痛可骤然减轻（此乃骨膜下脓肿破裂之征）。但局部压痛加剧，整个患肢胖肿，皮肤红热，可触及波动感，局部穿刺抽出脓液。

随着病变发展到成脓期，邪热渐盛，故高热不退；甚至热扰神明，则烦躁神昏谵语，并见局部红肿热痛之象；热盛肉腐则成脓，故可见骨膜下或软组织内脓肿，有波动感；病变部位气血凝滞，经络阻塞，故局部肿胀疼痛；舌红苔黄、脉数为热盛之象。

3. **溃后** 骨膜下脓肿破裂后，脓液流到周围软组织内，引起软组织感染化脓，约3~4周后，穿破皮肤而外溃，形成窦道。疮口流脓，初多稠厚，渐转稀薄。此时，身热和肢痛均逐步缓解，但全身衰弱征象更加突出，神情疲惫，少气无力，形体瘦弱，面色㿠白，舌淡苔少，脉细数等。

在此阶段，患者热象渐退，但表现为脓腐增加，脓液为气血所化生，随着脓液的外泄，气血耗损，正气不足，出现神疲乏力、形体消瘦、面色㿠白；热退痛减是脓毒外泄的结果；舌淡少苔、脉细弱是气血两虚之象。

（三）实验室检查

吸出脓液或血样液体应立刻做细菌涂片和培养，前者可在几分钟内区分出革兰阳性或阴性细菌，能指导选用抗生素；后者有助于区分细菌种类和确定致病菌对抗生素的敏感程度。

早期局部分层穿刺法:用骨髓穿刺针,于压痛最明显处先穿入软组织内,如未抽得脓液,再穿至骨膜下,如果仍无脓液则穿破骨皮质进入骨髓腔内。切勿一次穿入骨内,以免将单纯软组织感染的细菌带入骨内,人为导致骨髓内感染。

(四)影像学检查

1. X 线检查 早期 X 线检查常无阳性发现。一般在发病 2~3 周以后,才可见到骨质疏松,骨小梁紊乱,干骺端处有一模糊区,骨皮质有薄层状骨膜反应或骨质破坏,可出现病理性骨折,并可见到软组织阴影。4 周以后,X 线片显示有明显骨质破坏,范围广泛,可累及全骨干的皮质及髓腔,形成多数透亮破坏区。当病变继续发展,骨膜下新生骨也逐渐丰富,在 X 线片上可见到形成的包壳围绕病变骨干周围或死骨形成。

局限性骨脓肿时,X 线片上可见长管状骨干骺端处有一圆形或椭圆形透光区,中央偶有小碎片死骨,周围有边界明显、密度增高的硬化骨。

2. CT 和 MRI 检查 通过 CT 横断扫描可直接测量骨髓腔密度改变,显示新骨形成与破坏,并可以明确疾病的范围。化脓性骨髓炎早期可发现骨髓腔密度增高现象,并可清楚显示软组织的变化,明确炎症定位。骨髓炎时 MRI 图像可见骨髓腔透亮度下降,信号异常变化更早,有利于更早期了解和明确病情。

3. 放射性核素骨扫描 可发现异常的骨质和高代谢浓聚区,以及发现全身其他部位的潜在病灶。

【鉴别诊断】

1. 急性蜂窝织炎 局部红肿出现较早,肿胀中央明显、四周较淡,边界不清,疼痛、压痛浅在,全身症状较急性化脓性骨髓炎轻。虽有化脓性感染的全身和局部表现,但大多数全身症状较急性化脓性骨髓炎为轻,局部红肿热痛较表浅,且多偏于肢体一侧。

2. 急性风湿热 虽有发热和关节疼痛,但急性风湿热呈多关节游走性肿痛,局部症状和体征主要在关节而不在干骺端,且患者多呈慢性病容,心悸,心脏听诊闻及杂音。

3. 化脓性关节炎 全身症状与骨髓炎相似,但肿胀、疼痛局限在关节,关节活动明显受限,关节穿刺可明确诊断。

4. 骨结核 详见本章概述鉴别诊断中的"骨痨"。

5. 骨肉瘤 多发生于 10~25 岁的青少年。位于长骨的骨肉瘤多起于干骺端,病史比骨髓炎长,疼痛肿胀为常见症状,开始为隐痛、阵痛,迅速转为持续剧痛,不能忍受,尤以夜间为甚。肿块坚硬,压痛明显,表面有静脉怒张,发热不似化脓性骨髓炎严重,白细胞计数稍升高,血清碱性磷酸酶、乳酸脱氢酶水平常增高,X 线片显示肿瘤性新骨增生常呈日光放射状排列。

6. 尤文肉瘤 尤文肉瘤和化脓性骨髓炎都引起体温升高、白细胞计数升高和 X 线片表现为"葱皮"样骨膜反应。而尤文肉瘤病变靠近骨干,破坏区广泛,早期产生放射状骨膜反应,全身症状及局部症状均不如急性化脓性骨髓炎强烈。活体组织检查找到肿瘤细胞可以确诊。

【治疗】

急性化脓性骨髓炎争取早期诊断,早期治疗。根据疾病发生的初期(骨髓腔内炎症)、成脓期(骨膜下或软组织内脓肿形成)、溃后(脓肿溃破皮肤),结合患者抵抗力(正气)的强弱和致病菌(邪气)毒力的大小选择有效的中、西药物,采用局部固定及手术疗法。本病的治疗应充分发挥中西医结合的优势,西药积极的抗感染治疗可以有效地控制感染的发生;中药的使用可以有效地提高抗生素的抑菌能力,同时可以很好地调整患者全身状态,预防并发症的发生。

(一)内治法

1. 辨证治疗　附骨痈发病过程有初期、成脓期、溃后的不同阶段,治疗原则采用消、托、补三大总则;病变局部症状明显,内外结合疗效更加明显。

(1)初期

1)热毒蕴结,气滞血瘀:初起症见恶寒发热,肢痛不剧,脉浮数,苔薄白。

治则:清热解毒,行瘀通络。

方药:仙方活命饮加黄连解毒汤或五味消毒饮。热重者,加黄连、黄芩、栀子;湿热重者,加黄柏、苍术;有损伤史者,加桃仁、红花;便秘、尿赤者,加车前子、大黄;内陷发生者,应予以凉血、清热、开窍,方用犀角地黄汤合黄连解毒汤,配服安宫牛黄丸或紫雪丹。

2)正虚邪实:患者高热不退,精神委靡,汗出,乏力,肢体疼痛肿胀,脉细,苔腻舌质淡。

治则:扶正祛邪,托里透脓。

方药:仙方活命饮合透脓散或托里透脓散加减。

(2)成脓期:成脓前期,即骨膜下脓肿刚形成时,如能得到及时有效的治疗,预后仍佳。若延误至骨膜下脓肿破裂,软组织化脓感染形成后才进行治疗,则难免形成慢性化脓性骨髓炎的可能。此期治疗原则是先清营托毒,后托里透脓。

1)症见高热,肢端剧烈胀痛,舌红,苔少或干剥,脉数。

治则:清热止痛。

方药:五味消毒饮、黄连解毒汤合透脓散加减。

2)患肢环形肿胀,红热疼痛,舌红,苔少或干腻,脉细数。

治则:托里止痛。

方药:托里消毒饮加减。

3)症见神昏谵语,身现出血点,伴高热、烦躁不安,舌多红绛,苔干,脉数或浮散。

治则:凉血,清热,开窍。

方药:犀角地黄汤合黄连解毒汤,配服安宫牛黄丸、紫雪丹等。亦可按感染性休克处理。

(3)溃后:脓毒已溃。治以扶正托毒,祛腐生新。治疗方法是中西医结合,内外同治,以恢复个体正气,助养新骨生长,使疮口早日愈合。

1)初溃:脓多稠厚,略带腥味,舌胖质淡或红,苔白腻,口中异味,脉多滑。此为气血充实证候。

治则:托里排脓。

方药:托里消毒饮加减。

2)溃后:脓液清稀,量多质薄,舌淡苔白,脉细。此为气血虚弱证候。

治则:补气养血。

方药:八珍汤。如偏阳虚、畏寒者,方用十全大补汤;如脾胃亏虚、纳谷不馨者,用四君子汤加陈皮、山楂、谷麦芽;如气阴两亏,口干纳差,舌光无苔,方用生脉散加山楂、谷麦芽。此外,应配合高营养饮食。

2. 西药 主要是积极抗感染治疗,总原则是:一旦确诊早期足量联合应用抗生素,持续用药3周以上,用药至体温恢复正常和白细胞计数正常。抗生素的选择应根据血液细菌培养及药敏试验后,选择两种以上药物联合使用,达到杀灭致病菌、减少细菌耐药性和药物不良反应的目的。抗生素的选择应从细菌药物敏感度、骨内药物浓度和不良反应3个方面考虑。

(1) 按药物敏感谱用药:在任何抗感染治疗中,针对细菌的药物敏感性选择抗生素使用是一个极为重要的环节。首先在细菌培养明确致病菌后,根据致病菌的敏感性和药物在骨组织中的浓度,以及感染的部位进行选择;当致病菌不明确时,要先做细菌学检查和药敏试验,在结果未报告前,可根据临床经验用药,待细菌学检查和药敏报告出来后,则应选择耐药性低、骨组织浓度高、起效快的抗生素。其次要考虑给药的剂量和方法,药物的杀菌效力与浓度在一定范围内成正比关系,特别是抗生素难以渗透进入的骨与关节组织,足量、有效是控制感染的必要性标准,选择杀菌药比选择抑菌药抗感染效果要好得多。在早期诊断明确后,为了保证血液及骨组织中抗菌药有足够的杀菌浓度,在发病最初的1~2周内应采用静脉滴注给药。

(2) 选择在骨和关节组织中能达到有效治疗浓度的药物:由于骨本身构造的特殊性,给抗生素的穿透到达病灶带来许多困难,致使大多数抗生素不能在骨组织中达到有效药物浓度,药物浓度低下,达不到治疗目的,因此在治疗骨感染疾病时,要首先考虑依据抗生素在骨组织中的分布情况进行选药。在骨或关节组织中有较高药物浓度的抗生素有林可霉素、克林霉素、磷霉素、褐霉素、氟喹诺酮类、万古霉素等,这些药物在骨组织中的药物浓度可达血浓度的0.3~2倍。大剂量使用青霉素类和头孢菌素类时在骨中也可达到一定浓度。而氨基苷类、红霉素等则渗入骨与关节的浓度较低。

(3) 选择不良反应小的药物:治疗急性化脓性关节炎和急性化脓性骨髓炎的抗生素使用时间一般为3~4周,而对于慢性骨与关节感染疗程可延长至2~3个月不等。由于骨科感染应用抗生素时间较长,因此在用药时要根据患者全身功能的状态、年龄等选择不良反应小、安全范围大的抗生素。一般来说,β-内酰胺类、林可霉素和磷霉素不良反应相对较小,用药较安全。喹诺酮类药物,尤其是第三代氟喹诺酮类使用安全,大多数患者可接受,值得注意的是喹诺酮类可出现关节软骨的损害,限制了儿童、妊娠期妇女、哺乳期妇女的使用。克林霉素一般不良反应较轻,但注射给药停药后,药物在粪便中的抗菌活性仍可保持5天以上,因此在停药后结肠内敏感菌的生长仍受到抑制,可导致假膜性结肠炎,而且在老年人及危重患者中更常见。

(4) 抗生素不宜做局部注射:无论口服还是静脉用药,全身应用抗生素后,可有足够药物渗入病灶内,因此不宜使用抗生素做腔内局部注射,以免由于反复的注射引起注射部位的继发细菌感染。

(二)外治法

1. 初期 选用拔毒生肌散、双柏散、金黄膏、玉露膏等外敷患肢肿痛处。亦可选用蒲公英、紫花地丁、梨头草、四季青、马齿苋、野菊花、芙蓉花叶等,捣烂外敷患处。必须配合患肢制动以及避免负重,可用小夹板或持续牵引,以缓解肌肉痉挛,减轻疼痛,防止畸形和病理性骨折及脱位。

2. 成脓期　局部继续外敷拔毒消疽散,患肢行牵引制动。

3. 溃后

(1) 疮口可用冰黄液冲洗,并根据有无脓腐情况,分别选用九一丹、八二丹、七三丹、五五丹、生肌散药捻,或黄连液纱条插入疮口中,换药每日 1 次。外敷玉露膏或生肌玉红膏。

(2) 如疮口太小或疮口僵硬,腐肉不脱,可选用白降丹、红升丹、千金散药捻,插入疮口内,使疮口扩大,脓腐易出。

(3) 溃后而身热不退、局部肿痛、脓泄不畅者,多数是引流不畅,常需扩大疮口,以利引流脓毒。

(4) 疮口腐肉已脱,脓水将尽时,选用八宝丹、生肌散(膏)换药,促其生肌收口。

(三) 手术治疗

1. 穿刺吸引术和注射抗生素疗法　可于急症期施以此方法。穿刺吸引针应自最明显的压痛点进入,直接至骨后吸引脓液。即刻做涂片染色检查和细菌培养,尽可能将脓液吸净后,注入稀释的抗生素溶液。如经初期治疗 3～4 日后,疗效不明显,且全身和局部症状日趋严重,骨膜下抽吸出脓液时,可选用以下方法治疗:①穿刺吸引术和局部注射抗生素或中药冰黄液疗法。②切开引流或钻孔开窗引流术。③闭合性持续冲洗吸引疗法:手术清除脓肿、清洗创面后,在骨髓脓肿腔内放置两根 0.8～1.0cm 的硅胶管或塑料管,一端剪成斜面,在置于脓腔底部的管子上剪数个侧孔,以利引流;另一端于切口旁 5cm 处戳孔斜形引出。一根作进液管,一根作出液管,将管放妥固定后一期缝合切口。立即将进液管接在盛有冲洗液的吊瓶上,将出液管接于负压吸引器上,调整冲洗液滴入速度,50～60 滴/分钟。注意必须保持出液管通畅,液体进出量基本相等,缝合的切口无液体渗出等。

当患肢剧烈胀痛、彻骨难忍时,乃骨髓腔内因炎性渗出液或脓液形成髓内高压,动脉血流受阻,静脉回流障碍。应及时切开减压,做骨髓穿刺,钻孔、开窗、排脓、减压,解除髓内血管受压,改善血流,减少感染菌栓栓塞,防止骨坏死,且利于大量抗生素进入病灶,控制感染。骨膜下脓肿破裂,软组织化脓性感染形成,局部肿胀,按之有波动者,应及时切开排脓。

2. 切开引流术　在全身治疗 2～3 天后或发病 6～7 天,全身症状未好转,局部肿胀未消退或反而增加;局部压痛明显或加重者,可行切开引流术。若脓液较少,行钻孔引流术即可;若引流出的脓液较多,需"开窗"引流,患肢用石膏托保护。

3. 闭合性持续冲洗-吸引疗法　开窗后,清除脓肿,在骨髓脓肿空腔内放置冲洗及吸引管,用抗生素生理盐水冲洗。有效的冲洗标志是:滴入与流出量基本相同,手术切开处无液体渗漏,无明显肿胀,体温下降,疼痛减轻。

(四) 其他

1. 支持对症处理　注意休息,加强全身营养支持,增强身体的抵抗力。给予足量维生素,并维持水、电解质的平衡,预防和纠正酸中毒。如果中毒症状严重,可少量多次输入新鲜血液,大量维生素 C 静脉滴注,补充维生素 B$_1$ 及泛癸利酮保护心、肾等脏器功能。

2. 局部固定或牵引　减少疼痛,预防骨折和畸形的发生。早期行患肢局部固定,可用夹板或石膏托固定。采用皮肤牵引,并将患肢抬高,缓解肌肉痉挛和疼痛。

【预防与调护】

急性化脓性骨髓炎常来势凶猛,迅速发展形成脓肿,很快向周围扩散,所以应引起充分的重视,同时患者体质下降是其发病的主要环节,因此在治疗的任何时期均应重视患者体质的维护,重视扶正祛邪治疗。

本病若能早期诊断,及时准确有效地治疗,一般都可收到满意效果,预后尚好。倘若延误诊断与治疗,则可发生许多并发症,甚至导致内陷引发严重毒血症等全身性并发症导致死亡。而更多的患者可转变为慢性化脓性骨髓炎,形成死骨、窦道、长期流脓不愈,反复发作,可发生病理性骨折或截瘫,后遗畸形、关节强直等。尽可能做到早期诊断,应用有效抗生素控制感染,及时引流减压,防止死骨形成,乃是治疗成功的关键。

第三节　慢性化脓性骨髓炎

慢性化脓性骨髓炎(chronic suppurative osteomyelitis)是骨组织内的慢性感染性疾病,属于中医的"附骨疽"范畴。该病的发生多是急性化脓性骨髓炎的迁延不愈所致,一般发生于急性化脓性骨髓炎经治疗控制或迁延不愈后,往往患者全身症状大多消失,保留局限性症状,可见病变肢体局部皮肤色素沉着硬化,皮肤温度接近正常,肢体肿胀、隐隐疼痛,但功能活动一般不受影响,局部可伴有慢性溃疡,反复流脓,只有在局部引流不畅时,才有全身症状表现。

本病的特点是感染的骨组织增生、硬化、坏死、死腔、包壳、瘘孔、窦道、脓肿并存,反复流脓,缠绵难愈。往往顽固难治,甚至数年或十数年仍不能痊愈。

【病因病机】

(一)中医病因病机

多因病后(如疔疮、不明原因高热等)余毒未清,兼之湿热内感,毒邪串犯筋骨,以致气血壅滞,经络阻隔;或因跌打损伤,局部骨损伤,继之毒邪感染,以致血瘀络阻,日久正虚毒滞。

(二)西医病因病理

慢性化脓性骨髓炎的致病因素与急性化脓性骨髓炎相同,绝大多数是由急性化脓性骨髓炎治疗不及时或不彻底而形成的,小部分患者为开放性骨折合并感染或术后内置物感染所致。发生慢性骨髓内感染的主要原因有:在急性期未能及时和适当治疗,有大量死骨形成;有死骨或弹片等异物和死腔的存在;局部广泛瘢痕组织及窦道形成,循环不佳,利于细菌生长,而抗生素又不能达到。

从急性化脓性骨髓炎发展到慢性化脓性骨髓炎,在病理上是一个连续的过程,即由显著骨破坏为特征的急性期逐渐发展为以修复增生为主的慢性化脓性骨髓炎。急性炎症消退后,如有死骨、窦道、死腔存在者,即为慢性化脓性骨髓炎的表现,一般多在急性发病 4

周后形成。

由金黄色葡萄球菌、溶血性链球菌、白色葡萄球菌等细菌造成的骨内感染,延误治疗,或是细菌对早期治疗药物产生了耐药性,或者是一些低毒性细菌感染,或机体抵抗力较强等因素下,脓肿被限制在骨质内,于病灶局部形成脓肿、死骨和包壳骨,呈局限性骨内脓肿,也称为布罗迪脓肿,病灶形成局限性的固化,使抗生素难以进入。可长期慢性反复发作,一旦患者体质低弱,就可反复发作肿胀、疼痛及发热等表现,若病灶脓肿穿破皮肤外溃后,局部肿痛的表现会减轻,炎症可逐渐消退,但死骨、感染性死腔和包壳骨依然会存在,死腔内常含炎性肉芽组织、瘢痕组织、脓液等,脓毒以及游离的死骨藏匿于死腔内,阻止病灶愈合。

现代病理证实:在慢性化脓性骨髓炎的病灶内部,死骨表面及坏死组织周围形成细菌性生物膜,这是造成局部炎症及感染经久不愈的主要原因,此类细菌性生物膜是由细菌和其分泌的胞外基质在物体表面形成的高度组织化的多细胞结构,是细菌产生抗生素耐药和逃避机体免疫系统攻击的主要原因。感染性病灶通过窦道与皮肤表面相通,造成脓液反复溃漏。皮肤窦道有时虽然暂时闭合,但因脓液得不到引流,死骨、死腔、骨瘘孔还存在,每于患者正气虚弱或遭外伤后,炎症又可急性发作。待脓液重新穿破皮肤流出后,炎症又消退。如此反复,窦道时发时愈。因死腔、死骨及附近软组织瘢痕内缺乏血液供应,机体的抗菌能力和药力难于达到病灶处,以致炎症经年累月不愈,甚至窦道附近皮肤在长期炎性刺激物作用下,导致癌变。

【临床表现与诊断】

（一）病史

有急性化脓性骨髓炎或开放性骨折合并感染或手术内置物植入的病史。

（二）症状与体征

全身表现为形体瘦弱,面色㿠白,神疲乏力,盗汗或自汗,食欲减退,舌质淡,苔薄白,脉细弱等脾肾不足、气血两虚的症状。

患肢局部长期隐痛、疼痛,时轻时重。局部有压痛、叩击痛。皮肤上有长期不愈或反复发作的窦道口一至数个,时常流出稀薄脓液,淋漓不尽,或流出小碎死骨片。窦道口常有肉芽组织增生,周围有色素沉着,用探针经窦道插入探查,常可触及死骨的粗糙面和骨瘘孔。脓液排出不畅时,局部肿胀、疼痛加剧,并有发热和全身不适等症状。有时在症状消失、疮口愈合后数月或数年,患肢突发剧痛,伴有全身寒热交作,原窦道口处（或他处新发）红肿,继而破溃流脓,经休息治疗后,症状又消退,如此反复发作。

由于病变经年累月,局部肌肉萎缩,患肢增粗,皮肤上留有凹陷窦道瘢痕,紧贴于骨面,可触及病骨表面凹凸不光整,轮廓不规则,皮下组织变硬。

（三）实验室检查

本病患者的血常规检查常无明显异常,若合并感染发生则可有炎性指标变化以及血沉的升高。若有窦道溃脓,则应做创口分泌物的涂片检查及细菌培养,并做抗生素敏感度测定。

（四）影像学检查

1. X 线检查　X 线片显示骨干不规则的增粗、增厚,密度增高,周围有新生的包壳骨。

髓腔变窄或消失,同时有大小不等的死骨,死骨的密度较周围骨的密度为高。有1个至多个破坏空洞透光区。骨质增生和骨质破坏并存征象,骨质增生范围大于骨质破坏范围。应注意了解死骨的大小、数目和位置。

2. CT或体层摄影　配合造影剂注入的CT检查以及CT三维重建技术,可以明确死骨及空洞所在的部位。了解有无感染性窦道,并可了解窦道的方向、范围与深度。

3. 放射性核素骨扫描　^{99m}Tc照相系利用趋骨的同位素^{99m}Tc进行γ-照相,可显示患病部位放射性浓集。特别是在X线片上因骨硬化使其中的骨空洞不明显时进行检查,可以清楚地显示骨空洞范围的大小。

（五）并发症

1. 病理性骨折或脱位　由于慢性感染激活破骨细胞抑制成骨细胞,从而造成骨质破坏,以致局部容易发生骨折,或是因软组织周围的感染破坏关节结构,进而由于肌肉的牵拉而发生脱位。

2. 关节强直　多由于感染邪毒扩散到关节内,关节软骨面破坏或细菌感染所引发的反复炎症反应,使关节呈纤维性或骨性强直。部分患者的关节强直是由于治疗过程中患肢长时间制动(如石膏固定)所致。

3. 屈曲挛缩畸形　多因急性期患肢未做牵引,以致软组织瘢痕挛缩所引起。

4. 患肢缩短　发生于儿童患者,因骨骺板遭炎症破坏,影响骨骺的正常生长发育,使患肢较健肢为短,这类关节往往存在局部形态异常表现。

5. 患肢增长　发生于儿童患者,因骨骺受到炎症刺激而生长过度,使患肢较健肢略长。

6. 关节内翻或外翻　易发生于儿童患者,因感染使骨骺板一侧受累,另一侧未受累,以致内外侧骨骺生长发育不对称,使关节发生内翻或外翻畸形。

7. 癌变　慢性化脓性骨髓炎的窦道口皮肤及软组织因长期反复炎症刺激,可诱发恶变为鳞状上皮癌,表现为突出皮肤的菜花状新生物,易反复破损出血、坏死、脓腐、恶臭等。

【鉴别诊断】

1. 骨结核　发生于长管状骨骨干部位的结核临床很少见,多为并发于其他部位结核感染;一般无混合感染时白细胞计数正常,死骨及窦道形成比较少见;即使形成脓肿或窦道,经适当非手术治疗也易痊愈。而慢性化脓性骨髓炎所形成的窦道愈合非常困难,往往经多次手术,数年数月还不能完全根除。窦道排出物为稀薄的结核性脓液,细菌学检查可帮助诊断。鉴别诊断困难时,可行病理检查明确。

2. 硬化性成骨肉瘤　一般无感染史,但病变也可穿破骨皮质进入软组织内。X线片示恶性膨胀性生长,骨质硬化并可见放射性骨针,病灶组织的病理检查可明确。

3. 骨样骨瘤　以持续性疼痛为主要表现的良性骨肿瘤。位于骨干者,骨皮质上可见致密阴影,整段骨干变粗、致密,其间有小的透亮区,直径约1cm,称为"瘤巢",中央可见小死骨,周围呈葱皮样骨膜反应。位于松质骨者,也有小透亮区,周围仅少许致密影,无经久不愈的窦道。病理检查有助于鉴别。

【治疗】

慢性化脓性骨髓炎由于病变经年累月不愈,导致全身正气虚弱。因此应改善全身状况,提高机体抵抗力。由于长期炎症的反复发作,患者常常出现慢性消耗性损伤;合并有贫血和低蛋白血症,降低了机体和局部的抵抗力,造成恶性循环。治疗中要加强营养,给予高蛋白饮食,必要时静脉给予人体蛋白或氨基酸制剂,补充 B 族、C 族维生素,贫血要给予纠正,可少量多次输血。最大限度地提高患者的身体素质,增强患者的免疫功能和对手术的耐受能力。这些都是治疗慢性化脓性骨髓炎的基础。

　　临床上,针对慢性化脓性骨髓炎的治疗多以手术结合中医药的综合治疗为主,重视改善全身情况,同时积极控制感染与手术处理。治疗原则:局部应祛腐生肌,瘀腐不去则新肉不生。治疗上应该注意:①控制骨与软组织感染;②清除死骨和感染性死腔、瘢痕;③修复骨缺损、骨不连;④修复皮肤缺损;⑤矫正畸形。

(一)内治法

　　1. 辨证治疗　一般若患者局部无明显死骨,症状只偶然发作,而局部无脓肿或窦道者,仅需用药物治疗及热敷理疗,配合全身休息,一般 1 ~ 2 周后症状可消失,无需手术。

　　急性发作期治则:清热解毒,托里排脓。方药:透脓散合五味消毒饮,或用托里金银地丁散等。症状急剧者,可参照急性化脓性骨髓炎选方用药。

　　非急性发作期治则:扶正托毒,益气化瘀。方药:神功内托散加减,可配服醒消丸、小金丸。正气虚弱、气血两亏者,宜用十全大补汤、八珍汤、人参养荣汤加减。

　　2. 抗生素的应用　在慢性化脓性骨髓炎的治疗过程中,抗生素的应用是很重要的环节。但同时要考虑到长期反复应用抗生素有发生细菌耐药的可能。

　　(1) 全身用药:应用于慢性化脓性骨髓炎的急性发作期、术前准备和术后。目的是预防和治疗细菌扩散及经血行转移种植感染,应参考伤口深部脓液细菌培养和药物敏感试验,选择最敏感的杀菌抗菌药物,足量使用。另外,慢性化脓性骨髓炎大多合并有混合感染,所以抗生素要联合使用,如青霉素类和头孢菌素类及氨基苷类联合应用,起到协同作用。

　　(2) 局部用药:慢性化脓性骨髓炎由于局部血液循环障碍,全身用药很难或很少渗透到病灶内,致使病灶局部抗生素的浓度达不到有效的杀菌浓度,局部用药则可提高局部浓度。

　　主要的局部用药方法有:①病灶清除后抗生素溶液冲洗和一次性局部药物敷布:这一方式可在短时间内提高药物局部浓度。②病灶内留置药物链:近年来将庆大霉素或万古霉素类放入骨水泥(聚甲基丙烯酸甲酯)中,制成直径 6 ~ 8mm 的链形小球,即成为庆大霉素或万古霉素链。将其置入病灶内,可在 2 ~ 3 周内连续释放有效浓度的庆大霉素或万古霉素。3 周后,取出或将链之一端置于切口外,每日拉出 1 颗,待肉芽组织逐渐填充死腔。③进行间歇性动脉加压灌注或静脉加压灌注抗生素,提高病灶抗生素局部浓度。将全身应用的抗生素溶于 50 ~ 100ml 0.9% 氯化钠注射液中,用注射泵在 30 ~ 60 分钟内,加压注入,病灶远近端用止血带加压包扎。④闭合性持续冲洗:冲洗液中溶入高浓度的抗生素,可有效地作用于感染灶。

(二)外治法

创口的局部处理。

1. 局部皮肤无疮口或窦道，虽有骨坏死但无大块游离死骨者，外敷拔毒生肌散。

2. 皮肤窦道经久不愈者，用七三丹或八二丹药线插入疮口内，外贴生肌玉红膏。

3. 外有窦道、内有死骨难出者，宜用千金散或五五丹药线插入疮口，以腐蚀窦道使疮口扩大，便于死骨和脓腐排出。脓尽后改用生肌散。

4. 死骨、死腔、窦道并存，脓腐甚多时，用冰黄液灌注引流，亦可用中药脱管散换药，冲洗疮口。

5. 对经久不愈的瘘管、窦道，可以搔刮其管壁以促进愈合。疮口换药时如触及死骨松动者，可用镊子钳出。

（三）手术治疗

对于慢性化脓性骨髓炎的手术治疗必须解决两个问题：病灶的彻底清除和伤口的闭合。治疗的原则为尽可能彻底清除病灶，摘除死骨，清除增生的瘢痕和肉芽组织，消灭死腔，改善局部血液循环，为愈合创造条件。为此必须采用药物和手术综合疗法，缩短疗程，减少复发率，以及尽可能保存肢体功能。慢性化脓性骨髓炎急性发作时，不宜做病灶清除术，应以抗生素治疗为主，积脓时宜切开引流。

1. 病灶清除术　为治疗慢性化脓性骨髓炎的基本方法。针对大块死骨，长期不愈瘘管和窦道，经以上治疗无效时，可行手术清理病灶，目的是彻底摘除死骨，清除瘢痕肉芽组织，切除瘘管窦道，消灭死腔。手术中应注意以下几点：

（1）切口长度应以能完全显露死骨及感染骨为度。

（2）由于慢性反复感染炎症，骨膜外软组织常有相应粘连及变性，手术进入过程中应结合局部解剖结构特点，注意切勿损伤主要神经及血管。

（3）骨膜切开及剥离范围按病骨及死骨大小和多少而定，不可剥离过多而影响局部血液供应造成新的坏死病灶。

（4）彻底切除坏死组织、肉芽组织、窦道及瘢痕组织，摘除所有死骨，引流不畅的死腔应予打开，但不可过多切除正常骨质。

（5）如手术未遗留较大或较深的死腔，软组织条件好，可行一期缝合，并在髓腔内上下各放一根有侧孔的塑料管，分别作为冲洗和负压吸引用，术后用0.9%氯化钠注射液或抗生素溶液冲洗7～10天，先后拔除冲洗管和引流管。如清除后有较大或较深的死腔遗留或软组织无法修补者，尚应同时进行消灭死腔或修复创面的手术，才能收到较好的效果。

（6）若局部软组织覆盖困难，不能一期缝合者，可在病灶处凿成碟形，创面出血点用电灼止血。用明胶海绵和凡士林纱布充填，术后3～7天取出充填的凡士林纱布。可以改用涂有生肌膏及生肌散（珍珠散）的棉片覆盖创面，多次换药后骨创面及软组织创面皆可为健康致密的肉芽组织覆盖，即创面骨的"肉芽岛"形成；也可用闭合吸引引流术（USB），以后待肉芽组织丰富后于表面植皮闭合伤口。

（7）对慢性化脓性骨髓炎长期不愈者，也可于病灶清除后将万古霉素骨水泥链珠短期或长期（1～3个月）埋藏于病灶内，以期达到局部抗菌消炎的目的。

2. 肌瓣或肌皮瓣填塞术　适用于病灶清除后残留较大死腔者。应尽量选择邻近肌肉，但应避免采用肢体的主要屈伸肌，所用肌瓣不应过长，张力不宜过大。邻近无肌瓣可取时,可行吻合血管的游离肌瓣或肌皮瓣移植。

3. 松质骨填塞术　在彻底清除病灶后,用髂骨片或其他松质骨填充死腔。此法易招致感染而失败,需慎重采用。一般多适用于局限性骨脓肿病灶清除后,或在病灶清除后局部骨质缺损若不植骨难以支持体重时。

4. 含抗生素骨水泥充填术　清除病灶后将含抗生素的骨水泥珠充填。水泥珠可逐个拔出,也可在数月后一并取出后再进行植骨。

5. 病骨切除术　身体某些部位(如腓骨中上部、髂骨翼、肋骨、尺骨远端等)的慢性化脓性骨髓炎,可将病变部分完全切除。

6. 截肢术　创面经久不愈,肢体产生严重畸形、已发生癌变、肢体功能已大部分丧失者,可考虑行截肢术。

【预防与调护】

慢性化脓性骨髓炎的治疗过程中,应随时观察伤口变化,如伤口的大小、形状、边缘与颜色,以及肉芽组织的生长情况和脓液的多少、性质、颜色,根据情况辨证用药。创口要保持清洁,做好带菌伤口的无菌操作。

从全身和局部的临床表现、白细胞计数、血沉的变化来判定慢性化脓性骨髓炎是否治愈。治愈困难者,即便长时间病情稳定,也不能排除再次发作的可能性。因为病骨内潜隐的病灶,在机体抵抗力下降时,可再次急性发作。也可能一年发作,也可能几年或几十年发作,当然,也可能终身不发作。正确的判断是困难的。

第四节　硬化性骨髓炎

硬化性骨髓炎(sclerosing osteomyelitis)又名 Garré 骨髓炎、特发性骨皮质硬化、干性骨髓炎等。属于病程缓慢,临床症状轻微,病变处骨质以形成弥漫性硬化、不形成脓肿及窦道为主要表现的骨组织的低毒性感染性疾病。病因尚未完全确定,多发生在长管状骨骨干,胫骨最为多见,腓骨、尺骨等亦多见。本病多发生在青壮年,男多于女,体质多健壮,如运动员。

【病因病机】

（一）中医病因病机

本病的病因病机尚不明确,但离不开身体虚弱、感受病邪。或因外感风寒湿毒,或因病后余邪未清,或因七情不和,筋骨损伤,邪毒与气血凝滞,搏结于骨,营卫不通,筋骨失养。因病邪毒性较低,一般不易腐骨化脓。凝结日久,亦有化火者,故后期可有轻度骨质破坏,甚或穿溃皮肉。

（二）西医病因病理

1. 病因　本病病因尚不明确。目前一般认为是由于骨组织遭受低毒性细菌感染,或因患者抵抗力较强,在感染后病变发展受到抑制局限所致。也有观点认为本病的发生与局部骨损伤有关,损伤产生骨膜下血肿,进而形成钙化。

2. 病理　本病患者往往在病灶内难以找到致病菌,主要的病理变化以局部骨干骨质硬化为主,病变为骨的进行性、广泛性和硬化性炎症反应,因慢性炎症反应导致病变骨组织有强烈的成骨反应,骨髓腔内发生广泛纤维化,引起骨质硬化,哈弗斯管阻塞出现反应性骨内膜增厚,骨皮质呈棱形增生,髓内血液循环相应发生障碍,骨内的氧张力下降,促使骨内膜下骨样组织增生、沉积和钙化。这种变化比较局限,对全身影响较小。仅仅是髓腔变窄甚至消失,无骨或骨髓化脓、坏死,无死骨形成。一般不会产生脓肿、死骨和形成瘘管。仅有少数伤口可能有些脓液和肉芽组织,取出这些组织进行细菌培养可能存在金黄色葡萄球菌生长。

【临床表现与诊断】

（一）病史

局部可能遭受损伤史。

（二）症状与体征

患者多无明显症状,所以多不来医院就诊治疗。小部分来诊的患者为病变部位酸胀疼痛或体检中无意发现,患者往往无明显的全身症状。患处酸胀、疼痛,时轻时重,多有夜间疼痛加重。局部可有皮肤温度高,局部肿胀不明显,更罕见有溃破出脓,坚硬,压痛,多无红肿、发热,症状可反复出现,劳累或久站与行走后可使疼痛加重。使用抗生素后症状可以缓解,多次反复发作后可以摸到骨干增粗。压痛和胀痛以夜间比白天为剧,病程发展漫长,因外伤或其他疾病可能激发加剧,但关节多数不受影响。硬化骨髓炎由于炎症反复发作,对肢体功能影响较大,有肌肉萎缩;如发生病理性骨折,可有肢体短缩或成角畸形;发病接近关节时,也可发生关节挛缩或僵硬。

如细菌毒力较小,或机体抵抗力较强,脓肿被包围在骨质内,呈局限性骨内脓肿,称布罗迪脓肿(Brodie's abscess)。常发生在胫骨近、远端,起病时一般无明显症状,仅于数月或数年后第1次发作时才有局部红肿和疼痛。

如病变部骨质有较广泛增生,使髓腔消失,循环较差,发生坚实性弥散性骨髓炎,称加雷骨髓炎(Garré osteomyelitis)。最常发生在股骨和胫骨,以间歇疼痛为主。

硬化性骨髓炎临床上进入慢性炎症期时,有局部肿胀,骨质增厚,表面粗糙,有压痛。如有窦道,伤口长期不愈,偶有小块死骨排出。有时伤口暂时愈合,但由于存在感染病灶,炎症扩散,可引起急性发作,有全身发冷、发热,局部红肿,经切开引流,或自行穿破,或药物控制后,全身症状消失。局部炎症也逐渐消退,伤口愈合,如此反复发作。全身健康较差时,也易引起发作。

（三）实验室检查

血培养一般均为阴性,白细胞计数可有改变,血沉可有加快。

（四）影像学检查

1. X线检查　发病初期1个月内一般无异常表现,时间长可见骨皮质弥漫性增厚、致密,呈硬化状,与正常骨无明显分界,骨髓腔较正常狭窄或闭塞。严重时整个病骨密度增高,常呈棱形,骨皮质增厚,骨髓腔狭窄甚至消失。在骨质硬化区内一般无透明的骨破坏,但在病程长的病例中,可见到小而不规则的骨质破坏区。软组织多无肿胀。

2. CT检查　分层摄片与CT检查可以探查出普通X线片难以辨出的小透亮区。

【鉴别诊断】

1. 硬化性骨肉瘤　本病多发生在青少年,见于干骺端而不在骨干,有放射状骨膜反应、肿瘤骨、Codman 三角存在,延误治疗可发生肺部转移,病理检查有助于鉴别诊断。

2. 尤文肉瘤　本病患者年龄较小,病程发展快,似急性化脓性骨髓炎。有高热、畏寒,疼痛剧烈,血清碱性磷酸酶值较高。X 线片示骨皮质呈葱皮样改变,骨髓腔有破坏且扩大。

3. 骨样骨瘤　本病多见病灶在骨干近端偏心性骨皮质增生,中间有小透亮区,为窝巢状。但其特征为经常性隐痛,夜间疼痛较重,局部压痛明显,但无红肿,少有全身症状,X 线片可进一步提供鉴别依据。

4. 梅毒性骨炎　无痛,呈多发性骨质增生,两侧对称。梅毒螺旋体检查、梅毒螺旋体停动试验、梅毒血清试验等有诊断价值。

5. 畸形性骨炎(又称 Paget 病)　本病好发于老年,多发于下肢部位,骨变粗弯曲。病程进展慢,痛不剧烈,可有局部低热。X 线片示皮质骨增粗,髓腔扩大,骨小梁纹理凌乱不规则,凹侧骨代偿性增粗,血清碱性磷酸酶水平增高,血钙水平正常。

6. 结核性骨髓炎　本病一般多侵入关节,病史较缓慢,有结核病或结核病接触史等。X 线片显示以骨质破坏为主而少有新骨形成。

【治疗】

（一）内治法

1. 中药　骨质增厚变硬,局部疼痛、压痛,无红热者,治宜解毒散瘀、活血通络,方用仙方活命饮合醒消丸加减;病程长,硬化区有骨质破坏,局部疼痛、压痛,并有微热或皮肤微红者,治宜清热托毒、活血通络,方用五味消毒饮和透脓散配醒消丸。

2. 西药　使用有效抗生素。但抗生素治疗常不起作用,应与手术治疗相配合。

（二）外治法

中药外敷　拔毒消疽散局部外敷,并可用阳和解凝膏掺蟾酥丸末外敷于肿硬处。破溃流脓者,按外科换药。对气血不足者,除同服气血双补药物外,还可选用生肌收口药物,撒于创口内,使肉芽生长逐渐愈合。

（三）手术治疗

使用抗生素可以缓解急性发作所致的疼痛。由于病灶部位硬化骨很多,药物难以经血液循环进入病灶内,因此部分病例抗生素难以奏效而需手术治疗。

凿开增厚的骨皮质,找到小脓腔,将其中的炎性肉芽组织及脓液清除后,疼痛可立即缓解;若找不到脓腔,可在骨皮质上开一个窗,一期缝合皮肤,使骨髓腔内有张力的渗出液引流至软组织内,疼痛亦可解除;因手术时找不到小脓腔和多个小脓腔在手术时难以一一发现者,手术后效果不佳。因此可以先从骨皮质上开一个窗,再从干骺端开孔行髓腔扩大、清创及冲洗术,清除全部的脓腔;脓腔内置庆大霉素-骨水泥珠链,2 周内逐渐取出,可望伤口一期愈合并解除疼痛症状。

手术中应注意:①硬化性骨髓炎手术治疗必须打通上下髓腔,使血运畅通;②硬化性骨髓炎在硬化骨两端髓腔内都存在不同程度的脓性液及炎性肉芽组织,部分病例只有少许稀薄脓液,经常被忽视,如果不彻底清除,炎症还会复发。

【预防与调护】

1. 增强体质,提高抗病能力。

2. 早期患肢宜少活动。

第五节　化脓性关节炎

化脓性关节炎(pyogenic arthritis)系关节腔内的化脓性感染。本病多见于小儿和青少年,男多于女。发病以膝关节、髋关节最多见,其次是肘关节、肩关节、踝关节和骶髂关节。通常是单个关节受累,个别病例亦可几个关节同时受侵犯。

本病属中医关节流注和骨痈疽范畴,古代文献对其记载颇多,如明代汪机《外科理例·流注》说:"大抵流注之症,多因郁结,或暴怒,或脾虚湿气逆于肉理,或腠理不密,寒邪客于经络,或闪扑,或产后,瘀血流注关节,或伤寒余邪未尽为患,皆因真气不足,邪得乘之"。清代高思敬《外科医镜》指出:"流注病多生十一二岁,或七八岁,三两岁小儿最多,大多先天不足,寒乘虚入里"。清代祁坤《外科大成》描述环跳疽(化脓性髋关节炎)的症状:"生环跳穴,漫肿隐痛,尺脉沉紧,腿不能伸……",对本病的病因、证治都有较详细的论述。

【病因病机】

（一）中医病因病机

总因人体正气不足,邪毒壅滞关节所致。其邪毒来源,可概括为以下4个方面:

1. 感受暑湿邪毒　夏秋之际暑湿邪毒客于营卫之间,阻于经脉肌肉之内,与气血搏结,流注于关节。

2. 热毒余邪,流注关节　疔、疮、疖、痈、切口感染等失于治疗,或虽治而余毒未尽;或因挤压、碰撞,邪毒走散,流注经络关节。

3. 瘀血停滞,化热成毒　积劳、过累,肢体经络受损,或跌仆闪挫,瘀血停滞,郁而化热成毒,恶血热毒凝于关节。

4. 穿刺或创伤手术感染　邪毒通过针眼或创口深入关节,营卫气血受阻。

以上因素,均可导致毒蓄关节,经络气血瘀滞,津液不得输布,水湿内生,蕴热化脓,腐筋蚀骨,成为本病。在本病的发生、发展演变中,始终存在着"正邪相搏"的抗争和"邪正消长"的过程。正盛邪弱,则病情向愈;正虚邪盛,则病情进一步加剧。

（二）西医病因病理

西医学认为本病是关节内受化脓性细菌感染所致。感染途径多为细菌由身体其他部位的化脓性病灶,经血液循环传播所致。少数可由外伤创口直接感染、人工关节感染,或由附近的骨髓炎直接蔓延所引起。

本病的病变过程可以分3个阶段,这种发展是一个渐进演变的过程,有时并无明显界限,有时某一阶段可独立存在。

1. 浆液渗出期　关节感染后,首先引起滑膜水肿、充血,白细胞浸润,产生渗出液。早期的渗出液,呈清稀的浆液状,液体内有大量白细胞,此时,如患者抵抗力强,得到及时治疗,渗出液逐渐减少可获痊愈,关节功能不受影响。

2. 浆液纤维蛋白渗出期　若治疗不当或延误,则病变继续发展,渗出液变成浆液纤维蛋白性,呈混浊絮状,含有脓细胞、革兰阳性细菌和纤维蛋白渗出物。此期如能积极治疗,炎症仍可控制,但可引起关节粘连,有一定的功能受限。

3. 脓性渗出期 如病情再进一步恶化,渗出液变成脓性,含有大量细菌和脓细胞,关节软骨和关节面骨质遭到破坏,不仅治疗难度加大,而且治疗后遗有关节强直,功能障碍,或病理脱位。一般青少年和成人,多发生关节软骨破坏,形成骨性强直,儿童发生骨端破坏吸收,引起病理性脱位(图4-3)。

图4-3 化脓性关节炎的可能结果
①化脓性关节炎;②痊愈;③纤维性强直;④骨性强直

【临床表现与诊断】

(一)临床表现

1. 初期 全身不适,食欲减退,随即出现恶寒发热,舌苔薄白,脉紧数。病变关节疼痛、压痛,不能完全伸直,活动受限,局部肿胀、灼热。实验室检查示白细胞计数略增高,中性粒细胞百分比上升。关节穿刺可抽出浆液性渗出液。

2. 湿热酿脓期 上述症状进一步加强。全身呈中毒性反应,寒战、高热、出汗,体温可达 $40 \sim 41℃$,脉数、口干、苔黄腻;局部肿热,皮肤潮红、剧痛、胀痛或跳痛、拒按,彻夜难眠。因炎症刺激,肌肉痉挛,使病变关节处于畸形位置,不能活动。如病变在髋关节,则该关节呈屈曲外旋位;病变在膝关节,则患膝呈屈曲位,甚至发生脱位、半脱位或骨骺分离移位。实验室检查示白细胞计数增高达 $20 \times 10^9/L$ 以上,中性粒细胞百分比为 $80\% \sim 90\%$,血沉增快。关节穿刺液呈絮状浆液,或镜检有脓细胞。

3. 脓溃期 全身热毒炽盛症状如上,局部红肿热痛更加显著,关节穿刺为脓液。如脓肿穿破关节囊到软组织,因关节内张力减低,疼痛稍微减轻,但全身症状和局部红肿依然存在。最后,脓肿突破皮肤而外溃,形成窦道,经久不愈。全身急剧症状减退,而虚弱体征突出,神情疲惫,面白无华,舌淡苔少,脉细而数等。此期可因关节内积脓腐蚀筋骨,使软骨和骨性结构破坏,加上周围肌肉由痉挛而挛缩,造成关节脱位畸形更加明显,活动更加受限。

（二）诊断

1. 全身热毒症状　病变关节的红肿热痛，功能受限，加上关节内穿刺液的改变和细菌培养阳性，即可作出诊断。

婴幼儿化脓性关节炎的早期诊断较困难。最常见的发病部位是髋关节。如患儿有高热、髋痛、局部肿胀、活动受限等，即应考虑为本病。新生儿全身和局部症状不明显，如见躁动不安、无原因啼哭、一侧肢体不能活动，应高度怀疑为本病。

2. 实验室检查　关节穿刺液检查有重要诊断价值。正常关节液无色透明，白细胞计数 $<0.2×10^9/L$，中性粒细胞百分比 $<25\%$，糖含量与血糖相差不超过 0.55mmol/L。化脓性关节炎的关节液可为浆液性或混浊黏稠或脓性，白细胞计数 $>100×10^9/L$，或有脓细胞。关节液中含糖量比血糖低。两者相差 $>2.2mmol/L$。

3. X 线摄片　X 线片示早期关节间隙增宽，脱位、半脱位或骨骺滑脱，关节囊肿胀，骨质稀疏，周围软组织肿胀；晚期关节间隙狭窄，骨质破坏，破坏区周围骨质增生、硬化，关节边缘骨赘增生。最后关节间隙消失，呈纤维强直或骨性强直。有时可见关节周围软组织呈片状或条形钙化，附着于关节邻近骨的边缘。

【鉴别诊断】

本病须与关节结核、风湿热、类风湿关节炎、急性化脓性骨髓炎相鉴别，详见本章概述中的鉴别诊断。

关节附近的软组织急性炎症，肌肉受刺激而痉挛收缩，影响关节活动，易误诊为关节内病变。髂窝部、髂腰肌深部脓肿，常使髋关节不能伸直，而误诊为髋关节化脓性关节炎，必须仔细检查予以鉴别。

此外，小儿髋关节暂时性滑膜炎，亦应与化脓性髋关节炎早期相鉴别。前者虽有髋痛、患肢活动受限、体温稍高等，但症状均较轻，而且白细胞计数和血沉均正常，一般发病 2 周左右自愈。

【治疗】

根据不同的病理阶段和患者体质状况及其病因，有针对性选方用药，内外同治，中西医结合。

（一）内治法

1. 辨证治疗

（1）初期

治则：清热解毒，利湿化瘀。

方药：黄连解毒汤、五神汤。因感暑湿邪毒发病者，加佩兰、薏苡仁、六一散等；因热毒余邪发病者，加生地黄、牡丹皮；因蓄瘀化热而形成者，加桃仁、红花、丹参、三七等。

（2）酿脓期

治则：清热解毒，凉血利湿。

方药：五味消毒饮合黄连解毒汤。湿热体征显著者，加薏苡仁、茯苓、泽泻、车前子；热毒内盛，症见高热神昏、甚或谵妄、身现出血点者，属危候，急于上方中加水牛角、生地黄、牡丹皮，配服安宫牛黄丸或紫雪丹；若因炽热伤阴，气阴亏损，症见心烦口燥、舌红光无苔者，加生脉散。

（3）脓溃期

1）将溃未溃,或初溃脓泄不畅。

治则:托里透脓。

方药:托里消毒饮或透脓散。热毒体征严重者,加薏苡仁、黄连、蒲公英、败酱草,以清热解毒。

2）溃后正虚

治则:补益气血。

方药:八珍汤或十全大补汤。脾胃虚弱、纳谷不馨者,用四君子汤加陈皮、山楂、谷麦芽、鸡内金等;如正气虽虚但热毒未尽,或初溃不久,选用补药不宜过温,以防助热为患。

2. 西药

（1）全身支持:注意降温、补液、纠正水电解质代谢紊乱,增强营养,新鲜血浆输入,提高机体抵抗力;如果发生全身中毒反应,甚至出现感染性休克,应积极抗休克治疗。

（2）抗生素的应用:早期应用足量有效抗生素,并根据关节液细菌培养和药物敏感试验结果,选择合理的抗生素。一般认为抗生素应用时间是6周,可以3周静脉给药,3周口服给药。

（二）外治法

1. 局部敷药　选用拔毒生肌散,或玉露膏、金黄膏等。

2. 关节腔穿刺　病变关节积液肿胀,有波动时,行关节腔穿刺,抽液后注入冰黄液或黄连素液,或抗生素。每日或隔日1次。详见本章概述中的外治法。

3. 患肢制动　选用皮肤牵引、骨牵引、夹板或石膏托固定制动。

（三）手术治疗

1. 切开排脓,抗生素置入一期缝合术　对于急性期的化脓性关节炎发病5~7天后,病理改变已进入脓性渗出期,应及时切开排脓,彻底清除关节腔内的坏死组织、脓苔、纤维组织粘连块,尤其附着在关节软骨表面的纤维蛋白沉淀物等,置入敏感的抗生素,做一期缝合伤口。

2. 闭合性持续冲洗-吸引疗法　对于急性化脓性关节炎发病7~12天后才确定诊断者,应在切开排脓、病灶彻底清除后采取闭合性持续冲洗-吸引疗法,可控制感染和防止关节软骨面破坏,为关节功能的恢复创造条件。

3. 矫形术　严重的化脓性关节炎,如在治疗中没有采取有效的预防畸形的措施,往往遗留关节畸形;对于畸形影响功能者,需行手术治疗,一般要求在感染控制1年以后才能进行,否则易致感染复发。在感染控制1年以上者,根据关节具体情况和患者体质、年龄、病变的程度,可以考虑关节置换术、截骨矫形术和关节融合术。

【预防与调护】

1. 避免可能引起化脓性关节炎的疔、疮、疖、痈及外伤。

2. 恢复期炎症消失,病灶愈合,全身情况恢复良好,即应逐步进行关节功能锻炼,可用五加皮汤或海桐皮汤熏洗僵硬关节。如关节粘连、周围软组织挛缩,还可适当进行按摩和理疗,以促进血液循环、松解粘连,增加关节活动,早日恢复。

3. 合理安排生活,加强体育锻炼,同时保持身心健康,精力充沛,饮食有节,劳逸适度。一旦发病,应细心护理。

学习小结

1. 学习内容

2. 学习方法

(1)对于骨与关节化脓性感染的各种疾病,首先要了解其发病原因及致病因素,根据其病因掌握疾病的中西医治疗方法及其预防与调护。

(2)骨与关节化脓性感染的临床表现分为全身性表现和感染局部的表现。

(3)应根据病史、临床表现,并结合实验室检查及影像学表现确诊疾病,并根据其局部体征来确定疾病的临床分期,从而进一步制订治疗方案。

（董建文　张　霆　张晓刚）

复习思考题

1. 简述骨与关节化脓性感染的诊治程序。
2. 简述中医药在骨与关节化脓性感染中的应用。

第五章 骨与关节结核

学习目的

通过骨与关节结核相关内容的学习,掌握各部位骨与关节结核的临床表现、诊断及鉴别诊断要点,为临床正确认识骨与关节结核的基本特点、发病机制及诊断、治疗奠定理论基础。

学习要点

常见部位骨与关节结核的病因病机、诊断及鉴别诊断要点、中医证候分型及治疗原则。

第一节 概　　述

骨与关节结核是由于结核杆菌通过血液循环到达骨或关节,从而引起骨或关节化脓性、破坏性病变。该病是一种常见的慢性炎症性疾病,约95%继发于肺结核,少数继发于消化道结核。其在儿童和青少年中发病率高,尤以10岁以内者多见,男性稍多于女性。其中脊柱结核约占50%,负重关节如髋关节、膝关节、踝关节结核等发生率也较高,是骨病中的顽固难愈病症之一。

骨与关节结核相当于中医"骨痨"范畴,因其病发于骨,消耗气血津液,导致形体虚羸,缠绵难愈而得名。因其成脓后,若败絮黏痰,且可流窜他处形成寒性脓肿又名"流痰"。又因部位不同而有不同命名,在腰椎两旁的称"肾俞虚痰",在踝部的称"穿拐痰",在膝关节的称"鹤膝痰"等。本病发病缓慢,化脓较迟,易形成窦道,且经久不愈。

【病因病机】

（一）中医病因病机

中医学认为先天不足,肾气不充,或外来损伤致气血失和,风寒痰浊凝聚于筋骨而发病。本病的形成以先天不足、肾亏髓空为发病之本,痰浊凝滞、风寒侵袭或筋骨被伤为发病之标。本病病变过程寒热虚实夹杂,其始为寒,其久为热;当其化脓时寒化为热,肉腐为脓;后期则阴虚火旺,虚火灼津,故以阴虚为主证。又因病久耗伤气血,且由于长期窦道不愈,而致气血两虚。脓肿破溃之后,脓水清稀淋漓,必致阴精气血更加衰败,虚劳之虚日渐加重。综上所述,本病的病机特点概括为"本虚标实",以正气亏虚为本。

（二）西医病因病理

西医学认为骨与关节结核多为继发。结核杆菌绝大多数通过血液、少数通过淋巴管到达骨与关节,或由胸膜、淋巴结病灶直接蔓延到椎体边缘、肋骨或胸骨等处。结核病灶能否形成与结核杆菌的数量及毒力,患者的体质及免疫力,局部解剖生理特性有密切关系。一般来讲,病灶好发于血流缓慢、劳损多和生长活跃的松质骨,并可累及骨骺,扩展到关节腔。

骨与关节结核的组织病理一般分为渗出期、增殖期和干酪样变性期,其病理变化可向3个方向发展:局部纤维组织增生,侵入干酪样物质中,最后干酪样物质完全为纤维组织代替,病灶呈纤维化、钙化或骨化而愈合;有的干酪样物质和多核巨细胞仍部分存在,但被纤维组织包围,病灶呈静止状态,但仍可复发;干酪样物质液化,形成脓肿,与脓肿接触的骨关节或其他脏器都可能受到感染或腐蚀。

骨与关节结核的类型和发展过程可分为单纯骨结核、单纯滑膜结核和全关节结核(图5-1)。单纯骨结核按病灶部位不同又可分为松质骨结核、皮质骨结核、干骺端结核。根据病灶的位置,松质骨结核可分为中心型和边缘型两种。因松质骨中心距离周围软组织较远,侧支循环较少,血运较差,故病变以浸润和坏死为主。坏死骨组织与周围活骨分离后,形成游离死骨,死骨呈圆形、卵圆形或不规则形。死骨吸收或流出后,遗留骨空腔。局部脓液增加,压力增大,并向周围扩大;或向阻力最小的关节方向发展而造成关节结核;或向侧方发展,穿破骨膜,在软组织下形成脓肿,最后可向体外或空腔脏器内穿破,形成窦道或内瘘。边缘型骨结核的发展与中心型略有不同,其骨质破坏范围一般较小,且病灶一侧接近软组织,局部血运较好,多不形成死骨。边缘型骨结核脓液可向关节腔、体外或体内空腔脏器穿破。皮质骨结核多起自髓腔,以局限性溶骨性破坏为主,一般不形成死腔。病灶内脓液增加,压力增大,脓液可经 Volkmann 管汇集到骨膜下,刺激并掀起骨膜,形成新骨。儿童多见,成人新骨形成较少,老年人仅见溶骨性破坏,几乎无新骨生成。干骺端结核病变兼具松质骨结核和皮质骨结核两种病变特点,即局部可能有死骨形成,又有骨膜新骨增生(图5-2)。结核杆菌侵袭滑膜形成单纯滑膜结核主要有两种途径:一是经关节腔感染滑膜;一是结核杆菌先侵入滑膜下层组织,在局部产生局限性病灶。滑膜较薄,该病灶可迅速向关节内破溃,出现全滑膜组织感染。滑膜感染后出现充血、肿胀及渗液增加。全关节结核是由单纯骨结核或单纯滑膜结核演变而来,因此早期关节结核被称为单纯性结核阶段。单纯性结核进一步发展,构成关节的骨端、软骨面和滑膜均被累及,则形成全关节结核。若大部软骨面破坏,关节活动物质基础丧失,致关节功能大部丧失。病变关节大多发生纤维强直,较少发生骨性强直。

原发病灶 ⟶ 单纯骨或滑膜结核 ⟶ 早期全关节结核 ⟶ 晚期全关节结核

图5-1 骨与关节结核的病理发展过程

图5-2 不同部位骨结核的病理特征
①松质骨中心型;②松质骨边缘型;③皮质骨骨膜增生及脓肿形成;
④干骺端骨膜结核死骨形成及骨膜反应

【临床表现与诊断】

（一）全身表现

初期多无明显全身不适症状,随病情发展,出现精神倦怠,少气乏力,纳减,形体日渐消瘦,舌质淡红,苔薄白,脉沉细。继而可见午后低热,食欲不振,夜间盗汗,心烦失眠,咽干口燥,两颧发红,舌质红,苔少或无苔,脉沉细数等一派阴虚火旺征象。后期气血亏虚,症见精神委顿,心悸怔忡,畏寒自汗,面色无华,头晕目眩,甚至卧床难起,舌淡苔白,脉细或虚大。如有高热恶寒,全身中毒症状明显者,应考虑合并其他细菌混合感染的可能。

（二）局部表现

1. 疼痛　初期仅感患处隐隐作痛,活动时疼痛加重,有叩击痛。夜间熟睡,肌肉松弛,失去对受累关节的保护作用,无意转动可激发剧烈疼痛。成人出现夜间痛醒,儿童可有夜啼或夜间惊叫现象。某些部位结核,由于病变刺激神经,通过神经传导而出现远处疼痛。如髋关节结核早期,可出现膝关节疼痛。

2. 肌肉痉挛　表现为局部肌肉紧张、敏感,使关节拘急、活动不利。如腰椎结核,可出现腰部肌肉僵直如板状,伸屈活动受限。

3. 肿胀　病变关节(多为单关节)呈梭形肿胀,不红不热,主要为滑膜增厚,关节积液和周围组织渗液所致。久则周围肌肉萎缩,局部肿胀更加明显。

4. 患肢肌肉萎缩　病变部位的远近端肢体由于活动减少,营养不良,而明显瘦削无力。

5. 功能障碍　早期因疼痛和肌肉痉挛而出现强迫体位,功能受限,后期因关节结构破坏和筋肉挛缩而产生功能障碍。

6. 畸形　多为关节破坏、关节挛缩、关节脱位或半脱位所引起,多数表现为屈曲畸形。如胸椎结核,其棘突可出现凸峰,整个椎体多呈前屈或伴侧弯畸形。

7. 寒性脓肿　病变的骨关节脓腐形成,肿胀隆起,局部皮肤无明显红、热(即将破溃的脓肿中央可有透红),按之柔软,触诊有波动感,即为寒性脓肿。脓液可沿软组织间隙向他处流注,在远离病变部位形成压痛不著、不易破溃的冷脓肿。如脊柱结核的冷脓肿可沿肌肉组织间隙向远处流注,其形如半球,触之饱满有囊性感,压之不痛,日渐增大,不易破溃。

8. 窦道、瘘管形成 寒性脓肿溃破后,即形成窦道,可有"豆腐渣"样碎块或死骨碎块流出。结核性窦道,难以自闭,日久不愈,疮口凹陷,苍白,周围皮肤长期分泌物浸淫,皮色紫黯。如寒性脓肿内溃,穿破肺或肠管,则形成内瘘。内瘘或外窦皆可引起混合感染,出现全身和局部相应症状和体征。

9. 病变关节附近淋巴结肿大。

10. 其他 脊柱结核可并发截瘫,早期表现为肌力减弱,腱反射亢进,感觉减退及膀胱括约肌、肛门括约肌功能障碍。

(三)实验室检查

1. 血常规 病久患者红细胞计数和血红蛋白含量可能偏低,长期混合感染或严重的多发结核患者,贫血更加明显,白细胞计数正常或稍高。

2. 血沉 血沉增快虽不是结核病所特有,但测定血沉对诊断结核具有重要辅助作用。病变活动期血沉加快,稳定期或恢复期血沉多为正常。

图 5-3 松质骨结核边缘型

3. 结核菌素试验 结核菌素试验阳性仅表示有结核感染或接种过卡介苗;如果结核菌素试验强阳性,则可能有活动性结核病变。结核菌素试验阴性表示未受到结核菌感染,或为感染早期,或为无反应的重症结核病患者。因此,不能以结核菌素试验作为单纯诊断结核病的方法。

4. 细菌学检查 抽取脓液或关节液做结核菌培养或涂片寻找抗酸杆菌,对于明确诊断及鉴别诊断具有重要价值。

5. 病理检查 对于早期和不易诊断的滑膜结核和关节结核可取活体组织做病理检查,一般即可确诊。活组织采取方法:①用粗针头吸取;②小切口活检;③手术探查采取标本。

6. 动物接种 结核性脓液进行动物接种阳性率较高,对诊断有帮助。但动物接种手续复杂,时间较长,条件要求较高。

(四)影像学检查

1. X 线检查 是诊断骨关节结核的重要手段之一。通过 X 线平片不但能确定病变的部位和程度,而且能明确病变的性质和病理改变,对于早期诊断和指导治疗具有重要价值。单纯骨结核主要呈不规则透光区,其边缘无硬化增密现象,破坏区内有时可见较小的密度增高影(图 5-3、图 5-4);全关节结核主要表现为关节边缘局限性破坏凹迹,或边缘不规则,随后关节面破坏,关节间隙变窄或消失,或发生关节脱位,关节附近骨骺萎缩,有明显增生现象。

2. CT 检查 对于脊柱结核,CT 检查比 X 线检查更具优越性,不仅能发现椎体、椎间盘及附件的改变,还可显示周围软组织如腰大肌等部位的病变,从而能确切定位,也为定性及手术治疗提供依据。

3. MRI 检查 对于脊柱结核,MRI 能很好地显示椎体中心型、边缘型及椎体附件的结核性骨质破坏,T_1 加权像表现为低信号,T_2 加权像表

图 5-4 密质骨结核

现为高信号。对于骨膜下型结核和椎旁寒性脓肿的显示，MRI 较 X 线平片和 CT 检查更具优越性，可清楚显示病灶大小、形状、范围以及对周围器官和组织的压迫情况。寒性脓肿的信号强度于 T_1 加权像与肌肉相似，T_2 加权像为高信号。

【鉴别诊断】

1. 类风湿关节炎　单纯滑膜结核常不易与单关节的类风湿关节炎鉴别，确诊往往要靠滑膜切取活检和关节液的细菌学检查。但类风湿关节炎一般系多发，关节积液不发生混浊和脓性变，而且从不破溃。X 线片可见骨质疏松、关节间隙狭窄乃至消失，但关节面不出现较深的骨质破坏。

2. 急性化脓性关节炎　急性化脓性关节炎不易与关节结核混淆，但当结核呈急性发展或化脓性关节炎表现为亚急性或慢性病变时，两者常不易区别。病史、其他结核病灶或化脓性病灶的存在、关节穿刺液的细菌检查，将有助于鉴别。

3. 骨肿瘤　多种骨肿瘤与结核不易鉴别，如尤文肉瘤与骨干结核、网织细胞肉瘤与椎体结核、椎体中心型结核与转移性骨肿瘤。骨肿瘤呈持续性疼痛，进行性加剧，肿块呈实体感、与寒性脓肿有明显区别，X 线片有重要诊断意义，确诊需手术或穿刺活检。

4. 化脓性骨髓炎　发病急骤，全身和局部症状明显，X 线片可见骨质广泛破坏、大块死骨和骨膜新生骨包绕。

5. 创伤性滑膜炎　需与单纯滑膜结核相鉴别。前者多见于青壮年，有明确外伤史。患者多无全身症状，血沉正常。X 线检查仅见软组织肿胀，骨质疏松不明显。

【治疗】

本病治疗的目的是通过休息、营养、制动、中医辨证诊治、抗结核药物的运用、手术治疗等，达到整体与局部并重，内外结合，杀灭结核杆菌，修复坏死组织，纠正畸形，保留关节功能。总的治疗原则：①单纯滑膜结核在早期，受累滑膜处于充血、水肿和炎性浸润阶段，一般应采用全身和局部抗结核药物为主的非手术疗法，辅以休息、营养和局部间断固定。②单纯骨结核如无明显死骨病灶，离关节较远，近期无侵入关节危险者，可采用非手术疗法；如有明显脓肿，可定期穿刺吸脓。如局部有明显死骨或瘘管，且经久不愈者，则可行病灶清除术。③晚期全关节结核为使病变尽快停止发展，维护关节功能，如无手术禁忌，应尽快施行滑膜切除和病灶清除术。骨与关节结核是全身结核的继发病变，治疗必须强调全身与局部并重、祛邪与扶正兼顾、内治与外治相结合的综合治疗，贯彻早期诊断、早期治疗原则，以缩短疗程、防止畸形、减少病残、降低复发率。重视行之有效的非手术疗法，严格掌握手术适应证和方法。

（一）内治法

1. 辨证治疗

（1）寒痰凝阻：关节隐痛或酸痛，休息时痛减，劳累后加重，关节活动障碍，局部肿胀不明显，皮肤不红热，多无全身症状，舌淡苔白脉沉细。

治则：温经散寒，化痰通络。

方药：阳和汤加减。

加减：脓肿破溃时，可加用黄芪、当归、皂角刺、山甲珠，以贯通经络、托里透脓、溃壅破坚;病灶在上肢可加桑枝,在躯干可加杜仲,在下肢可加牛膝作引经药;纳差者,加山楂、陈皮;咳嗽者,加款冬花。

(2)阴虚内热:起病数月后,在原发或继发部位渐渐漫肿,皮色不变或微红,病变关节肿胀、畸形、压痛明显,或有脓肿形成,久不溃破,伴有午后低热、颧红、夜间盗汗,舌质红,苔少或无苔,脉细数。

治则:滋阴清热,和营托毒。

方药:清骨散加减。

加减:若盗汗不止,加黄芪、浮小麦、煅龙骨、煅牡蛎;若咳痰带血,加南沙参、百部、川贝母、白茅根等;兼气血不足者,可加当归、黄芪、桃仁、红花等和营托毒;内热甚者,加白薇;如合并感染,恶寒发热等全身症状明显,可加金银花、紫花地丁等清热解毒;纳差者,加白术、山楂健脾和胃;疼痛明显者,加乳香、没药以活血止痛。

(3)正虚邪实:病变处于寒性脓肿已成、尚未破溃之时,病变部位漫肿、色黯红,触之应指,时有疼痛,全身不适,倦怠乏力,食欲减退,形体消瘦,低热,朝轻暮重,舌红少苔,脉沉细。

治则:温补托毒。

方药:神功内托散加减。

加减:面色㿠白者,加桂枝、黄芪、附子温阳行气;心悸失眠者,加远志、茯神、酸枣仁等以养血安神;纳差者,加神曲、山楂、麦芽以健脾和胃;疼痛明显者,加延胡索、乳香、没药、红花以活血止痛。

(4)肝肾亏虚:脓肿破溃,窦道形成,患肢肌肉萎缩、畸形;病变在颈胸、腰椎者,则可出现强直不遂,甚则下肢瘫痪不用,二便潴留或失禁;形体消瘦,精神委靡,面色无华,畏寒,心悸,失眠,自汗或盗汗,舌质淡红,苔薄白,脉细数或虚数。

治则:补益肝肾。

方药:左归丸加减。

加减:心悸、失眠者,酌加茯神、酸枣仁,以养心安神;下肢瘫痪者,加皂角刺、龟甲、狗脊、川断,以补肝肾、养精生髓。

2. 中成药　抗痨丸、大补阴丸、六味地黄丸等。

3. 西药　主要为抗结核药,常用的有异烟肼、利福平、链霉素、乙胺丁醇、卡那霉素等,为避免耐药菌株的产生多采用 2 ~ 3 种药物联合用药。如 3 种抗结核药物联用,则几乎完全不产生耐药性,还可增强疗效。早期可每日给药,病情控制后可间断给药。根据病情需要,可选用下列药物:①异烟肼:每日 300mg,顿服;②链霉素:每日 0.75g,分 2 次肌内注射或每周 2 ~ 3g;③利福平:每日 450mg,晨间空腹顿服;④乙胺丁醇:0.75 ~ 1g,晨间空腹或餐后 2 小时顿服。每 3 个月为 1 个疗程,可用 1 ~ 3 个疗程。

抗结核药物的应用原则:早期、联合用药,坚持全疗程规则用药和适宜剂量。开始治疗和手术治疗前后,给药应适当集中,尽可能每日给药,以后根据病情的好转,可改为间断用药,间日用药或每周 2 次用药。长期应用抗结核药应注意其药物不良反应,特别是初治病例。由于骨与关节结核的疗程很长,用药时间不宜过短,膝、肘、腕、踝等中小关节结核可用药 1 年左右,而髋、骶髂、脊柱及大关节结核则需要用药 2 年左右,视病情需要,必要时延长抗结核药的使用时间。

（二）外治法

1. 中药外治　初期用回阳玉龙膏局部外敷。脓肿外溃或窦道形成，可根据情况选用五五丹、七三丹、八二丹药线插入引流，若脓水将尽可改用生肌膏。

2. 局部制动休息　即以恰当的姿势、体位制动，减少局部或患肢、躯干活动，避免局部负重。减轻患处肌肉因刺激所引起的肌肉痉挛、疼痛，减少或防止病变扩散，利于组织修复。临床上多用于病变严重、发展较快、疼痛和肌肉痉挛明显或手术患者。制动方法有石膏、牵引、夹板等，可根据病情程度和部位选用适当方法。

3. 脓肿穿刺　适用于有较大的脓肿并有大的压迫症状而又不能立即进行病灶清除者，或协助诊断而进行试验性穿刺并将抽出脓液做细菌学检查。穿刺时从正常皮肤和软组织处选择进针点，避免在脓肿皮肤发红及最薄处进针，以防穿刺后针孔形成窦道，引发混合感染。

4. 局部注射抗结核药物　适用于单纯滑膜结核早期和手足短骨结核，具有药物浓度高和全身不良反应少等优点，常用药物有异烟肼，有时配合链霉素。但后者局部刺激较大。脓肿穿刺吸脓后，可在脓腔内注射抗结核药物。伴局部坏死骨或坏死组织时，局部穿刺和药物注射很难奏效。

（三）手术治疗

骨与关节结核手术的目的是清除病灶，使其早日愈合，防止复发，恢复主要功能和缩短疗程。病灶清除术是最常用、最基本的手术方法，其目的是清除冷脓肿、死骨、结核性肉芽、增生肥厚的滑膜、坏死的软骨、瘢痕及一切坏死组织，改善病灶区血运，提高病灶区内抗结核药物浓度，防止病灶内结核毒素的吸收。适应证：①有明显死骨、较大脓肿或经久不愈的窦道；②单纯滑膜结核或骨结核经非手术治疗无效，即将发展成全关节结核者；③脊柱结核合并瘫痪者；④早期全关节结核为了抢救关节功能，也应及时清除病灶。禁忌证：①患者其他脏器有活动性结核或严重疾病；②全身中毒症状严重，伴有贫血，不能耐受手术者；③抗结核药产生耐药性，抗结核治疗无效者；④年龄过大或过小，体弱不能耐受手术者。

对于治愈后的患者，若后遗严重畸形或功能障碍者，可行关节融合术或关节切除术、植骨融合术、关节功能再造术，或截骨术等矫正畸形；对已出现瘫痪的脊柱结核患者，在其他全身情况许可下可进行病灶清除术和椎管减压术。手术患者术前均需抗结核治疗 2 ～ 3 周，避免术后结核病变复发或扩散；并积极改善患者体质，改进肝、肾、心、肺功能，改善营养状态，纠正贫血，以增加患者手术耐力，提高手术成功率。混合感染急性期应先控制感染，急性炎症消退后可行手术治疗。伴有慢性瘘管者，术前 3 ～ 5 天应给予敏感抗生素。

1. 死骨和脓肿的转归

（1）死骨的转归

1）较小死骨可被肉芽组织侵蚀或被脓液消化而吸收。

2）较小游离死骨可随脓液向脓肿内或体外排出。

3）较大死骨可被肉芽组织和脓液侵蚀或消化而变为较小死骨，随脓液流出。

4）如患者抵抗力强，局部血液供给良好，脓液吸收后，有些较大死骨可通过毛细血管的爬行替代而变为活骨。

5）凡不能自行吸收、替代或排出的死骨，多需手术清除，否则感染难以治愈。

（2）脓肿的转归

1）脓肿自行破溃或手术切开，排净脓液、干酪样物质和死骨碎片而自愈。

2）骨病灶趋向静止，脓液逐渐被吸收。

3）若病灶静止，但不能完全被吸收，脓肿将发生钙化。

4）用穿刺或手术方法，排出脓液。

5）脓肿破溃或切开后，仍持续排脓，经久不愈。

2. 临床疗效判断

（1）临床进步指标：体温正常，脉率正常，血沉正常，体重增加，体质改善；局部肿胀减轻、减小或消失，疼痛减轻或消失；X线检查显示病灶边缘清晰，病灶缩小，表示组织水肿减轻或消失，病变停止渗出，进行修复。

（2）临床治愈：病灶局部肿胀完全消失，无痛，可参加工作，或参加工作一段时间后仍无全身或局部症状。X线检查显示病灶区已被修复，呈纤维化或骨化区；病灶周围骨质硬化，骨密度增加，骨质疏松改善或消失。

（3）最终治愈目前尚无标准。

（四）其他

1. 注重休息　休息可降低机体代谢，有助于体力恢复，使抗病力增强，有利于结核病恢复。病变活动期、全身情况差、截瘫或脊柱不稳时，应严格卧床休息；病情稳定时，可适当活动。关节结核活动期应制动休息。

2. 加强营养　注意补充热量、蛋白质和维生素，一般患者给予维生素 B、维生素 C 和鱼肝油等，贫血患者可给予维生素 B_{12}、叶酸等。

3. 适当活动　病情允许情况下适当活动可改善机体代谢，促进病灶修复。

【预防与调护】

1. 注意环境和个人卫生　避免接触结核病环境，增强体质，提高抗病力。

2. 生活调理

（1）注意休息，加强营养，保持房间通风透光，以调畅气机，提高机体抗病力，促进恢复。

（2）注意保暖，防止感冒。骨结核患者抗病能力差，皮肤调温能力差，易患感冒。

（3）截瘫患者要进行定时翻身、腰骶部按摩，以防压疮形成。鼓励患者咳痰，预防肺不张和肺炎。

3. 饮食调理　骨与关节结核为慢性消耗性疾病，宜食富有营养的食物，如牛奶、鸡蛋、牛肉等。防止吃生冷食物，尽量食用卫生清洁的熟食。宜多食用富含维生素的新鲜蔬菜和水果，如菠萝、胡萝卜、苹果等。骨与关节结核后期化脓阶段有低热、盗汗等虚劳征象时，避免食用油炸食品，不然可引起咯血。

4. 精神调理　本病病程长，反复发作，迁延难愈，这要求我们必须鼓励患者树立战胜疾病的信心，放松心情，积极乐观，配合治疗。

5. 正确使用抗结核药　按疗程足量服用抗结核药物，无特殊情况不得停药。术后应继续抗结核治疗,注意药物的毒性反应,配合复合维生素等保肝药,定期复查肝肾功能。

第二节 脊 柱 结 核

脊柱结核是肺外结核常见部位之一,占全身骨关节结核首位,发病以 20~30 岁青年多见。其中绝大多数为椎体结核,极易累及椎管,产生脊髓、神经压迫症状。脊柱结核以腰椎发病率最高,以下依次是胸椎、颈椎,骶尾椎则比较少见。椎体病灶大多数为一处,少数可波及两个或多个椎体,病灶之间通过健康椎体或椎间盘隔开,表现为跳跃性病变。脊柱结核可并发截瘫。

《医门补要·腰痛日久成龟背痰》云:"脾肾二亏,加之劳力过度,损伤筋骨,使腰胯隐痛,恶寒发热,食少形瘦,背脊骨中凸肿如梅,初不在意,渐致背伛项缩,盖肾衰则骨痿,脾损则肉削,但龟背痰已成,愈者甚寡,纵保得命,遂为废人"。

【病因病机】

(一)中医病因病机

中医认为,先天不足,三阴亏损,久病产后体虚,或有所伤,气不得升,血不得行,凝滞经络,遂发为此病。具体可有阳虚痰凝、阴虚内热及肝肾亏虚的不同。如《医门补要·腰痛日久成龟背痰》云:"龟背痰,起于小儿筋骨脆弱,加以先天不足,或病后失调,大人肾虚腰痛,每成此病"。

(二)西医病因病理

脊柱结核好发于负重大、活动多、血流缓慢的椎体,以单个椎体破坏蔓延至邻近相邻椎体为多见。本病病理上分为:①中心型:病灶起于椎体松质骨,病变常有死骨形成,死骨吸收后形成空洞;椎体病灶所产生的脓液先汇集在椎体一侧的骨膜下,形成局限性椎旁脓肿,位于颈椎或胸椎椎体后方的局限脓肿可压迫脊髓造成截瘫。脓肿继续增加可有两条出路,或者继续剥离病变椎体及相邻椎体的骨膜形成一个广泛椎旁脓肿,或者突破病变椎体骨膜,沿组织间隙向远处流注,形成流注脓肿,最后脓肿破溃,穿破皮肤,形成窦道。胸椎及骶椎易形成椎旁脓肿,颈椎和腰椎易形成流注脓肿。②边缘型:病变破坏椎体边缘和椎间盘组织,以溶骨性破坏为主,死骨较小或无死骨。椎体呈楔形破坏,椎间隙变狭窄,形成脓肿,继而形成椎旁脓肿,并沿组织间隙流向远处。

脊柱结核常合并脊柱畸形。椎体结核最常见的畸形为脊柱后凸畸形,即驼背。产生后凸畸形的机制有:①病变椎体受压后塌陷,使相邻椎体前缘相互凑近;②受累椎间隙狭窄或消失;③椎体的二次骨化中心被破坏,椎体纵向生长受阻;④后凸畸形发生后,躯干重心前移,椎体前缘压力加大。病灶附近健康椎体前缘生长受限,而使椎体变为前窄后宽的楔形,致后凸畸形加重。

脊柱结核易并发截瘫。截瘫多发生在颈椎和胸椎,此处椎管较狭窄,且椎管内为体积较大的脊髓,缓冲较差,受结核性脓肿、死骨或坏死椎间盘的压迫而产生症状。早期可出现运动障碍,晚期伴有二便功能异常,出现排尿障碍、便秘、腹胀症状,大便失禁较少见。

【临床表现与诊断】

（一）全身表现

发病缓慢，早期多无明显症状，活动期可有低热、盗汗、消瘦、乏力、脉数、食欲减退、贫血等。患儿常有夜啼、呆滞或性情急躁。可同时存在肺结核、胸膜结核及其他部位结核。

（二）局部症状和体征

1. 疼痛　疼痛是早期症状，以腰脊痛最常见。疼痛为酸痛、钝痛、持续性痛或间歇性疼痛，程度不等，其中持续性钝痛是脊柱结核的主要特征。休息时减轻，劳累后加剧，咳嗽、打喷嚏、持重物时疼痛加重。神经受到刺激时，出现放射性疼痛，颈椎结核可放射到上肢和枕部，胸椎结核可以放射到胸壁和腹壁，腰椎结核可放射至下肢。

2. 姿势异常及活动受限　出现较早，主要由病椎周围肌群的保护性痉挛所致，活动度较大的颈椎和腰椎比较明显。颈椎结核患者常表现为头前倾、斜颈或短颈畸形，常用手托住下颌，头不能抬起，不能平视。胸椎结核和腰椎结核患者的头和躯干向后倾斜，双手扶腰，使重心后移，尽量减少体重对病变椎体的压力。不能弯腰，拾物试验阳性。

3. 寒性脓肿　寒性脓肿对于某些脊柱结核患者可能是首先出现的症状，对骨与关节结核的诊断非常重要。因椎体病变部位不同而症状不同，颈椎结核常形成咽后壁脓肿和颈部脓肿，可压迫食管和气管；胸椎结核在脊柱两侧形成椎旁脓肿；胸腰段和腰椎结核形成腰大肌脓肿和髂窝脓肿，亦可见于臀部和大腿等处。

4. 窦道、瘘管形成　寒性脓肿穿破后，即形成窦道，或继发混合感染，经久不愈，患者可有急性炎症表现。

5. 脊柱畸形　与发病年龄、骨质破坏程度和病变部位有关。小儿的胸椎结核好发生后凸畸形，骨质破坏越严重后凸愈明显；成人的腰椎结核，后凸不明显，主要表现为侧弯畸形。

6. 脊髓受压症状　结核性肉芽组织或炎性水肿直接压迫和侵袭脊髓，或后纵韧带下脓肿和破坏、脱位的椎体及椎间盘压迫脊髓而出现脊髓压迫症状，多发生在 $T_5 \sim T_{10}$，开始表现为下肢麻木、腿软乏力、括约肌功能障碍，继续发展则可出现痉挛性截瘫，感觉和自主运动功能丧失，肌张力增高，腱反射亢进，病理反射阳性。

7. 叩击痛　病变棘突可有轻度压痛和叩击痛。

（三）实验室检查

脊柱结核活动期，血沉多增快，白细胞计数及分布正常或稍多，常有轻度贫血。混合感染时，白细胞明显增多，细菌培养在未治疗患者中结核杆菌阳性率在 70% 左右。

（四）影像学检查

1. X 线检查　X 线检查早期椎体骨质疏松，骨纹理紊乱，或椎间隙变狭窄，椎旁软组织影增宽；晚期椎体破坏，形成死骨和空洞，椎体楔形变，椎间隙变窄或消失，脊柱后凸畸形（图 5-5）。颈椎上段可见咽后软组织影明显增厚、密度增高，下颈段可见食管后软组织影呈弓形增厚、密度增高的脓肿影像；胸椎可见椎旁脓肿阴影或腰大肌阴影增宽、膨隆等腰大肌脓肿影像。

2. CT 检查　CT 扫描能较早发现骨的细微改变，如椎体内早期病灶或脓肿的形成，特

图 5-5　脊柱结核中心型

别对寰枢椎、颈胸交界和外形不规则的骶椎等常规 X 线片不易获得满意影像的部位更具诊断价值。螺旋 CT 的应用，能更加清晰地从整体上判断椎骨的破坏程度。

3. MRI 检查　MRI 对脊柱结核的早期诊断更为敏感。MRI 可清楚显示受累椎体及椎旁软组织的信号改变，不仅可显示受累椎体的个数及病变范围，而且可显示脊柱结核的不同病理改变及硬膜囊和脊髓的受压情况。椎体受累后在 T_1 加权像为低信号，T_2 加权像为高信号。

【鉴别诊断】

1. 强直性脊柱炎　多发于青壮年男性，腰部板直，晚期呈圆形后凸，脊柱活动明显受限。早期 X 线片仅见骨质疏松，无骨质破坏；晚期可见竹节样变，韧带及椎间盘钙化。

2. 脊柱化脓性骨髓炎　发病急，中毒症状明显，体温高，白细胞计数升高，病变部位疼痛明显，脊柱活动受限，局部软组织肿胀、压痛。X 线片早期可见椎体破坏，椎间隙变窄或消失，常有死骨形成；晚期可见椎体明显骨质增生和硬化。

3. 溶骨性转移瘤　需与中心型结核区别。溶骨性骨肿瘤常为多发，发生病理性压缩性骨折，但椎间隙无变窄，病变可累及椎体附件，病变范围局限、突起，发病急、疼痛难忍，以老年患者多见。

4. 椎体压缩性骨折　有明显外伤史，多限 1 个椎体受损，患椎呈楔形变，椎体前中部可见楔形或斜形的密度增高的压缩性骨折线，边缘锐利，椎体前缘可能有骨碎片存在。

【治疗】

本病的治疗目的是通过休息、营养、中医辨证诊治及抗结核药的运用，手术治疗等，达到杀灭结核杆菌，改善局部血运，保持脊柱稳定性，同时解除和防止脊髓受压。总的治疗原则和方法参照概述中相关内容。

（一）内治法

1. 辨证治疗

（1）阳虚痰凝：初起患处红肿热不明显，病变处隐隐酸痛，继则关节活动障碍，动则疼痛加重,病变初期全身症状不明显,舌淡,苔薄,脉濡细。

治则:补肾温经,散寒化痰。

方药:阳和汤加减。

(2)阴虚内热:病变发展,在病变部位形成脓肿,脓肿可流向附近或远处,也可形成脓肿,若病位表浅,可见漫肿,皮色微红,伴有午后潮热、颧红、夜间盗汗、口燥咽干、食欲减退或咳痰咯血,舌红,苔少,脉细数。

治则:养阴清热托毒。

方药:六味地黄丸合透脓散加减。

(3)肝肾阴亏:病变进一步发展,脓肿破溃后排出稀薄脓液,有时夹有干酪样物,形成窦道,可出现颈或腰背强直,甚或出现瘫痪,形体消瘦,面色无华,畏寒,心悸,失眠,自汗,舌淡红,苔白,脉细数或虚数。

治则:补益肝肾。

方药:左归丸加减。

2. 中成药 抗痨丸、大补阴丸、六味地黄丸等。

3. 西药 西医治疗骨与关节结核的药物主要为抗结核药,要用足够的疗程,选用异烟肼、利福平、乙胺丁醇、吡嗪酰胺等,以上3种或4种药物同时应用,配合服用复合维生素B清晨空腹一次服用一日量,具体治疗原则和方法参照概述中相关内容。

(二)外治法

1. 中药外治 初期用回阳玉龙膏、阳和解凝膏局部外敷。脓肿外溃或窦道形成,可根据情况选用五五丹、七三丹、八二丹药线插入引流,若脓水将尽可改用生肌玉红膏。

2. 局部制动 局部制动的目的是为了缓解疼痛,防止畸形发展,减少体力消耗,避免病变扩散。病变活动期应卧床休息,在卧床休息期间可适当活动。病变静止期在支具、腰围、石膏背心等保护下下床活动。

3. 脓肿穿刺 对于寒性脓肿较大不能立即进行病灶清除者,以及协助诊断时,可进行试验性穿刺,将抽出脓液做细菌学检查。要注意避免反复穿刺形成窦道和混合感染。

4. 局部注射抗结核药物 具有药物浓度高和全身不良反应少等优点,常用药物有异烟肼,有时配合链霉素,但后者局部刺激较大。

(三)手术治疗

当药物治疗无效时,应及时采用手术治疗。常用的手术方法有脊柱后路植骨融合术、脊柱前路植骨融合术、椎体结核病灶清除术等。适应证:①出现脊髓受压症状者,应尽早行病灶减压术,促进脊髓功能恢复;②骨质破坏明显,有寒性脓肿形成,或伴有死骨存在及窦道形成,非手术疗法难以奏效者;③病灶虽小,但经长期治疗无明显改善者;④需行患椎融合者;⑤后凸畸形需矫形者。禁忌证:①患有严重器质性疾病,体质虚弱,难以耐受麻醉剂手术者;②有肺部等部位活动性结核病灶,未能被控制者;③幼儿或病情较轻者。手术均需正规抗结核治疗2~3周后进行,术后继续抗结核治疗,且需卧床休息3~6个月。

治愈标准:①全身状况良好,体温正常,食欲良好;②局部症状消失,无疼痛,窦道闭合;③X线片表现脓肿缩小乃至消失,或已经钙化,无死骨,病灶边缘轮廓清晰;④3次血沉都正常;⑤起床活动已1年,仍能保持上述4项指标。

(四) 其他治疗

保护性支架:颈围、腰围和躯干支架适用于病变已趋于稳定或融合术后该处尚未牢固愈合者。

脊柱结核合并瘫痪的患者应加强护理,预防肺炎、压疮、泌尿系感染和关节僵硬等并发症的发生,必要时应用抗菌药物。

病案分析

袁某,男,41岁,近2年来感腰背酸痛,两下肢痿软无力,行动不能自主,伴有午后潮热,颧红,夜间盗汗,口燥咽干,食欲减退,偶有咳痰咯血,舌红,苔少,脉细数。多次血常规检查提示淋巴细胞百分比较正常为高,胸腰椎摄片提示第9、10胸椎间隙狭窄,并见骨质破坏,可见椎旁脓肿阴影。血沉73mm/h。

分析思路:本病诊断为胸椎结核。患者系中年男性,肝肾渐亏,且劳伤气血,气血虚弱,运行不畅,瘀血内生。日久血瘀化热,耗伤阴液。正气亏虚,邪毒乘虚而入,积聚繁衍,邪正相争,而发为本病。结合相关检查可明确诊断。患者伴有午后潮热,颧红,夜间盗汗,口燥咽干,食欲减退,或咳痰咯血,舌红,苔少,脉细数。四诊合参,本病中医辨证当属"阴虚内热证",治宜养阴清热,佐以托毒透脓。方用六味地黄丸合透脓散加减。药物组成为:熟地黄25g,怀山药12g,茯苓10g,泽泻10g,山茱萸12g,牡丹皮10g,生黄芪12g,穿山甲6g,川芎6g,当归9g,皂角刺5g。

【预防与调护】

避免接触结核环境,避免负重,保持空气清新。适当休息,减少机体代谢,有利于机体恢复。晚期脊柱结核并发瘫痪者,要密切注意患者因卧床而引起的并发症,加强护理。同时予以加强营养及全身支持疗法,增强机体抵抗力。病变活动期需卧床休息,减少体力消耗,有利于健康状况的改善,避免脊髓及神经根受压加重。过多卧床会增加患者思想负担,影响食欲,故强调动静结合原则。病变稳定后,患者可在颈围、腰围或躯干支架的保护下下床活动,并鼓励患者经常变换体位,促进胃肠蠕动,避免胃扩张和肠道胀气。

第三节　上肢骨结核

一、肘关节结核

肘关节结核是因结核杆菌侵入肘关节而形成的化脓性破坏性改变。肘关节结核较为常见,发病率占上肢三大关节结核之首。肘关节结核多见于青壮年,儿童较少,性别及左、右侧差异不大,属中医学"骨痨"范畴。

【病因病机】

(一) 中医病因病机

参见本章第一节概述。

(二) 西医病因病理

病因参见本章第一节概述。

肘关节结核的病理分型亦分为单纯滑膜结核、单纯性骨结核和全关节结核,其中以全关节结核最为常见,单纯性骨结核较单纯滑膜结核常见。肘关节结核的病灶大多位于尺骨鹰嘴与半月切迹,因肘关节松质骨较多,故中心型比边缘型为多。肘关节周围肌肉较少,脓肿易穿破皮肤,因此合并窦道和感染较多,严重破坏时常致关节畸形或发生脱位;病变静止时,关节常发生纤维性或骨性强直,且多在非功能位强直。

【临床表现与诊断】

(一) 全身表现

早期多无明显症状,活动期可有低热、盗汗、食欲减退等。

(二) 症状和体征

1. 初期　肘部隐痛,活动不利,活动时加重,尺骨鹰嘴或肱骨内外髁可有压痛,功能受限不明显,此为单纯骨结核。若为滑膜结核,肘部可轻微肿胀,关节功能受限和疼痛较明显。

2. 中期　疼痛和功能受限加重,患肘呈半屈曲位,伸屈障碍,旋转受限,上臂与前臂肌肉萎缩,肘关节呈梭形肿胀,或出现寒性脓肿。

3. 后期　多为全关节结核,常合并混合感染而形成窦道,经久不愈或致病理性脱位,病灶愈合时,肘关节逐渐发生纤维强直,晚期可致骨性强直。

(三) 实验室检查

参见本章第一节概述。

(四) 影像学检查

X 线检查:肘关节单纯滑膜结核可见关节间隙增宽,周围骨质密度降低疏松,软组织肿胀阴影略宽。单纯骨结核边缘型可见骨质破坏,呈密度减低、边界不清,鹰嘴或肱骨内外上髁中心型可有死骨、空洞形成(图5-6)。全关节结核可见关节间隙变窄或消失,病变靠近干骺端的可见骨膜下新骨形成,关节软骨下骨板广泛破坏,软骨剥脱,骨质缺损,关节

① ②

图 5-6 肘关节结核

①右肘关节尺骨端呈囊状骨破坏,边缘硬化;②关节间隙变窄,软组织肿胀

失去正常形态而发生屈曲畸形、侧方移位、关节脱位或半脱位。

【鉴别诊断】

参见本章第一节概述。

【治疗】

总的治疗原则与方法参照概述相关内容。

（一）内治法

按照祛邪与扶正结合的原则,抗结核药物与中医辨证施治合用,同时注意饮食调养,增加营养的摄入与补给。

1. 辨证治疗

（1）初期:属虚寒痰浊凝聚者,治宜温经通络、散寒化痰,方用阳和汤加减。

（2）中期:属寒性脓肿未溃者,治宜扶正托毒,方用托里透脓汤加减;属阴虚火旺者,治宜滋肾养阴清热,方用大补阴煎、清骨散加减。

（3）后期:属气血两亏者,治宜补气养血,方用人参养荣汤加减;属脾胃虚弱者,治宜健脾补气,方用四君子汤加减。

2. 中成药　抗痨丸、大补阴丸、六味地黄丸等。

3. 西药　主要为抗结核药,具体治疗原则和方法参照总论相关内容。

（二）外治法

根据各期不同情况选择治疗方法。

1. 初期　用回阳玉龙膏或阳和解凝膏外敷。

2. 中期　用药同初期,若脓肿形成或积脓较多时,可行关节穿刺,抽出脓液,也可切开排脓,然后注入链霉素或异烟肼。

3. 后期　若窦道形成,可选五五丹、七三丹药线插入引流,将脓液排尽后,药线掺生肌散以促其收口。若形成瘘管,可用三品一条枪药线,以化腐蚀管。

同时可选用抗结核药物关节内注射,常用药物有异烟肼或链霉素。

（三）手术治疗

肘关节位置表浅,在抗结核药物的配合下,手术可取得较好效果,多数患者还可保留肘关节功能。单纯滑膜结核可采用滑膜切除术;单纯骨结核无死骨的中心型或边缘型保守治疗如无好转或有明显死骨形成或病变有侵入关节趋势者,需及时行病灶清除术;早期全关节结核病变进展,只要没有手术禁忌,都应及时行病灶清除术,并尽量保留关节;晚期全关节结核只要无手术禁忌均应手术治疗,手术方法有病灶清除和叉状切除术、肘关节成形术或病灶清除加关节融合术等。

（四）休息与制动

病灶发展期均应制动,可采用三角巾悬吊或石膏托固定,将患肘固定在屈曲位,待病灶稳定后去除。

【预防与调护】

具体原则可参考概述内容。肘关节结核术后需坚持功能锻炼,以恢复良好关节功能。

二、腕关节结核

腕关节结核是因结核杆菌侵入腕关节而形成的化脓性破坏性改变。腕关节结核的发病率在上肢结核中居第 2 位,以全关节结核多见。多发于青壮年,因腕骨骨化中心出现较晚,12 岁左右出齐,尚未出现骨化中心的软骨不易被结核杆菌所感染,故儿童腕关节结核发病率较低。本病属中医"骨痨"范畴。

【病因病机】

（一）中医病因病机

参见本章第一节概述。

（二）西医病因病理

腕关节结构复杂,近端为桡骨远端、尺骨远端和三角软骨,关节面多,血运差,肌肉覆盖少,为许多肌腱、血管及神经的通道,故腕关节肿胀易被发现,且脓肿易破溃形成窦道。腕关节结核中,单纯滑膜结核和单纯骨结核都很少见。病变主要分为中心型和边缘型,并具有各型特点,这些特点在桡骨远端、尺骨远端比较容易区分;在腕骨和掌骨基底,因体积很小,中心型和边缘型不易区别,常很快发展为全关节结核。病变晚期,逐渐发生前臂旋前、腕下垂和桡偏畸形,关节也逐渐强直。

【临床表现与诊断】

（一）全身表现

全身症状多不明显,可有乏力、消瘦、低热、盗汗等症状。

（二）局部症状和体征

1. 初期　发病缓慢,腕部轻微酸痛,轻度肿胀,关节僵硬不适,常感患手无力,症状呈慢性进行性加重。

2. 中期　疼痛加重,局部压痛,活动受限,手呈屈曲位,不能握拳,手指活动受限及持物无力,腕背侧肿胀明显,甚至形成寒性脓肿。

3. 晚期　腕关节功能障碍,窦道形成。腕关节可出现掌屈尺偏畸形,最终可出现关节强直。

（三）实验室检查

参见本章第一节概述。

（四）影像学检查

1. X 线检查　单纯滑膜结核主要表现为软组织肿胀,骨质疏松;单纯骨结核可见骨质疏松,病区内有透亮区或死骨形成;全关节结核除上述改变外,尚有关节间隙变窄,骨质破坏广泛,常可涉及全部 8 块腕骨和桡骨远端及掌骨基底部,并有部分腕骨破坏阙如,腕骨间排列紊乱,骨质密度模糊和增高混杂。

2. MRI 检查　MRI 能较好显示早期滑膜充血、关节积液和脓肿形成,对单纯滑膜结核的早期诊断有所帮助。

【鉴别诊断】

1. 类风湿关节炎　腕关节是类风湿关节炎的好发部分。患者常为 40 岁左右的女性,多为双侧发病,常与其他关节病变同时存在。单发者不易与滑膜结核鉴别。确诊需靠活检和细菌学检查。

2. 腕月骨坏死　多见于青壮年男性,患者常为体力劳动者。主诉腕关节慢性肿痛,多有外伤史。X线片初期可见月骨相对致密,晚期月骨变扁,边缘不整齐。患者血沉不快,其他腕骨正常。

3. 腕部肿瘤　桡骨远端是原发性骨肿瘤的好发部位,骨巨细胞瘤、网织细胞肉瘤都能见到。肿瘤较小时需与中心型结核的骨空洞相鉴别,前者系溶骨性破坏,后者空洞有反应性致密。

【治疗】

本病的治疗目的是通过休息、营养、中医辨证诊治、抗结核药物的运用、手术治疗,以清除局部脓肿,缓解症状,抢救关节功能。总的治疗原则与方法参照概述内容。

（一）内治法与外治法

均与肘关节结核相同,同时可选用抗结核药物进行关节内注射。

（二）手术治疗

保守治疗无效,病变广泛,顽固性窦道者,应积极考虑手术治疗,彻底清除病变。对于晚期全关节结核,单纯清除病灶是不够的,还需要进行关节融合以重建关节功能;对于病变已静止的腕关节骨性或纤维性强直,有明显腕下垂及尺偏畸形者,可将桡骨远端楔形切除以矫正尺偏,并用克氏针固定,同时切除尺骨头。术后石膏托固定6周。

（三）关节制动

可采用石膏托或夹板将腕关节固定于功能位(背伸约30°)。本法尤适用于早期滑膜结核,或全关节结核不适合手术者。

【预防与调护】

原则上同概述相关内容。

第四节　下肢骨结核

一、髋关节结核

髋关节结核是由结核杆菌经原发活动病灶通过血液侵入髋关节而引起的感染性病变。髋关节结核多继发于肺结核,发病率占全身骨关节结核的第2位,仅次于脊柱结核,10岁以内的儿童多见,男性多于女性,单侧多于双侧。本病属中医"骨痨"范畴。

【病因病机】

（一）中医病因病机

先天禀赋不足,后天营养不良,以致正气虚弱,是易感染结核菌的内在基础。或因跌仆闪挫,关节气血凝滞;或因寒客于关节,经络不舒,气血不畅等,为结核病菌的留聚繁衍提供了有利的条件。若机体在正邪抗争中,正不胜邪,则邪毒日盛而腐蚀筋骨。

（二）西医病因病理

儿童骨骺柔嫩,关节结构正在形成之际,筋骨尚未坚强,而髋关节又是负荷载重和运动的枢纽,儿童活泼好动,易形成积累性损伤,使局部抗病能力降低,易感结核杆菌。

初发病灶,可在滑膜(单纯滑膜结核),渐及骨质;也可始于髋臼、股骨颈或股骨头(单纯骨结核),渐入关节腔内,终致骨质、软骨、滑膜及周围软组织均遭破坏,形成全关节结核。

髋关节结核以滑膜结核多见,很少形成脓肿、窦道。单纯骨结核常形成脓肿,破溃后形成窦道,病变发展导致全关节结核。晚期关节软骨破坏后导致关节纤维性或骨性强直,有时可因股骨头及关节囊破坏严重而后脱位,若股骨头、股骨颈完全破坏而消失,使股骨近端与髋臼之间形成假关节,儿童病例会导致骨骺被破坏。

【临床表现与诊断】

（一）全身表现

早期多无明显症状,活动期可有低热、盗汗、消瘦、乏力、脉数等,患者可有性情急躁,患儿常有夜哭等。

（二）症状和体征

1. 初期　症状轻微,如不规则低热,食欲不振,有时出现患髋酸痛不适,或诉膝痛,活动量大时出现跛行,患髋常处于轻度屈曲状,伸屈均受限。

2. 中期　全身症状明显,表现为精神委靡,纳呆羸瘦,低热盗汗,脉细数,舌红少苔。患儿主诉膝痛明显。检查可见患髋屈曲,多方向活动受限。托马斯征阳性,血沉加快,髋关节周围饱满,可发现寒性脓肿。

3. 后期　全身与局部症状明显加重。患髋屈曲挛缩,功能障碍,臀肌萎缩,患肢变短,窦道形成,也可能合并病理性脱位。

（三）实验室检查

参见本章第一节概述。

（四）影像学检查

X线检查:单纯滑膜结核的变化有:患侧髋臼与股骨头骨质疏松,骨小梁纤细,骨质变薄;患侧滑膜与关节囊肿胀;关节间隙增宽或变窄;由于骨盆倾斜,患侧闭孔变小。单纯骨结核在髋臼或股骨头颈部有骨质破坏,也可有死骨形成,闭孔不对称;全关节结核则关节破坏严重,有的头颈消失,出现病理性脱位,或形成纤维性或骨性强直(图5-7)。晚期脓肿可有钙化,长期混合感染可见骨质硬化。

图5-7　髋关节结核(陈旧性)
双侧股骨头破坏、消失;髋臼变浅而不规则;双髋关节脱位

【鉴别诊断】

1. 急性化脓性髋关节炎　正常情况下,二者鉴别不难,当髋关节结核呈急性发病,并伴有全身中毒性症状时应仔细鉴别,必要时可做穿刺或细菌涂片检查。

2. 类风湿关节炎　常为双侧对称性发病,且常发于小关节,并伴有其他关节病变,类风湿因子多阳性。

3. 儿童股骨头缺血性坏死　无全身症状,影像学检查可见股骨头骺致密、变扁平,关节间隙增宽,以后股骨头破裂、坏死或囊性变,股骨颈变短而粗。

4. 髋关节暂时性滑膜炎　发病年龄和症状与本病很相似,但暂时性髋关节滑膜炎无结核的全身反应,卧床休息或牵引数周即愈。

【治疗】

根据病情、年龄、病理类型和不同的发展阶段采取不同治疗措施,以清除病灶,减少或消灭结核杆菌,改善局部血运,缓解症状,防止复发,挽救关节功能,保持关节稳定性。总的治疗原则参照概述内容。

（一）内治法

1. 辨证治疗

（1）初期:治宜温经通络、散寒化痰,方用抗痨丸,或用阳和汤,连服4~5周。

（2）中期:继续服用抗痨丸。若阴虚火旺明显,可服用清骨散合六味地黄丸;若表现为神疲少气、形寒肢冷、面色无华,可配合服用人参养荣丸。

（3）后期:治宜扶正与祛邪相结合,根据气血两亏或脾胃虚弱等不同证候,在抗痨的同时,可选择八珍汤、十全大补汤等内服。

2. 西药　主要为抗结核药,具体治疗原则和方法参照总论相关内容。

（二）外治法

根据各期不同情况选择治疗方法。

1. 初期患髋轻度肿胀、疼痛,活动受限者,用回阳玉龙膏掺麝香散或阳和解凝膏外敷。

2. 髋关节内脓液较多,或形成寒性脓肿者,可行关节穿刺,抽出脓液,注入0.9%氯化钠注射液冲洗,最后注入链霉素或异烟肼,加压包扎。

3. 窦道形成,久不收口,可选五五丹、七三丹、八二丹药线插入引流,将脓液排尽后,再用药线配合生肌散以促其收口。若形成瘘管可用三品一条枪或白降丹药线,以化腐蚀管。

（三）手术治疗

1. 滑膜切除术　可用于单纯滑膜结核,1~3个月保守治疗不见好转,为防止发展成为全关节结核者。术后牵引3~4周。

2. 病灶清除术　用于全关节结核或单纯骨结核,术后牵引3~4周。若儿童不合作,可用石膏裤固定。

3. 关节融合术　适用于15岁以上关节破坏严重者,可在病灶清除术的同时进行关节植骨融合。

4. 截骨矫形术　用于髋关节在屈曲内收位发生骨性强直者,做转子下外展截骨矫正,一般需做内固定。

5. 关节成形术　用于髋关节已形成骨性强直而希望重获关节功能的非体力工作者或年轻女性患者。该手术还需具备骨质无疏松,局部无广泛瘢痕,臀周肌力好,无严重短缩与其他畸形等条件,方可实施。

(四) 其他治疗

1. 牵引　为防止患髋屈曲挛缩畸形或病理性脱位,早期即应牵引。

2. 输血　后期气血衰弱,常伴有贫血,少量多次输入新鲜血液,可改善全身状况,增加抗病能力,对治愈本病有积极作用。一般每次输 100 ~ 200ml,每周 2 次。

【预防与调护】

原则上同骨与关节结核概述相关内容。滑膜结核非手术治疗后 80% 可治愈,全关节结核及时行手术治疗可以保留或部分保留关节功能;但当关节破坏严重时,往往导致关节功能的严重丧失。若行髋关节结核病灶清除术,术后观察伤口有无渗出物及血运。术后继续抗结核治疗 6 ~ 12 个月,可行下肢制动,减轻疼痛,促进修复。

二、膝关节结核

膝关节结核与其他骨关节结核一样是一种继发性病变,绝大多数继发于肺结核。膝关节结核的发病率占全身骨与关节结核的第 3 位,多为单关节发病,儿童及青少年多见。

本病中医称为"鹤膝痰"或"鹤膝风"。由于膝关节滑膜广泛,故多为滑膜结核,基本特点是关节呈梭形肿胀,膝关节周围肌肉萎缩,关节变形,形如"鹤膝"。

【病因病机】

(一) 中医病因病机

参见本章第一节概述。

(二) 西医病因病理

膝关节负重大,劳损多,加之其前方、侧方无丰富肌肉保护,阴寒湿邪易于侵袭,使局部抗病力减弱,结核杆菌随血液灌注于此繁衍聚毒为患。膝关节滑膜丰富而广泛,故初发病灶在滑膜者居多(单纯滑膜结核)。单纯骨结核多发生于股骨远端和胫骨近端的骨骺和干骺端。髌骨、腓骨头结核较少见。

膝关节发生结核时,如髌上囊不与关节相通,则该囊可不被结核病变所侵袭;该囊与关节相通,则将被波及,而髌上囊大多与膝关节相通。当股骨远端结核侵入髌上囊,且该囊与关节相通,将形成全关节结核。

随着病变发展,软骨面和软骨下骨板大部分被破坏,病变进入晚期全关节结核阶段,半月板和前交叉韧带也被累及。软骨和骨质大量破坏,关节囊和侧副韧带相对松弛,胫骨可向后、向外脱位。股骨远端或胫骨近端骨骺板在儿童时期破坏,可引起患肢严重短缩畸形。膝关节常有屈曲或内、外翻畸形。后期则可形成膝关节纤维性或骨性强直。

【临床表现与诊断】

(一) 全身表现

早期多无明显症状,活动期可有低热、盗汗、消瘦、乏力、脉快等。

（二）症状和体征

1. 初期 单纯滑膜结核，表现为关节肿胀，疼痛，屈伸不利，活动后疼痛加重，但皮肤多不红不热，休息后症状可减轻，单纯骨结核仅有局部隐痛、叩击痛。

2. 中期 单纯滑膜结核，膝周漫肿，活动后加重，浮髌试验阳性，穿刺可有黄色混浊液体抽出；疼痛较明显，关节功能轻度受限，可有跛行，关节周围肌肉可有萎缩，使关节呈梭形肿胀。单纯骨结核，局部肿胀，压痛逐渐明显，伸屈功能受限不明显，上述症状进一步加重，关节功能障碍明显，呈屈曲位不能伸直，当穿刺液为浆液或脓液时，表示已经发展为全关节结核。

3. 后期 患侧膝关节屈曲挛缩，或有半脱位畸形，伸屈功能丧失；患侧膝关节周围冷脓肿破溃形成窦道，并容易发生混合感染。

（三）实验室检查

参见本章第一节概述。

（四）影像学检查

X线检查：膝关节结核尤其是滑膜型，早期表现为关节间隙增宽，关节周围软组织肿胀，以及关节局部骨质疏松，较少出现硬化。儿童骨骺出现较早，且比健侧增大，骨小梁粗而稀疏，骨骺可提前愈合。关节软骨破坏后在关节两侧的边缘部分可见到凹弧形或鼠咬状破坏，边缘锐利，一般见不到死骨，骨破坏较大时可见吻形死骨；后期关节常形成半脱位；愈合期常表现为狭窄的关节间隙逐渐变得清晰，破坏区边缘骨质硬化，并形成纤维性强直（图5-8）。

图5-8 膝关节结核
膝关节间隙宽窄不一，髌骨呈
溶骨性破坏并移位

【鉴别诊断】

1. 化脓性关节炎 结合病史、临床症状及血液化验检查，鉴别并不困难。

2. 滑膜肉瘤 为恶性程度较高的软组织肿瘤，病程长短不一，疼痛剧烈。X线检查可见软组织阴影出现较早，界限清楚，密度均匀而呈分叶状，常跨越关节，可能有钙化点，骨质呈侵蚀性或弥漫性破坏，病变多较广泛，但无死骨，也无骨膜增生。

3. 色素沉着性绒毛结节性滑膜炎　本病好发于膝关节、踝关节，病程一般较长，最长可达 10 余年。病程长者可见股骨和胫骨内外髁边缘有外侵性的溶骨性破坏，少数在干骺端有长圆形骨质破坏区，与骨干长轴垂直，一般无硬化边缘，亦无死骨或骨膜反应等。

【治疗】

本病的治疗目的是通过休息、营养、中医辨证诊治、抗结核药物、手术治疗的应用，达到控制结核杆菌，改善局部循环，保持关节稳定性，最大限度保留关节活动度，预防关节强直发生。总的治疗原则与方法参照概述内容。

（一）内治法

按照祛邪与扶正的治疗原则，抗结核药物与辨证施治合用，具体方法和药物参见髋关节结核。

（二）外治法

根据各期不同情况选择治疗方法。

1. 初期　局部用回阳玉龙膏掺麝香散或阳和解凝膏外敷，膝关节伸直位固定。

2. 中期　关节积液较少时，可同初期治疗，局部敷药制动。关节积液较多时，可改用关节腔穿刺抽出积液，链霉素或异烟肼注入，适当加压包扎固定。

3. 后期　患肢伸直位制动或做持续性牵引，有窦道形成、久不收口者，可参照髋关节结核治疗。

（三）手术治疗

非手术治疗无效者，可采用手术治疗，或行病灶清除术，或病灶清除的同时行加压融合术。单纯滑膜结核经非手术治疗无效、滑膜明显增厚者，行滑膜切除术。

【预防与调护】

术后继续抗结核治疗，观察伤口有无渗出及患肢血运情况。术后早期进行股四头肌功能锻炼，并逐渐抬腿。若行滑膜切除或单纯骨结核病灶清除术，应尽早练习膝关节活动，防止关节粘连。

三、踝关节结核

踝关节结核多是由肺部结核杆菌经血液扩散停留在踝关节而引起的感染性病变。踝关节结核在下肢三大结核中发病率最低，多发生在 10 岁以下的儿童及青少年，中医称为"穿拐痰"。

【病因病机】

（一）中医病因病机

参见本章第一节概述。

（二）西医病因病理

踝关节结核可分为单纯滑膜结核、单纯骨结核和全关节结核。踝关节结核的初发病灶可在滑膜，亦可在胫骨远端、距骨或内外踝。发生于滑膜、胫骨远端和距骨的病灶，因在关节囊内或邻近关节囊，故极易形成全关节结核。发生于内外踝的病灶，多在关节囊外，位置表浅,又无丰富肌肉覆盖,病变向外发展,穿破皮肤形成窦道;向内发展,穿破关节囊侵犯关节内,临床较少见。踝关节严重破坏时,患足常下垂、内翻或强直。因踝关节与距下关节相通,故踝关节结核常并发距骨下关节结核。

【临床表现与诊断】

(一)全身表现

早期多无明显症状,活动期可有乏力、消瘦、低热、盗汗等症状。

(二)局部症状和体征

1. 疼痛和肿胀　初期仅有轻微酸痛麻木,不适。局部微肿,动重静轻,踝关节周围可有压痛,随着病情发展,关节内积液增多,肿痛加重,内外踝下方和跟腱两侧的正常凹陷膨隆。

2. 功能障碍和畸形　开始为踝关节背伸跖屈受限,若累及跟距关节则内外翻活动受限,晚期关节破坏严重,可出现足下垂内翻或外翻畸形,以及窦道形成,最终致关节强直。

3. 跛行　由于疼痛,患者出现跛行,疼痛与跛行的程度有关,晚期由于畸形致跛行明显。

(三)实验室检查

参见本章第一节概述。

(四)影像学检查

X线检查:全关节结核X线片表现周围软组织肿胀,关节间隙变窄,胫腓骨和距骨关节面均模糊毛糙不齐,附近骨质疏松萎缩。病变早期,单纯滑膜结核或单纯骨结核,X线征象多不明显,发病后3~6个月出现软组织肿胀,骨质疏松或破坏(图5-9)。若有混合感染,可见骨质硬化。

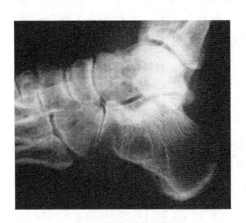

图5-9　踝关节结核
距骨密度不均,其内可见囊性
透光区及硬化区

【鉴别诊断】

1. 类风湿关节炎　踝关节是类风湿关节炎周围型的病变部位,发病多为40岁左右的中年女性,多双侧为患,类风湿因子阳性。

2. 踝关节扭伤 踝关节陈旧性扭伤多有明显外伤史,局部肿胀、疼痛,甚至局部皮肤瘀斑、青紫。X 线检查可以协助诊断。

【治疗】

本病的治疗是通过各种保守治疗及手术疗法的运用,达到杀灭结核杆菌,抑制结核杆菌生长,改善局部血运,促进骨质再生,恢复关节功能,保持关节稳定性,预防关节僵直的目的。总的治疗原则和方法参照概述相关内容。

（一）内治法与外治法

参见第一节概述。

（二）手术治疗

1. 滑膜切除术 适用于单纯滑膜结核非手术治疗无效及滑膜增厚者。

2. 病灶清除术 适用于保守治疗无效的单纯骨结核,或病灶中有明显死骨者。早期全关节结核也应做此手术。

3. 关节融合术 用于晚期全关节结核,年龄在 12 岁以上,在病灶清除术的同时做关节融合术,术后石膏托固定 2~3 个月。

【预防与调护】

术后进行功能锻炼,最大可能恢复踝关节功能。规律服药,继续抗结核治疗。观察手术切口,及时更换敷料,并合理应用抗生素,避免切口窦道形成及皮肤坏死或感染的发生。具体参考概述内容。

第五节　骶髂关节结核

骶髂关节结核是由结核杆菌侵袭骶髂关节软骨或骨组织而引起的骶髂关节面及骨组织破坏的感染性病变。骶髂关节结核较少见,多发生在 10~30 岁,女性发病率高于男性,多单侧发病。本病属中医"流痰"范畴,《外科医案汇编》云:"痰凝于肌肉、筋骨、骨空之处,无形可征,有血肉可以成脓,即为流痰"。

【病因病机】

（一）中医病因病机

参见本章第一节概述。

（二）西医病因病理

骶髂关节结核常由骶骨或髂骨的病变发展而来。据病变部位可分为单纯滑膜结核、单纯骨结核和全关节结核,临床病例几乎都是全关节结核。关节破坏严重时可发生病理性脱位,使患侧髂骨上移。

【临床表现与诊断】

（一）全身表现

早期多无明显症状,病变活动期可有低热、盗汗、消瘦、乏力、脉快、食欲减退、血沉加快等结核中毒症状。

（二）局部症状和体征

1. 疼痛 患侧骶髂部或臀部疼痛,休息时减轻,活动后加剧,咳嗽、喷嚏时疼痛加重;疼痛逐渐加剧,可沿坐骨神经向下放射;骶髂关节后方有压痛及叩击痛。

2. 脓肿　患侧臀部及髂后上棘部位肿胀,髂窝部可触及包块。

3. 寒性脓肿及窦道形成。

4. 功能障碍　由于骶棘肌痉挛,引起轻度腰椎向健侧侧弯,腰椎前屈及向健侧活动受限,下肢活动受限,"4"字试验阳性,直腿抬高试验阳性,骨盆挤压试验阳性。

（三）实验室检查

病变活动期或合并其他部位结核,抗酸杆菌培养可为阳性,血沉加快,可有轻度贫血。

（四）影像学检查

X 线检查:单纯滑膜结核在 X 线片上不易诊断,开始转变为全关节结核时则出现关节面模糊、关节边缘破坏和关节间隙增宽,在原发病灶处骨质破坏最严重,常有死骨存在。

【鉴别诊断】

1. 强直性脊柱炎　病变始于骶髂关节,常见于青年男性。X 线片可见骶髂关节髂骨处出现硬化,关节边缘模糊不清,随后骶髂关节面出现边缘不整、硬化,两侧骶髂关节均可出现改变。以后关节间隙变窄,关节边缘呈锯齿样破坏,最后关节间隙消失,骶髂关节融合,胸腰椎椎体呈现竹节样改变,脊柱常呈后凸畸形。

2. 骶髂关节急性化脓性关节炎　起病急骤,寒战,发热,头痛,食欲减退,局部肿胀、疼痛,可迅速出现脓肿,破溃形成窦道。脓性分泌物培养可见化脓菌。X 线片可见髂骨呈广泛性破坏,晚期骶髂关节骨性强直。

3. 髂骨肿瘤　骶髂骨为造血系统及淋巴系统和转移癌的好发部位。患者多为中老年人,局部肿块比较硬。X 线片可见溶骨性或穿凿样破坏,无边缘致密,不侵犯关节,活检可确诊。

【治疗】

本病的治疗目的是通过中医辨证诊治及抗结核药物的运用、手术治疗等,以杀灭结核杆菌,控制全身结核中毒症状,保留关节骨质结构。总的治疗原则和方法参照概述内容。

（一）内治法

1. 中医具体辨证治疗可参考概述相关内容。

2. 中成药　抗痨丸、大补阴丸、六味地黄丸等。

3. 西药　西医治疗骨与关节结核的药物主要为抗结核药,主要有异烟肼、利福平、乙胺丁醇、吡嗪酰胺等,以上 3 种或 4 种药物同时应用,具体治疗原则和方法与概述相同。

（二）外治法

1. 中药外治　初期用回阳玉龙膏、阳和解凝膏局部外敷。脓肿外溃或窦道形成,可根据情况选用五五丹、七三丹、八二丹药线插入引流,若脓水将尽,可改用生肌玉红膏。

2. 局部制动　目的是为了缓解疼痛,宜卧硬板床休息。

3. 脓肿穿刺及注射抗结核药物　对于老年体弱、没有明显死骨的患者,采用非手术治疗,局部脓肿可以采用穿刺吸脓注射抗结核药物治疗。

（三）手术治疗

对于脓肿和死骨明显，经久不愈，有窦道形成者，可采用病灶清除术。如无明显混合感染可同时做关节内植骨融合术，切口可采用前方或后方入路，术后卧床休息 2～3 个月，继续抗结核治疗 6～12 个月。

【预防与调护】

预防上做好结核病的宣传及预防工作，积极治疗受感染者，防止结核感染引起该病是关键。手术患者或有窦道形成者，做好清洁换药，及时更换敷料，避免混合感染。多食富含蛋白质和维生素的食品和水果，以增强体质及免疫力。

学习小结

1. 学习内容

2. 学习方法

（1）骨与关节结核的学习首先要了解骨与关节结核的总体病因病机及其相关流行病学内容，对骨与关节结核形成初步印象。

（2）具体各部位骨与关节结核的学习，需与概述内容相结合，从总体出发来理解局部病变特点，掌握其病变特征，从而掌握疾病的临床诊疗要点，从患者症状、体征及相关辅助检查判断疾病的类型。

（3）通过熟记鉴别诊断相关内容，进一步理解骨与关节结核独特的临床病理改变。

（4）能够在课堂上谨记骨与关节结核的总纲领，课后复习以进行必要补充，将课本内容转化成自己的知识补充，能够运用于临床。

（5）通过对课后复习题及相关练习题的认真思考，掌握本章重点内容。

（江中潮）

复习思考题

1. 简述骨与关节结核的中医辨证分型及主要治疗原则。
2. 简述骨与关节结核围术期的调护措施。

第六章 骨 坏 死

学习目的

通过学习成人股骨头缺血性坏死、儿童股骨头缺血性坏死、创伤性骨缺血性坏死等内容，掌握骨坏死性疾病的临床表现、诊断、鉴别诊断及治疗等内容，为以后临床对骨坏死性疾病的诊断和治疗奠定基础。

学习要点

成人股骨头缺血性坏死、儿童股骨头缺血性坏死、创伤性骨缺血性坏死的临床表现、诊断及治疗等。

第一节 概 述

骨坏死(osteonecrosis,ON)是指骨的血供中断后，骨细胞和骨髓成分发生坏死及随后修复的病理过程。骨坏死性疾病包括成人的缺血性骨坏死和儿童的骨软骨病。成人缺血性骨坏死多发生在股骨头、股骨髁、肱骨头、手舟骨、足距骨等；骨软骨病是指在骨的发育时期，各骨化中心由于各种原因干扰而出现的软骨内化骨的紊乱，病变发生在骨骺，又称为骨骺炎或骨软骨炎。

中医学典籍中虽无骨坏死这一病名的直接记载，但根据其症状、体征与发病机制，多数将其归属于"骨蚀"范畴。"骨蚀"的病名最早见于《黄帝内经》，《灵枢·刺节真邪》曰："虚邪之入于身也深，寒与热相搏，久留而内著，寒胜其热，则骨疼肉枯，热胜其寒，则烂肉腐肌为脓，内伤骨，内伤骨为骨蚀"。限于历史条件，后世医家对"骨蚀"缺少专门论述，其辨证施治的主要内容散见于"骨痹"、"骨痿"等篇章中。

【病因病机】

（一）中医病因病机

中医学认为本病与先天禀赋不足、跌仆损伤、内生湿热等有关。

1. 肾元亏虚 肾阴不足，肾水匮乏，水不胜火，热伐其精，髓减骨枯，或肾阳不足，失却温煦，肾虚不能生髓养骨，发为骨蚀。

2. 气滞血瘀 创伤后骨断筋伤，气滞血瘀，气血运行不畅，脉络瘀阻，骨失濡养，发为骨蚀。

3. 湿热浸淫 平素嗜酒、过食肥甘或长期服用激素，或内积宿疾而致湿热蕴结，脉络阻塞，筋骨失养；或热舍于肾，内伐肾精，精耗髓伤，骨失濡养而发病。

综上所述，本病的病机特点概括为"本虚标实"，以肾元亏虚为本，气滞、血瘀、湿热为标。

（二）西医病因病理

西医学认为引起骨坏死的原因很多，可分为创伤性和非创伤性两大类（表6-1）。

创伤性骨坏死是由于创伤使骨的部分或主要血液供应遭受破坏,使骨组织发生缺血性坏死,如股骨颈骨折、距骨骨折或手舟骨腰部骨折后血液供应被损害而发生骨缺血性坏死。创伤性骨坏死的原因比较明确,属血液供应障碍所致,而非创伤性骨坏死的发生机制迄今尚不完全清楚。此外,儿童股骨头缺血性坏死的确切发病机制亦不清楚。

表 6-1　骨缺血性坏死的病因及机制

疾 病 表 现	机　　制
创伤性坏死(骨折)	MVI、VVO
感染性骨坏死	MVI、T&E、I/P-VW、VVO(?)
非创伤性骨坏死(成人)	
应力或疲劳骨折	MVI、VVO
酗酒	T&E、I/P-VW、VVO(?)
减压症(潜水病,减压病)	T&E、I/P-VW
戈谢病	I/P-VW
结缔组织病(如类风湿关节炎或系统性红斑狼疮)	MVI、I/P-VW
动脉炎或血管炎	I/P-VW
血红蛋白病(镰状细胞病)	T&E
凝血紊乱	T&E、I/P-VW
放射性损伤	I/P-VW
皮质类固醇药物	MVI、T&E、I/P-VW、VVO(?)
"衰老"-股骨远端相关病变	I/P-VW
妊娠	VVO(?)
痛风	继发事件
胰腺炎	?
特发性或自发性骨坏死	?
儿童期及疾病(如 Legg-Calvé-Perthes 病、Sever 病、Köhler 病、Larsen 病、Blount 病或 Panner 病)	?
其他	
骨髓增生性疾病(红细胞增多症)	
脂肪栓子	

　　被公认的发病机制:MVI:机械性血管阻断;VVO:静脉和小静脉的闭塞(Chandler 病);T&E:血栓形成和栓塞;I/P-VW:损伤或外部压力作用于血管壁。

【诊断】

　　骨缺血性坏死主要根据病史(特别是创伤、服用激素、嗜酒史)、临床症状、体征和 X 线片等方面进行诊断,磁共振成像(MRI)、放射性核素骨扫描等有助于早期诊断。

【治疗】

（一）内治法

1. 辨证治疗

（1）肾元亏虚:腰膝痿软无力,疼痛隐隐,时作时止,遇劳痛甚,休息后疼痛减轻,关节拘紧,转枢不利,舌质淡,苔薄白,脉沉细无力。

治则:补肾填髓,强壮筋骨,佐以活血祛瘀。

方药:偏阳虚者右归丸加减,偏阴虚者六味地黄丸加减。

(2) 气滞血瘀:髋部疼痛,痛有定处,固定不移,胀痛或刺痛,关节活动受限,舌紫黯或有瘀点,苔薄,脉弦涩。

治则:行气活血,破积散瘀。

方药:桃红四物汤或身痛逐瘀汤加减。

(3) 湿热浸淫:髋部灼热重痛,身热不扬,关节活动不利,口苦口黏,口渴不欲饮,舌苔黄腻,脉滑数或濡数。

治则:清热利湿,舒筋活络。

方药:四妙丸或宣痹汤加减。

2. 中成药　可选用通络生骨胶囊、健骨生丸、磷酸川芎嗪片、仙灵骨葆胶囊等。

3. 西药　目前尚未有疗效确切的西药。有文献报道,二膦酸盐类、抗凝药物及扩血管药物可选用。

（二）外治法

1. 中药外用　对于疼痛明显者,可采用双柏散等清营凉血、消肿止痛;活动不利者,采用舒筋活络、温经散寒、活血通痹类药物;肝肾阳虚者,则采用补肝益肾、强筋壮骨兼以舒筋活血类药物。

2. 针灸治疗　根据发病或疼痛的部位,循经取穴、远侧全息对应取穴或取阿是穴,可以起到减轻疼痛、缓解痉挛的效果。

3. 手法治疗　早期可用各种较轻柔的软组织松解手法,以舒筋理筋为主,可以起到增加局部血液循环、缓解疼痛的作用。晚期有关节功能障碍者,则可以使用各种活节展筋的手法,促进关节功能的恢复。

（三）手术治疗

手术方法包括髓芯减压术、打压支撑植骨术、钽棒植入术、带血管骨瓣移植术、吻合血管腓骨移植术、关节置换术等。具体详见本章以下各节。

（四）其他

1. 限制负重　可缓解疼痛,延缓或减轻塌陷,一般可采用扶拐、轮椅等辅助行走。

2. 物理治疗　有缓解疼痛、改善功能、促进坏死修复等作用。通常可选用高压氧、体外震波、高频磁场等。

第二节　成人股骨头缺血性坏死

成人股骨头缺血性坏死(osteonecrosis of the femoral head,ONFH)又称成人股骨头无菌性坏死,是临床最常见的骨坏死。本病可分为创伤性股骨头缺血性坏死与非创伤性股骨头缺血性坏死两大类。创伤性股骨头缺血性坏死多见于股骨颈骨折后。非创伤性股骨头缺血性坏死的发病原因多种多样,多数与过量糖皮质激素的使用或长期酗酒有关,也有少部分患者找不到发病原因,称为特发性股骨头缺血性坏死。

本病在我国的发病率呈明显上升趋势,已成为临床常见病,好发于20~50岁、平均36岁左右的中青年,双侧患病者占70%以上,多数历经坏死、修复、塌陷、骨关节炎的病理过程,表现为疼痛、功能障碍、行走困难等一系列临床症状,严重影响患者的劳动能力与生活质量,双侧患病者可严重致残,因此越来越受到医学界的重视。

中医学典籍中虽无成人股骨头缺血性坏死这一病名的直接记载,但根据其症状、体征与发病机制,多数学者认为当属"骨蚀"、"骨痿"、"骨痹"等范畴,发病部位在髋部。正如《灵枢·刺节真邪》曰:"虚邪之入于身也深,寒与热相搏,久留而内著,寒胜其热,则骨疼肉枯,热胜其寒,则烂肉腐肌为脓,内伤骨,内伤骨为骨蚀"。

【病因病机】

（一）中医病因病机

本病的致病因素和发病原因是多方面的。中医认为人体的筋、骨、肉与肝、脾、胃、肾的关系最为密切。肾为先天之本,主骨生髓,肾健则髓充,髓满则骨坚;反之,则髓枯骨痿。肝主筋藏血,与肾同源,两脏荣辱与共,若肝血亏损,疏泄失职,则藏运不周,营养不济,可引起筋脉失养,筋骨不利,从而导致筋挛、筋弛以及骨痿、骨蚀。脾胃为后天之本,万物生化之源,"使脾健胃和,则水谷腐熟,以化气血,以行营卫","若土失健运,生化无源,则筋骨肌肉皆无气以生"。脾主肌肉,《灵枢·本神》曰:"脾气虚则四肢不用"。

中医学认为本病发病过程中气滞血瘀起着关键性的作用并贯穿始终,其他证型多为兼证。

1. 气滞血瘀　激素为药邪,酒精为湿热之邪,脉络屡受邪毒戕伐,气血运行不畅,久则气滞血瘀,发为骨蚀。或外力所伤,骨断筋损,气滞血瘀,脉络瘀阻,骨失所养,则为骨蚀。

2. 肝肾亏虚　激素(药邪)味入营血,酒性辛窜,久服均易伤肝肾,肝虚不能藏血,肾虚不能生髓养骨,发为骨蚀。

3. 痰湿蕴结　长期酗酒、饮食膏粱厚味,易生湿热、化痰,痰湿互结,蕴阻于内,致气滞血瘀,精耗髓伤,骨失濡养而发病。

综上所述,其病因病机主要包括瘀、痰、虚三方面。其中瘀(血)、痰(浊)为实、为标,肝肾气血虚为虚、为本。

（二）西医病因病理

1. 病因　所有能引起骨缺血性坏死的病因都可引起成人股骨头缺血性坏死。通常将病因分成两大类:①创伤性:以股骨颈骨折最常见;②非创伤性:以激素性和酒精性较多见,尚有部分坏死找不到病因的称为特发性股骨头缺血性坏死。这些病因的共同特点是损害了股骨头的血液循环。下面分别介绍创伤性、非创伤性股骨头缺血性坏死的发病原理。

（1）创伤性股骨头缺血性坏死:以创伤后股骨颈骨折为例介绍创伤性股骨头缺血性坏死的发病原理。正常股骨头的血液供应主要来自:①后上支持带血管,即外骺动脉;②后下支持带血管,即下干骺端动脉;③圆韧带血管,即内骺动脉(图6-1)。其中以后上支持带血管最为重要,供应股骨头血供的外上 2/3。

股骨颈骨折后由于供应股骨头血液循环的主要血管损伤,极易造成股骨头缺血性坏死,文献报道发生率达23%～86%。股骨颈骨折后是否发生股骨头缺血性坏死与下列因素有关:①年龄:儿童和青壮年的发生率较老年人高。主要原因是儿童和青壮年发生股骨颈骨折所受的暴力较老年人大,骨折错位明显,血管损伤严重。②骨折线的高度:骨折线愈靠近股骨头,缺血性坏死率愈高。因外骺动脉沿股骨颈后上方头下横线远侧进入头部,因此骨折线如在该横线近侧或通过横线者,则该血管断裂,坏死率增高。根据报道,头下型骨折坏死发生率为2/3。③骨折端原始移位程度:原始移位重者,供养股骨头的血管损伤的机会增多,坏死率亦增高。④骨折后的复位与内固定:骨折后复位和内固定时间延

图6-1 股骨头血液供应示意图
①后上支持带血管；②后下支持带
血管；③外骺动脉；④内骺动脉；
⑤上干骺端动脉；⑥下干骺端动脉；
⑦来自颈部的髓内血管

迟,缺血坏死率亦随之增加。早期手术者即使坏死也属部分坏死,出现坏死的时间也晚;而延期手术者,其坏死往往属全头性的,且坏死出现较早。此外,复位和内固定质量的好坏,也与坏死率、坏死程度、坏死发生的时间有关。

（2）非创伤性股骨头缺血性坏死:西医学研究表明,股骨头缺血性坏死与长期使用大剂量糖皮质激素、酗酒有关,也有少数患者找不到明确原因。

随着西医学的发展,糖皮质激素（以下简称激素）应用日趋广泛,涉及全身各系统疾病的治疗。常见的需要使用激素治疗的疾病包括系统性红斑狼疮、肾小球肾炎、特发性血小板减少性紫癜、白血病、病毒性脑炎、皮肌炎、重症肌无力、哮喘、器官移植术后（肾移植、骨髓移植）等。再者,临床上滥用激素而造成骨缺血性坏死的病例屡见不鲜,这种情况应引起高度重视。

一般认为,激素性股骨头缺血性坏死与激素使用的时间、剂量有关,但量效、时效关系的个体差异很大。

长期酗酒是引起本病的另一个常见原因,发病危险因素与每天酒精摄入量及持续时间有关。

其他与本病发病有关的因素包括减压病、血红蛋白疾病、放射疗法以及胰腺疾病、高尿酸血症、动脉硬化等。

总之,不论是创伤性还是非创伤性股骨头缺血性坏死,其发病机制都与血液循环障碍有关,或者说"缺血"是本病的基本病理。缺血包括动脉供血不足和静脉回流障碍两方面。而骨内压力的增高会加快骨的坏死,应力作用下会导致股骨头塌陷。

2. 发病机制　西医学对本病的发病机制尚未完全清楚,目前有以下学说。

（1）脂肪栓塞:长期服用激素可使脂肪在肝沉积,造成高脂血症和全身脂肪栓塞,由于股骨头软骨下骨终末动脉管腔很小,脂肪球易于黏附在血管壁上,造成血管栓塞,或骨髓内骨细胞被脂肪占据,脂肪细胞肥大并融合成片,使骨髓内生血细胞死亡;酒精中毒可导致脂肪肝或脂质代谢紊乱,使骨细胞发生脂肪变性坏死,最终发生股骨头缺血性坏死。

（2）骨内小动脉损害:激素性股骨头缺血性坏死患者,原来往往存在血管炎为特征的疾病,而小动脉通常是血管炎和激素的靶器官,表现为血管内膜炎、血管壁损伤、出血等,结果导致股骨头供血障碍,发生坏死。

（3）骨内小静脉淤积、骨内高压:长期使用激素能增加髓内脂肪体积,造成髓内有限的空间压力增高、静脉回流受阻、股骨头血供减少;而股骨头微循环障碍造成的缺氧又引起髓内组织渗出、肿胀,加重髓内高压而形成恶性循环,最终导致股骨头缺血而发生坏死。

（4）血管内凝血:近年来,有学者认为各种原因可引起血液呈高凝状态和低纤溶状态,可导致血管内凝血而引起骨坏死。

（5）骨质疏松:骨质疏松是长期使用糖皮质激素的不良反应之一。由于骨质疏松,易因轻微压力而发生骨小梁细微骨折,受累骨由于细微损伤的累积,对机械抗力下降,从而出现塌陷;塌陷后髓细胞和毛细血管被压缩,进而股骨头因缺血发生坏死。

　　另外,最近有些学者提出股骨头缺血性坏死的基因遗传易感性学说,认为股骨头缺血性坏死的发病可能与个体对激素、酒精的易感性代谢的基因多态性差异有关。

　　3. 病理变化过程　尽管本病的病因及发病机制各异,但病理变化基本相同,包括早期的缺血性坏死和后期的修复。但坏死和修复不是截然分开的,当缺血性坏死发展至一定阶段时,修复即自行开始,随后坏死和修复交织进行。

　　(1) 早期股骨头缺血性坏死的病理

　　1) 坏死前、后血管变化:静脉窦充血、外渗,组织间隙内出血,有坏死的红细胞及含铁血黄素,水肿组织间隙中出现网状纤维、间质细胞和成纤维细胞以及类似幼嫩而松软的纤维组织。静脉窦小血管扩张,动脉壁增厚并有栓塞。

图6-2　晚期股骨头缺血性坏死的病理改变
①关节软骨坏死区;②软骨下坏死区;③纤维肉芽组织区;④增生硬化区;⑤正常骨小梁区

　　2) 脂髓坏死与造血髓组织坏死和再生:脂肪细胞核消失、破碎,脂滴居于细胞之内,呈圆形或多面体形,细胞核小,成群地积聚在一起。缺血首先引起生血细胞的抑制,红骨髓呈现颗粒状坏死,造血组织消失,骨髓组织坏死后可再生,纤维血管增生区与骨形成区可同时存在。

　　3) 骨小梁的变化:并非全部骨小梁坏死,多数骨小梁显示有陷窝空虚,骨细胞消失,骨小梁坏死后的结构和密度不变。骨细胞周围骨质溶解而显得陷窝扩大。骨坏死的修复通常是从死亡的骨小梁表面开始,并在其周围出现类骨质层和大量骨细胞,呈不规则分布。

　　(2) 晚期股骨头缺血性坏死的病理:典型的晚期坏死分为5层:关节软骨坏死区、软骨下坏死区或中心死骨区、纤维肉芽组织区、增生硬化区或反应新骨形成区、正常骨小梁区(图6-2)。

　　【临床表现与诊断】

　　(一) 症状与体征

　　髋部疼痛通常是首先出现的临床症状,有时会牵涉膝部,出现痛性步态,伴有跛行。腹股沟中点附近可有压痛,髋关节周围肌肉及股四头肌萎缩,当髋关节半脱位时,可出现特伦德伦堡(Trendelenburg)征(+),髋关节活动功能在早期可有外展、内外旋活动轻度受限,晚期由于股骨头塌陷、增生变形、头臼不匹配,髋关节各方向活动均有不同程度受限。

　　(二) 实验室检查

　　无特殊表现。激素性与酒精性股骨头缺血性坏死的患者可能与易感性代谢的基因多态性差异有关。

　　(三) 影像学检查

　　1. X线检查　用于早期诊断帮助不大,Ⅱ期以上的病变可显示股骨头内多个小囊性改变,斑点状硬化,硬化带出现及软骨下骨折,但有的股骨头缺血性坏死直至股骨头塌陷方能显示阳性。X线摄片要求为双髋正位和蛙位投影,后者可更清楚地显示位于股骨头前方的坏死区、新月征及塌陷(图6-3)。

图 6-3　双侧股骨头缺血性坏死正位和蛙位片
可见股骨头塌陷,关节半脱位

2. 磁共振成像(MRI)　对骨坏死诊断的特异性和敏感性可达 95% ~ 99%,对Ⅰ期、Ⅱ期股骨头缺血性坏死具有较高的诊断价值。典型的 MRI 改变为 T_1 加权像在股骨头内可见蜿蜒状带状低信号,低信号带包绕高或混合信号区。T_2 加权像出现双线征(double line sign)。建议的扫描序列为 T_1、T_2 加权像,对可疑者可另加 T_2 抑脂像或 STIR 序列。常规应用冠状位及横断面扫描。为更精确地估计坏死体积,可另加矢状位扫描。应用 Gadolinium 增强的 MRI 对检测早期股骨头缺血性坏死具有较高的诊断价值(图 6-4)。

图 6-4　双侧股骨头缺血性坏死 MRI T_1、T_2 加权像
股骨头内可见蜿蜒状带状低信号带包绕的高信号区

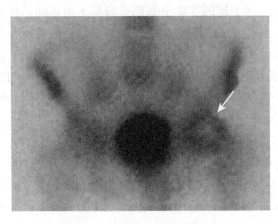

图 6-5　左股骨头缺血性坏死

男,56 岁,长期酗酒致左股骨头坏死。放射性核素骨扫描可见左侧股骨头中心部位放射性呈缺损区,周边集聚增高,股骨头内呈"热区"包绕"冷区"的炸面包圈现象

3. 放射性核素骨扫描　诊断早期骨坏死依赖于成骨活性和血流增加,其敏感度高但特异性低。采用^{99m}Tc 二膦酸盐扫描,若显示热区中有冷区("炸面包圈")现象则可诊断。如均为热区则应与髋部炎症、骨折等鉴别。放射性核素骨扫描可用于病变初筛或寻找多部位坏死灶。单光子发散断层照相(SPECT)可增加敏感性(图 6-5)。

4. CT 扫描　对早期股骨头缺血性坏死的敏感性不如 MRI 与放射性核素骨扫描,对 Ⅰ 期诊断帮助不大,但对 Ⅱ 期、Ⅲ 期病变可更清楚地显示坏死灶边界、硬化带、坏死灶内骨修复情况,特别对于塌陷前已经发生的头内

隐匿骨折要早于 MRI 和 X 线片,有利于早期发现潜在塌陷病例。二维成像可显示股骨头冠状位和矢状位的病灶大小和部位(图 6-6)。

图 6-6　右股骨头缺血性坏死

男,38 岁,长期酗酒致右股骨头坏死。左图 X 线片可见大范围坏死,无新月征;右图 CT 扫描可见软骨下皮质断裂

(四) 髓芯活检

为有创检查,临床上很少应用。骨活检显示骨小梁的骨细胞空陷窝多于 50%,且累及邻近多根骨小梁,骨髓坏死。

根据病史、临床表现,结合 X 线片、MRI 检查,绝大多数股骨头缺血性坏死是可以明确诊断的。需要强调的是,坏死早期多数没有任何症状,而一旦出现疼痛,通常提示股骨头已发生塌陷或头内已发生隐匿骨折,因此不能以疼痛作为早期诊断的线索。

全面了解病史,包括职业、生活习惯等,应着重询问激素应用史与酗酒史,并详细记

录。对于患者无法确切提供用药史时,可通过了解既往病史与用药后有无出现向心性肥胖、痤疮、食欲增加等激素的不良反应表现,推测是否曾经使用过激素。典型的股骨头缺血性坏死影像学及病理学表现如下:①股骨头塌陷,不伴关节间隙变窄;②软骨下新月征阳性;③股骨头前外侧死骨;④放射性核素骨扫描显示热区中有冷区;⑤MRI 检查 T_2 加权像有双线征;⑥骨活检显示骨小梁的骨细胞空陷窝多于 50%,且累及邻近多根骨小梁。符合上述标准中任何两条者即可诊断。

【分期】

股骨头缺血性坏死一经确诊,则应作出分期。科学的分期可指导制订合理的治疗方案,准确判断预后,使疗效有可比性。在过去的 30 多年时间里,已有多种不同的分期方法,现介绍比较常用的 Ficat 分期、ARCO 分期与 Steinberg 分期(表 6-2 ~ 表 6-4)。

表 6-2　股骨头缺血性坏死 Ficat 分期

分期	临床症状	X 线片表现	同位素	MRI
0 期(前临床期)	−	−	摄入↓	+
Ⅰ 期(前放射性期)	+	偶有骨质疏松	摄入↑	+
ⅡA 期(坏死形成期)	+	广泛骨质疏松,硬化或囊性变,关节间隙及股骨头外形正常	摄入↑	++
ⅡB 期(移行)	++	头变扁,新月征(+)	摄入↑	++
Ⅲ 期(塌陷期)	++	头外形中断,头变扁,关节间隙正常	正常	++
Ⅳ 期(关节炎期)	+++	头塌陷,关节间隙变窄或消失,骨质增生	−	++

表 6-3　ARCO 分期系统

分期	0 期	Ⅰ 期	Ⅱ 期	Ⅲ 期	Ⅳ 期
影像学表现	所有检查均正常或不能诊断	X 线片、CT 正常,下述提及的检查至少 1 项阳性	X 线片示硬化,囊变,局部疏松,无新月征	X 线片示股骨头软骨面变扁,新月征阳性	骨关节炎,关节间隙狭窄,髋臼改变,关节破坏
检查技术	X 线片、CT、放射性核素骨扫描、MRI	X 线片、CT、放射性核素骨扫描、MRI,定量基于 MRI	X 线片、CT、放射性核素骨扫描、MRI,定量基于 MRI	X 线片、CT,定量基于 X 线片	X 线片
亚分类	无	内侧型	中央型	外侧型	无

续表

分期	0期	Ⅰ期	Ⅱ期	Ⅲ期	Ⅳ期
定量	无	股骨头受累 A:<15% B:15%~30% C:>30%	新月征长度 A:<15% B:15%~30% C:>30%	股骨头表面塌陷(%)及顶部压扁(mm) A <15% <2mm B 15%~30% 2~4mm C >30% >4mm	无

表6-4 股骨头缺血性坏死 Steinberg 分期

分期	病理及影像学表现
0期	正常或不能诊断
Ⅰ期	正常 X 线片,异常放射性核素骨扫描和(或)MRI
	A(轻度):<15%股骨头受累
	B(中度):15%~30%股骨头受累
	C(重度):>30%股骨头受累
Ⅱ期	X 线片显示囊性变和硬化
	A(轻度):<15%股骨头受累
	B(中度):15%~30%股骨头受累
	C(重度):>30%股骨头受累
Ⅲ期	软骨下塌陷(新月征),无股骨头变扁
	A(轻度):<15%关节面
	B(中度):15%~30%关节面
	C(重度):>30%关节面
Ⅳ期	股骨头变扁
	A(轻度):>15%关节面和<2mm 下沉
	B(中度):15%~30%关节面和 2~4mm 下沉
	C(重度):>30%关节面和>4mm 下沉
Ⅴ期	关节间隙变窄或髋臼改变
Ⅵ期	晚期退行性改变

【鉴别诊断】

髋部许多疾病与股骨头缺血性坏死有类似影像学改变,应予鉴别。

1. 髋关节结核 本病可有明显的全身症状,血沉快,髋关节功能明显受限,可有结核病史或其他脏器结核。X线片示早期表现为股骨近端弥散性骨质疏松,继而骨质破坏和关节间隙变窄。

2. 色素沉着绒毛结节性滑膜炎　此病多见于膝关节,髋关节受累少见。累及髋关节的色素沉着绒毛结节性滑膜炎好发于青少年,髋部轻、中度疼痛伴跛行,关节活动受限,早、中期轻,晚期受限明显。CT扫描及X线片可显示股骨头、股骨颈或髋臼的皮质骨侵蚀,关节间隙轻、中度变窄。MRI示广泛滑膜肥厚,低或中等信号强度,分布均匀,累及全关节。

3. 骨髓水肿综合征　也称特发性暂时性骨质疏松症,多见于中年,部分与外伤及过度疲劳有关。X线片示股骨头、股骨颈甚至转子部骨量减少。MRI的T_1加权像显示均匀低信号、T_2加权像均匀中等或高信号,T_2抑脂像示高信号,骨髓水肿明显,范围可至股骨颈及转子部,无带状低信号改变。此病为自限性疾病,一般经对症治疗3~6个月痊愈。

4. 强直性脊柱炎累及髋关节　此病多见于青少年男性,骶髂关节首先受累,逐步上行侵犯脊柱,出现腰背酸痛晨僵,脊柱活动受限、畸形,甚至强直,下行侵犯髋关节,但股骨头保持圆形而首先出现关节间隙变窄甚至消失。实验室检查HLA-B27多数呈阳性,病情活动期血沉、C-反应蛋白水平升高。

5. 类风湿关节炎　多见于女性,股骨头保持圆形,但关节间隙变窄、消失。常见股骨头关节软骨下骨侵蚀,囊状改变及髋臼骨侵蚀。

6. 髋臼发育不良继发骨关节炎　股骨头包容不全,髋臼浅,股骨头外上部关节间隙变窄、消失,骨硬化、囊变,髋臼对应区出现类似股骨头负重区的改变。

【治疗】

股骨头坏死之所以成为骨科疑难病就在于单一的方法不能治愈所有患者,制订治疗方案应根据坏死的分期、范围、部位、有无塌陷、塌陷程度、年龄、职业、原发病控制程度、病因等综合考虑。

（一）内治法

1. 辨证治疗　中医药治疗主要是通过中药调节全身气血运行、疏通脉络、辅以祛痰化湿、补益肝肾等整体治疗作用,从而达到缓解疼痛、改善功能、促进坏死修复的目的。中医药治疗的疗效有赖于诊断的及时性,对于病情发展到将要塌陷或已经塌陷阶段,单纯中医药治疗难以预防与纠正塌陷,需及时配合保髋手术。

（1）气滞血瘀:多见于创伤性股骨头缺血性坏死及非创伤性股骨头缺血性坏死早期。

主要证候:髋部疼痛、时重时轻,痛有定处,胀痛或刺痛,轻度跛行,髋关节活动轻度受限,舌紫黯或有瘀点,脉弦涩。

治则:行气活血,通络止痛。

方药:桃红四物汤或身痛逐瘀汤加减。

（2）肝肾亏虚:多见于激素性股骨头缺血性坏死患者。

主要证候:疼痛渐减,下肢痿软无力,关节拘紧,转枢不利,活动明显受限,活动后疼痛加重,休息后疼痛可缓解,腰背酸软,舌质淡、苔薄白,脉沉细。

治法:行气活血,辅以补益肝肾、强壮筋骨。

方药:偏阳虚者右归丸加减,偏阴虚者六味地黄丸加减。

(3)痰湿蕴结:多见于酒精性股骨头缺血性坏死患者。

主要证候:髋部酸胀不适,疼痛不甚,游走于髋膝关节间,轻度跛行,活动受限,休息与活动后疼痛相若,舌苔厚腻,舌体胖大有齿痕。

治法:行气活血,辅以祛湿化痰。

方药:加味二陈汤或四妙散加减。

2. 中成药 可选用通络生骨胶囊、仙灵骨葆胶囊、磷酸川芎嗪片等。

3. 西药 目前尚未有疗效确切的西药,有报道针对高凝低纤溶状态使用抗凝药,以及扩血管药物等。

(二)外治法

1. 药浴法 基本方药为骨碎补、透骨草、伸筋草、莪术、丹参、川芎等。

2. 中药外洗法 基本方药为威灵仙、透骨草、钩藤、苏木、荆芥等,每日外洗1~2次,3个月为1个疗程。

3. 中药敷贴法 对于疼痛明显者,采用双柏散等以清营凉血、消肿止痛;活动不利者,采用疗筋膏、坎离砂等舒筋活络、温经散寒、活血通痹类药物;肝肾阳虚者,则用补肝益肾、强筋壮骨兼以舒筋活血类药物。将制好的膏药贴于患处,每日1~2次,每次1贴。

4. 针灸、小针刀治疗 患部就近取穴或远侧循经取穴或远侧全息对应取穴。功能宣通经络,温针则温通经脉气血,皆能祛痹止痛。

5. 理筋手法 用点按、弹拨、揉法、推法及牵引等手法能舒筋通络而减轻疼痛,改善关节活动。

(三)手术治疗

1. 保留自身髋关节(保髋)手术 保髋手术的目的是促进坏死修复、预防与纠正塌陷、避免或延缓人工关节置换。保髋手术应争取在塌陷前进行,一旦塌陷,软骨发生明显退变,疗效则明显下降。目前常用保髋手术方法有如下几种。

(1)髓芯减压术:手术操作在 X 线透视引导下进行。目前,单纯的髓芯减压术多数采用细针(直径2.0~3.0mm)经股骨大转子下向坏死病灶进行多处钻孔。

(2)打压支撑植骨术:该手术是在髓芯减压术的基础上改良而成。采用直径10~12mm 钻头经股骨大转子下对坏死病灶进行钻孔后,运用特殊工具清除死骨,继而对死骨清除后的空腔进行打压、支撑植骨,即将自体与异体松质骨打压植入后,采用自体或异体腓骨植入支撑,适用于 ARCO Ⅱ期、ⅢA 期坏死(图6-7,图6-8)。

(3)钽棒植入术:多孔钽棒的弹性模量与松质骨相近,具有生理性应力分布和高摩擦稳定性(摩擦系数高),可对股骨头软骨下骨提供结构性支撑、允许骨长入坏死区内促进骨修复、增强坏死区的再血管化并避免出现应力遮挡。该手术的操作过程与打压支撑植骨术基本相同,适用于 ARCO Ⅰ期、Ⅱ期和部分Ⅲ期坏死。

(4)多条血管束植入术:日本学者 Hori(1978)经动物实验证实血管束植入坏死股骨头能促使骨坏死修复,并首先应用于临床治疗骨坏死,效果满意。袁浩教授(1984)在此基础上创用多条血管束植入术,结合死骨清除、植骨、软骨修补、头臼成形技术等,适用于 ARCO Ⅱ期、Ⅲ期坏死,以及部分Ⅳ期坏死。

图 6-7 双侧髋关节正位及蛙位 X 线片(治疗前)

图 6-8 双侧髋关节正位及蛙位 X 线片(治疗 73 个月后)

（5）带血管骨瓣移植术或吻合血管腓骨移植术：该手术的特点是在死骨清除基础上，运用显微外科技术分离带血管骨瓣或带血管腓骨进行移植，希望通过活骨移植，加快坏死修复，适用于 ARCO Ⅱ 期、Ⅲ 期坏死。

由于股骨头缺血性坏死病理改变的复杂性与多样性，以及在漫长的修复过程中极易受多种因素影响，保髋手术的成功率仍有待进一步提高。

2. 人工髋关节置换术　适用于各种症状严重的晚期坏死，但对于年轻患者要非常慎重，避免滥用。

（四）其他方法

1. 高频磁场　电磁场治疗股骨头缺血性坏死已有较长历史，但疗效差异较大，通常作为辅助治疗方法。

2. 体外震波 体外震波对促进坏死修复、止痛等有一定疗效,可试用于 ARCO Ⅰ 期、Ⅱ 期。

【预防与调护】

1. 保护性负重 一般认为单纯保护性负重不能阻止病情的发展,但有可能延缓塌陷发生、减轻塌陷程度、减轻疼痛。建议使用双拐以减少疼痛,不提倡使用轮椅。

2. 功能锻炼 正确的功能锻炼不仅仅是促使关节功能恢复的一种有效手段,也是减少病残率与降低病残程度、增强患者信心、提高患者战胜疾病的能力不可缺少的方法。对于股骨头缺血性坏死已经发生髋关节功能障碍,或施行各种保髋手术后的患者,应十分重视功能锻炼。功能锻炼要贯彻筋骨并重、动静结合的原则,以主动为主,被动为辅,注意动作协调,循序渐进,并根据不同的分期分型、功能受限程度及体质,选择适宜的站立、坐位、卧位方式进行功能锻炼,着重改善功能与增加肌肉力量;通过锻炼还可以改善头臼之间的匹配,改善局部血液循环,促进坏死修复。

3. 避免长期大剂量使用特别是滥用糖皮质激素是预防激素性股骨头缺血性坏死的有效方法,需要卫生主管部门给予高度重视,以及所有医务人员的参与。对于病情需要长期大量激素的患者,应定期做 MRI 检查,有助于及时发现股骨头缺血性坏死,一旦坏死需根据坏死范围、部位,决定是否限制负重,预防股骨头塌陷。

4. 通过多种途径进行科普教育,宣传酗酒的危害,培养国民的健康饮酒习惯,能有效预防酒精性股骨头缺血性坏死。

5. 使患者充分了解本病的性质与后果 本病影响关节活动功能,经过保髋治疗能避免或延缓人工关节置换。即使关节严重损坏,由于现代人工关节置换技术已经十分成熟,也可使绝大多数患者获得一个基本正常的关节功能。

病案分析

陈某,女,32 岁,因"左髋部疼痛 4 个月"就诊。患者因"红斑狼疮"持续激素治疗 18 个月,近 4 个月出现左髋部疼痛,时重时轻,痛有定处,胀痛或刺痛,轻度跛行,髋关节活动尚可,舌紫黯,脉弦涩。查体:轻度跛行,双下肢等长,无明显畸形及肌肉萎缩,左髋活动功能尚可,腹股沟中点附近有压痛。X 线片示股骨头中心密度不均匀增高并夹杂不规则囊性状透亮影,关节面光滑完整,未见塌陷,髋关节对位正常,间隙未见明显变窄。

分析思路:患者为青年女性,持续服用激素 18 个月,激素为药邪,其味入营血,久服脉络屡受邪毒戕伐,则气血运行不畅,久则气滞血瘀,发为骨蚀。其临床症状及 X 线片显示符合股骨头坏死的表现,因此本病诊断为左侧激素性股骨头缺血性坏死,ARCO 分期属 Ⅱ C 期中央型。患者临床还伴痛有定处,胀痛或刺痛,舌紫黯,脉弦涩,为激素性股骨头坏死早期,证属气滞血瘀。

治疗:因患者为青年女性,且已停用激素治疗,坏死分期属 ARCO 分期 Ⅱ C 期中央型,根据其临床症状,予以辨证施治,单纯中药治疗。目前左髋部无疼痛不适,活动功能正常。治疗后复查 X 线片示股骨头坏死病灶修复良好,呈较为均匀的密度增高,囊性透亮影范围逐渐缩小,关节面光滑完整,未见塌陷,髋关节对位正常,间隙未见明显变窄。如病情进展,疼痛加重,股骨头塌陷,可考虑保髋手术治疗。

第三节　儿童股骨头缺血性坏死

儿童股骨头缺血性坏死是指发育期的儿童因为股骨近端骨骺血运遭到破坏而发生的非炎症性、特发性股骨头缺血性坏死。其最明显的后遗症是股骨头的畸形改变,因此也被称作扁平髋等。儿童股骨头缺血性坏死属于中医学的儿童骨蚀病的范畴。西医学对该病近似的描述最早源于 1910 年美国医师 Arthur Thornton Legg、法国医师 Jacques Calvé 和德国医师 Georg Clemenns Perthes 各自独立发表的 3 篇文献,因此又称为 Legg-Calvé-Perthes 病或 Perthes 病。当时新发明的 X 线检查使他们将 Perthes 病区别于炎症性关节病及髋关节结核,但在治疗上当时的医师对该病无所适从。而到了 100 年后的今天,儿童股骨头缺血性坏死的治疗仍然存在争议。

流行病学研究显示本病发病率约为 1/9000。有 80% 的患儿发病于 4～9 岁。男女比例为 4:1。该病多为单侧发病,仅 10% 为双侧受累。易感人群为 4～9 岁、生活水平较差的男性儿童。

【病因病机】

(一) 中医病因病机

中医认为本病的发生与先天不足、后天失养、跌仆损伤、肝肾阴亏、筋骨失养有关。

1. 禀赋不足,后天失养　先天肾精不足,则骨不充、髓不生。肾气不足,中气不生,脾胃则虚,水谷不能运化后天之精补充先天之不足,则骨枯筋弱发为骨痿。

2. 跌仆损伤,筋伤骨断　筋出槽、骨错缝使气血不流通,气滞血瘀,经络不畅,筋失津养,骨痿无力。

3. 肝肾阴亏　肾精不足,无以养髓,肝阴亏损,不足以养筋,骨枯而筋挛。

(二) 西医病因病理

1. 病因　本病明确的病因尚不清楚。许多学者认为 Perthes 病的发病与下列因素有关:

(1) 生理因素:Trueta 关于股骨头骨骺血运的研究表明,4～7 岁儿童只有一条血管即外骺动脉供应股骨头血运。此阶段血运最差,与本病的好发年龄吻合。而 7 岁以后股骨头由圆韧带动脉和外骺动脉两条血管提供血运,因而发病率显著下降。青少年期骨骺板闭合,干骺端血管进入股骨头而成为成人型血管分布,故不患此病。

(2) 关节和骨的因素:关节内压或骨内压增高,骨内静脉回流障碍,导致股骨头骨骺缺血。

(3) 环境因素:包括围生期和出生后的生活条件。据报道,臀位产儿童的发病率是正常儿童的 4 倍。出生时父母年龄偏大和家庭经济状况差的儿童易患本病。

(4) 创伤:大约 1/5 的患儿发病前有明确的外伤史。但引起本病的创伤常不严重,可能为多次反复损伤。也有人认为患本病的患儿对损伤的敏感度比正常儿童高。

(5) 其他因素:如发育异常、内分泌紊乱、自身免疫性疾病、过敏反应等。还有的学者认为本病可能与遗传有关。

2. 病理变化过程 本病的病理过程,包括骨质坏死、死骨吸收和新骨形成,继之股骨头再塑造等一系列病理变化(图6-9)。一般可分为4个阶段。

图6-9 儿童股骨头缺血性坏死示意图

(1)初期或滑膜炎期:滑膜充血、水肿,关节液渗出增多,关节囊肿胀,关节内压增高。但滑液中无炎性细胞。此期延续1~3周。

(2)缺血坏死期:股骨头前外侧骨骺最早受累,或整个骨骺均因缺血发生坏死。此时骨结构保持正常,但骨陷窝多空虚,骨髓腔由无定形的碎骨填充,骨小梁碎裂成片状或压扁成块。由于股骨头骨骺发生缺血性坏死,使骨骺的骨化中心软骨内成骨受到暂时性抑制,而关节深层软骨由滑液营养可继续生长。此期股骨头大体形态和股骨头轮廓无明显变化,临床上一般无症状。此时若能恢复血供,则病变消退,可不遗留后遗症。此期较长,约经历6~12个月。

(3)碎裂或再生期:由于死骨的刺激,毛细血管和单核细胞所组成的纤维组织侵入坏死区,吸收坏死区的骨小梁碎片,并在髓腔内形成纤维组织。破骨细胞增多且功能活跃,参与吸收坏死骨小梁。同时,丰富的成骨细胞活动增强,在坏死的骨小梁之间和表面形成正常的类骨质。起初新生的类骨质所形成的骨小梁较纤细,以后转成板层骨。坏死区周围软骨仍无明显变化,但其基底层软骨因远离关节面,得不到滑液营养,可失去活性。特别是坏死区中央附近的软骨可变薄,甚至破裂。这个阶段新生的骨质强度较低,但不柔软,而是逐渐塑造成正常骨或根据承受压力的状况而改变形状。上述过程可达2~3年。

(4)愈合期:因为新形成的骨小梁是一种不成熟的板层骨,且纤维脆弱,容易与尚未吸收的坏死骨小梁压缩在一起。压缩区多局限在部分股骨头,通常位于前外侧。如整个骺板受累,多出现不同程度的变形,类似蘑菇样外观,最终股骨头明显增大,由一个位于髋臼中心的圆形股骨头变成离心的扁平状股骨头。而股骨头颈变形是由于坏死期并发了软骨下骨折,启动了坏死骨的吸收和原始编织骨沉着。同时可发生滑膜反应和肌肉痉挛,继而发生内收肌、髂腰肌挛缩,使股骨头呈扁平状或马鞍状畸形,进一步使股骨头向前外侧半脱位。股骨头持续性缺血不仅导致骨骺的缺血坏死,也造成骺板的坏死,使骺板过早闭合,因此将影响下肢的纵向生长,特别是股骨颈的生长受到抑制,而大转子则可超出股骨头顶端的水平。此畸形虽不同于髋内翻,但在功能障碍上,犹似髋内翻,不利于外展肌发挥功能,形成屈髋步态,称为功能性髋内翻。

【临床表现与诊断】

（一）临床表现

1. 早期　主要表现为疼痛和髋关节活动范围受限(尤其是外展和内旋)。初起时,患儿可仅觉髋部不适而无疼痛。疼痛多为轻度或钝痛,有时疼痛为一过性。疼痛部位往往在腹股沟、大腿内侧和膝关节内侧。髋关节过度活动、行走或跑步后可使疼痛加重,休息后明显减轻。患髋各方向活动均可轻度受限,尤其是外展、内旋受限更为明显。强迫活动髋关节时可诱发疼痛。患儿行走时可有疼痛性跛行步态,即患儿为缓解疼痛所采取的保护性步态,缩短步态周期中的着地相。早期髋关节周围肌肉可出现痉挛,臀部和股部肌肉可发生轻度萎缩。

2. 晚期　主要表现为 Trendelenburg 步态。当出现功能性髋内翻畸形时,由于髋外展肌功能紊乱,行走时,患侧骨盆上下起伏,躯干左右摇摆,双髋也同时左右摇摆,呈"鸭步"表现。

（二）实验室检查

实验室检查一般无明显异常。此方面检查主要用于鉴别诊断。

（三）影像学检查

X 线检查是临床诊断本病的主要手段和依据。通过定期拍摄高质量的双髋正位和蛙位 X 线片,可动态观察整个病变过程中的形态变化,包括病变部位、范围,同时可反映出病理改变。早期可出现股骨头密度增加,随着病程进展逐步可出现骨质碎裂、股骨头扁平、髋关节半脱位等表现。

近年 MRI 和放射性核素骨扫描都已应用于 Perthes 病的诊断检查。

【分期系统】

目前,Perthes 病主要的几种分期系统都是根据 X 线片上的形态表现进行划分的。虽然已有研究者尝试了基于 MRI 表现的分期系统,但并未被广泛接受。

1. 基于病变范围的分期系统

（1）Catterall 分型（表 6-5）:是 1971 年由 Catterall 根据正位和轴位 X 线片上股骨头病变涉及范围进行的分型(图 6-10),并且 Catterall 还特别指出了预后的危险征表现(表 6-6)。

表 6-5　Catterall 分型

分型	表现
Ⅰ型	只有前外象限受累
Ⅱ型	股骨头前半部受累
Ⅲ型	股骨头 3/4 受累,仅后方小部分完整
Ⅳ型	整个股骨头受累

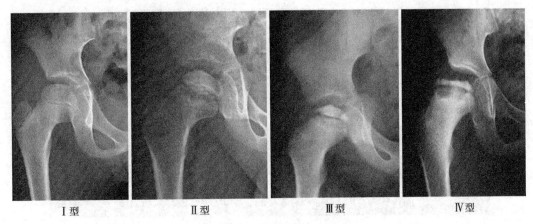

| Ⅰ型 | Ⅱ型 | Ⅲ型 | Ⅳ型 |

图 6-10 Catterall 分型示意图

表 6-6 危险征表现

危险征	表现
外侧钙化	X 线片上股骨头外侧出现钙化影
半脱位	股骨头中心向外侧移位
干骺端受累	干骺端和骺板交界处出现囊变表现
Gage 征	股骨头外侧出现三角形的低密度影
水平骺板	股骨头骺板的走行接近水平位

（2）Herring 分型：1992 年 Herring 提出基于正位 X 线片上股骨头外侧柱形态的分期系统（表 6-7，图 6-11）。Anthony Herring 医师从 1983 年开始成立了 Perthes 病的研究小组，对诊断分型、治疗结果以及其他一些临床经验都作了详尽的分析，至今他们的研究结果仍被广泛引用。外侧柱分型更方便、更可靠，因而得到越来越多的认可。

表 6-7 Herring 分型

分型	表现
A 型	外侧柱完整
B 型	外侧柱保留>50% 的高度
C 型	外侧柱保留<50% 的高度

2. 基于病变修复过程的分期系统（表 6-8） Perthes 病从开始发病到完成修复可能经历数年的时间。发病年龄和病程成反比。判断不同病程阶段，对于治疗方法的选择具有重要参考价值。

3. 基于晚期病变表现的分期系统 Stulberg 分型（表 6-9）是 1981 年 Stulberg 根据 Perthes 病晚期股骨头畸形表现进行的分期，以联系发生骨关节炎的相关性。

| A型 | B型 | C型 |

图 6-11　Herring 分型示意图

表 6-8　病理分期

分期	表现
坏死期	X 线片上股骨头密度轻度增高,关节间隙可增宽,一般持续 6 个月
碎裂期	X 线片上股骨头骨骺碎裂,可见密度降低和硬化区,一般持续 6 个月
修复期	股骨头进一步骨化,X 线片上密度趋于正常,一般持续 18 个月
晚期	修复完成后不同程度畸形表现(正常形态、扁平髋、髋臼增大等),一般持续 3 年

表 6-9　Stulberg 分型

分型	表现
Ⅰ型	股骨头圆形、正常股骨头
Ⅱ型	股骨头圆形、髋关节变大
Ⅲ型	股骨头椭圆形或蘑菇形、髋关节变大
Ⅳ型	股骨头扁平、与髋臼形态匹配
Ⅴ型	股骨头扁平、与髋臼形态不匹配

【鉴别诊断】

1. 髋关节暂时性滑膜炎　为无菌性炎症,多与外伤有关,好发于 3 ~ 9 岁儿童。主要表现为髋关节疼痛和跛行,与股骨头缺血性坏死相似,早期 X 线检查亦难以区别。但本病一般经休息、理疗、中药治疗后很快会痊愈,病程很少会超过 4 周。条件允许时,应早期进行核素三相骨扫描检查,将有助于鉴别诊断;因为股骨头缺血性坏死早期可有局部放射性减少或浓集,而本病完全正常或仅有关节腔轻度浓集。

2. 髋关节结核　本病有较明显的全身症状,血沉快,髋关节活动明显受限,托马斯征阳性,有结核病史或其他脏器结核。X 线片显示早期表现为股骨近端弥散性骨质疏松,继而骨质破坏和关节间隙变窄。而 Perthes 病全身症状不明显，血沉正常，关节功能受限出现较晚。

3. 双侧 Perthes 病还需与全身性疾病如多发骨骺发育不良、脊柱骨骺发育不良等病鉴别。

【治疗】

由于 Perthes 病的病因未明，因此很难针对病因进行治疗。治疗原则是应用中医药促进血管新生，促进成骨，加速修复。同时为骨骺发育和塑形营造一个好的外部环境，防止或减轻股骨头继发畸形，使坏死的股骨头顺利地完成其自限性的修复过程。为达到这一目的，主要围绕以下三方面设计治疗方法：①恢复髋关节的正常活动，防止股骨头塌陷；②将股骨头完全包容在髋臼内，依靠正常髋臼的塑形和包容作用，防止或减轻股骨头的继发畸形；③改善股骨头血运。根据辨证选用适当的方药，促进坏死股骨头血管再生，促进成骨，加快修复。中医药适用于本病治疗的全过程，早期起到主导作用，中晚期起到辅助作用。

本病治疗的技术和方法都不复杂，但重要的是根据病情发展和严重程度选择合适的治疗方法。Perthes 病处于碎裂期之前、处于修复期或处于后遗症期阶段，有不同的治疗侧重。而患者的年龄、股骨头畸形和与髋关节的匹配程度都是在选择治疗方法时需要考虑的重要因素。

（一）内治法

1. 辨证治疗　Perthes 病的临床辨证表现可能不典型。本章参照 1995 年国家中医药管理局《中医病症诊断疗效标准》进行辨证分型，分为气滞血瘀型、气滞血瘀兼肝肾不足型、肝肾不足型。

（1）气滞血瘀

症状：患处疼痛，关节活动受限，跛行，舌质紫黯或舌有瘀斑，脉弦涩。

治则：行气止痛，活血祛瘀。

方药：桃红四物汤加味。

（2）气滞血瘀兼肝肾不足

症状：患处疼痛、跛行，舌质可紫黯或舌有瘀斑，脉弦涩。发病隐蔽，四肢酸软，疼痛绵绵，神疲乏力，舌淡苔白，脉沉细无力。

治则：活血祛瘀，兼补肝肾。

方药：桃红四物汤合六味地黄汤加减。

（3）肝肾不足

症状：神疲乏力，发病隐蔽，四肢酸软，疼痛绵绵，舌淡苔白，脉沉细无力。

治则：补益肝肾。

方药：六味地黄汤加减，可加健脾和胃中药。

2. 中成药　由于 Perthes 病患儿普遍年龄较小，对于饮片中药因为气味等原因难以适应，中成药更易被患儿和家长接受。中成药给药时也需根据辨证分型给予适合方药，如气滞血瘀型可以给予通络生骨胶囊、肝肾不足型可以给予六味地黄丸等。

3. 西药 目前生长因子和二膦酸盐的治疗研究正被大家所关注,但临床上尚未得到广泛认可。

(二) 外治法

1. 卧床休息和牵引 一般采用单纯卧床休息或患肢皮肤牵引,可缓解疼痛,解除筋肉痉挛,减轻滑膜炎症。牵引治疗也可以作为进一步治疗的基础,特别是对怀疑为本病而不能立即确诊的病例尤为重要,这时候牵引治疗既是治疗,又是观察,有助于进一步明确诊断。

2. 外展支具和石膏固定 对于依从性差的患儿开始用石膏固定逐渐过渡到外展支具固定。依从性好的患儿可以直接采用矫形支具固定。将髋关节固定在外展35°~45°、内旋5°~10°的位置,目的是增加股骨头的包容。同时将股骨头深置于髋臼内,既能缓解疼痛、解除软组织痉挛,又有利于骨骺正常发育塑形,防止坏死股骨头的变形。每3个月复查X线一次,了解头骺生长情况。整个疗程一般需要1~1.5年左右。

3. 手法治疗 根据"筋束骨"理论,点按揉捏:用拇指、中指点压腹股沟中点、环跳等,揉捏髋部周围肌肉,达到止痛、活血通络之功。屈伸回旋:轻柔屈伸髋关节,范围逐渐加大,屈曲挤压髋部,回旋活动关节,以松解挛缩筋肉、活络关节、减轻滑膜炎症。牵拉放松:抓住患儿足踝部,牵拉髋关节,轻轻摇动,做外展、内收动作,以减少关节压力。手法宜轻柔,每天1~2次,每次20~30分钟。

4. 练功 每天指导患儿进行臀肌及股四头肌的舒缩活动,逐渐进行关节活动度的训练。

(三) 手术疗法

手术疗法很多,主要是改善股骨头和髋臼匹配关系的手术,如 Salter 截骨术、Chiari 截骨术、股骨近端内翻截骨术、髋臼加盖术等。由于 Perthes 病是一种自限性疾病,近年对于手术方法的选择更为慎重。

(四) 其他疗法

以"筋能束骨"理论为主导,建立具有中医特色的康复技术与方法,防治本病发展过程中股骨头半脱位的发生。以外展运动疗法为中心,设计适合儿童天性的趣味运动项目,达到训练有用肌群、矫正畸形步态等作用。形成患儿及家长健康资料中心,有利于解决儿童发育过程中的病态心理及家长的心理顾虑。

正确运用现代康复理论研究光、热、电、磁等在本病治疗过程中的协同作用,起到早期促进炎症吸收、减轻疼痛,中后期缓解痉挛、加强血液循环、改善组织营养的作用,以及防治肌萎缩、缩短疗程等作用。

【预防与调护】

目前难以开展对 Perthes 病的预防干预,但医护人员和患者家属相互配合,注意一些调护方法有助于患儿的早日康复。

(一) 康复锻炼

医护人员针对不同患儿的具体特点而制订系列关节主动康复训练计划。患儿进行每项功能锻炼必须在医护人员指导之后方可进行,并向患儿及家属做好解释工作,以取得患儿主动配合,坚持锻炼;要求患儿在锻炼时思想集中,呼吸均匀,动作准确,切忌粗鲁过猛;功能锻炼要做到循序渐进,切忌操之过急。

（二）定期随访

1. 坚持定期复查,接受医师随访,以促进康复,迅速恢复日常生活和工作能力,及时发现异常情况并进行相应的处理。

2. 复查内容主要包括体格检查和 X 线检查,医师将根据复查的情况,对进一步的锻炼和需注意的事项进行针对性的指导。

3. 复查安排一般为第 1 年每 3 个月 1 次,第 2 年每半年 1 次,以后每年 1 次。根据股骨头内的修复情况,决定患肢负重时间与方式。

第四节　创伤性骨缺血性坏死

创伤性骨缺血性坏死是因外伤导致骨折而引起骨折段的血液供应中断或因关节脱位引起关节囊损伤、韧带断裂影响骨的血运所致的骨细胞坏死或凋亡。

常见的原因是股骨颈骨折,因股骨头 3/4 的血液供应主要来自从上方支持带血管发出的骺外侧动脉,骨折会导致股骨头营养血管不同程度受损,尤其是头下型和移位明显的骨折,可增加缺血坏死发生率。此外,髋关节脱位,尤其是后脱位,多存在不同程度的髋臼或股骨头软骨的损伤,股骨头血运被破坏,亦可出现缺血坏死;肱骨解剖颈骨折,因肱骨头大部分被关节软骨覆盖,无软组织附着,而肱骨头的血液供应主要来自旋肱前动脉,它从肱骨头的内下方干骺端通过解剖颈进入肱骨头,解剖颈骨折使肱骨头血供系统破坏,缺血坏死的发生率很高;手舟骨近侧 1/3 骨折,因近侧手舟骨的营养血管为由腰部入骨的逆行血管,骨折后由腰部入骨的逆行血管随之断裂,手舟骨近侧血运很差,近侧缺血坏死常见;腕月骨骨折脱位,因损伤桡腕关节囊表面小血管和腕骨间韧带小血管,产生缺血坏死;足舟骨骨折,因骨折移位、韧带损伤,破坏血运,难以达到解剖复位,易发生缺血坏死;足距骨骨折脱位,因距骨表面无软组织直接附着,血运主要通过关节囊及滑膜进入距骨,而距骨颈部是血管进入的重要部位,因此该部位骨折移位,很容易损伤血运,引起缺血坏死。

由于社会、经济的高速发展,交通、建筑、运动等所造成的股骨颈骨折发生率逐年上升,创伤性股骨头缺血性坏死(以下简称为创伤性股骨头坏死)的发生率非常高,有文献报道在 10% ~86%,是最常见的、也是危害最严重的骨坏死。而一旦出现股骨头坏死,治疗相当棘手,对功能要求不高、活动量小、骨质条件差、合并内科基础疾病的老年患者而言,日益成熟的人工全髋关节置换技术可以获得满意的近期疗效。相反,对功能要求高、活动量大、骨质条件好、无内科基础疾病的中青年患者而言,人工关节的使用寿命与中青年患者的预期寿命相比,还不能满足需要,因此,如何处理中青年股骨颈骨折后股骨头坏死,仍是临床具有挑战性的难题。本节主要针对股骨颈骨折后并发的创伤性股骨头坏死进行阐述。

中医学中无创伤性股骨头坏死这一病名的直接记载,根据本病的临床特点,本病归属于"骨蚀"范畴。

【病因病机】

（一）中医病因病机

1. 气滞血瘀　髋部外伤后,致髋部骨折筋伤,局部气滞血瘀,气滞则血行不畅,血瘀则气行受阻,脉络闭塞,骨失所养。

2. 肝肾亏虚　肾虚不能生髓养骨,肝虚不能藏血化精,气血不能温煦、濡养筋骨,化生本病。

（二）西医病因病理

西医学认为创伤性股骨头坏死的病因明确,一般由股骨颈骨折导致骨折段的血液供应被切断,股骨头供血不足,产生骨细胞死亡。

创伤性股骨头坏死的病理变化与非创伤性股骨头坏死大致相同,分为关节软骨坏死区、软骨下坏死区或中心死骨区、纤维肉芽组织区、增生硬化区或反应新骨形成区、正常骨小梁区 5 层。

【临床表现与诊断】

（一）症状与体征

创伤性股骨头坏死早期没有症状,当发生塌陷后,出现疼痛、功能障碍、跛行等。所以大多数患者确定诊断时股骨头已经塌陷,从而错过了诊治的最佳时期。

（二）实验室检查

一般无特殊性表现。

（三）影像学检查

1. X 线检查　用于骨折后 6 个月早期诊断股骨头坏死帮助不大,但在疾病的发展过程中,可用于观察骨折愈合情况、固定螺钉是否出现移动或松脱、硬化带或囊性改变以及股骨头高度的改变,这些都是预测股骨头塌陷的指征。

2. MRI 检查　是早期诊断股骨头坏死的标准。典型扫描层面为 T_1 加权像和 T_2 加权像的冠状面和矢状面,可另加脂肪抑制像观察骨髓水肿和关节积液情况。最早出现的表现为蜿蜒状带状低信号带,表示正常和缺血坏死的边界（图 6-12）。

3. 放射性核素骨扫描　可见股骨头内"热区"包绕"冷区"的炸面包圈现象,可明确诊断（图 6-5）。这种现象可重复性较差,特异性不高。

根据病史、临床表现、影像学检查等,可以明确诊断。但是,创伤后出现的股骨头坏死可能没有临床症状,有的患者当确定诊断时发现股骨头已经塌陷,骨折后 6 个月 X 线检查不能诊断,MRI 在 T_1 加权像可以看到蜿蜒状低信号带,放射性核素骨扫描可以显示"热区"包绕"冷区"的炸面包圈现象。

创伤性股骨头坏死的分期常采用 Ficat 分期或 ARCO 分期（同成人股骨头缺血性坏死相关内容）。

【鉴别诊断】

图 6-12　左侧股骨颈骨折行内固定术后并发股
骨头坏死（女，44 岁）

左髋正位 X 线片示骨折线消失，内固定稳固，股骨头内密度不均，出现不连续硬化；MRI T_1 加权像示股骨头内可见蜿蜒状带状低信号包绕混合信号区低信号带，与 X 线片所示不连续硬化处一致

1. 创伤性关节炎　髋关节创伤性关节炎是髋关节脱位、股骨头及髋臼骨折后常见的并发症，表现为关节疼痛，行走负重时加重，休息后缓解，关节不同程度的活动受限，晨僵一般不超过半小时。X 线片见关节边缘骨赘形成，关节间隙变窄、消失，负重区骨质硬化、囊变。

2. 髋关节骨挫伤　髋关节骨挫伤是外伤引起的髋关节骨髓出血、松质骨水肿及骨小梁的微骨折，而相应的软骨和骨皮质正常。表现为关节疼痛，不能负重，功能受限。MRI表现为骨骺或干骺端斑片状、地图状异常信号，T_1WI 呈低信号，T_2WI 呈稍高信号，边界模糊，T_2WI 脂肪抑制序列呈高信号，边界清。

【治疗】

制订治疗方案应根据临床症状，骨折的愈合情况，坏死的范围、部位、塌陷程度等选择不同治疗方法，不能贸然取出内固定物，应定期随访和观察。疼痛明显时，适当休息，避免负重，可用拐杖助行。中医治则为活血化瘀，补益肝肾。治疗方法包括非手术治疗与手术治疗，非手术治疗包括非药物与药物治疗，手术治疗包括保留自身髋关节（保髋）与人工髋关节置换（换髋）两类。

（一）内治法

1. 辨证论治

（1）气滞血瘀：髋部疼痛，痛有定处，关节活动受限，腹股沟区压痛，舌黯或有瘀斑，

苔白或薄黄,脉弦或沉涩。

治则:行气活血,化瘀止痛。

方药:桃红四物汤加减。

(2)肝肾亏虚:髋关节疼痛、跛行,四肢酸软、乏力,肌肉萎缩,舌淡苔白,脉沉细无力。

治则:补益肝肾,强筋健骨。

方药:偏阳虚者,右归丸加减;偏阴虚者,左归丸加减。

2. 中成药　对促进坏死修复有一定疗效。可选用通络生骨胶囊、磷酸川芎嗪片、仙灵骨葆胶囊等。

3. 西药　临床上尚无广泛认可的西药。

(二)外治法

1. 中药熏洗　多用活血通络止痛中药以缓解症状。基本方药为海桐皮、威灵仙、透骨草、伸筋草、延胡索、侧柏叶、牛膝等,局部先熏后洗,每日1～2次,3个月为1个疗程。

2. 中药敷贴　对于疼痛明显者,多用清营凉血、消肿止痛类药物;活动不利者,多用舒筋活络类药物;肝肾亏虚者,多用补益肝肾、强筋壮骨类药物。

(三)手术治疗

1. 保髋手术　保髋手术的目的是促进坏死修复,预防或纠正塌陷,延缓或避免人工关节置换。适用于年龄在55岁以下,髋关节有不同程度的疼痛,股骨头没有塌陷或轻度塌陷,关节间隙基本正常的患者。

(1)打压支撑植骨术:取出内固定物,采用粗钻(直径10mm左右)经股骨大转子下对原钉道扩大钻孔后,清除死骨,继而对死骨清除后的空腔进行打压、支撑植骨,即将自体与同种异体松质骨打压植入后,采用异体腓骨经扩大后的原钉道植入以对松质骨植骨区域进行支撑。

(2)钽棒植入术:具体方法同上,经原钉道扩大钻孔后,清除死骨,根据坏死范围,选择自体或同种异体松质骨打压植骨或不植骨,采用钽金属重建棒经扩大后的原钉道植入以对松质骨打压植骨区或软骨下骨板进行支撑。

(3)带血管骨瓣移植术或多条血管束植入术(具体参照成人股骨头缺血性坏死章节)。

2. 人工关节置换术　适用于年龄在55岁以上,髋关节疼痛,功能严重受限,X线片可见股骨头塌陷、关节边缘骨赘形成、关节间隙变窄的患者。

(四)其他

1. 高能震波　高能震波是一项非侵入性的治疗技术,以适当的能量强度和脉冲次数作用于骨组织时,能刺激骨的生成。临床上通常作为辅助治疗方法。

2. 高压氧　可以提高缺血组织中的微血管血流,提高缺血区氧分压,具有促进肿胀消退、骨修复和新骨再生的特点。适用于Ⅰ期、Ⅱ期的辅助治疗。

【预防与调护】

股骨颈骨折后是否发生股骨头坏死可预测，难预防。因此，判断股骨头的血运和早期诊断股骨头坏死是否发生对治疗方法的选择尤为重要。治疗后积极进行功能锻炼，防止肌肉萎缩、关节僵硬及骨质脱钙。

1. 健康教育　使患者了解本病与股骨颈骨折之间的关系，坏死在骨折发生的瞬间就已经开始，只是目前的诊断手段无法证实而已，因此，应鼓励患者定期复查，目前采用放射性核素骨扫描与 MRI 检查，术后 3 个月就可以获得明确结果；告诫患者避免对本病治疗不利的各种因素，建立合理的生活方式。如进行游泳、骑单车等有氧运动，避免跑、跳等剧烈运动；在医师指导下规范用药，了解所用药品的用法和不良反应。

2. 早期诊断股骨颈骨折后股骨头坏死　对于股骨颈骨折后股骨头坏死，目前存在的问题是相当多的患者直到塌陷后才能明确诊断，而股骨头一旦塌陷，往往失去保髋治疗的最佳治疗时机，因此在塌陷前获得诊断具有重要意义。许多预测股骨头坏死的方法相继报道。其中侵入性预测方法有超选择性血管造影法、骨内氧分压测定、多普勒激光测量血流动力学；影像学预测方法有闪烁扫描法、普通 MRI 或动态 MRI。目前比较公认的早期诊断方法为内固定术后 3~6 个月做放射性核素骨扫描或 MRI 检查（内固定材料为钛金属），可以较 X 线片提前 6 个月以上发现早期坏死。

3. 功能锻炼　以"动静结合，筋骨并重"为指导原则，以主动活动为主，被动活动为辅，活动关节与肌肉舒缩运动相结合，循序渐进，并根据不同的分期、功能状况及骨折愈合情况，选择不同体位进行功能锻炼，通过主动与被动的锻炼以改善关节功能和增加肌肉力量，使髋臼与股骨头之间保持一定的接触应力，可改善局部血液循环，促进骨修复。

第五节　足舟骨缺血性坏死

足舟骨缺血性坏死又名科勒（Köhler）病，是足舟骨骨化中心缺血性坏死，故又称为足舟骨骨软骨病。该病属自限性疾病，较少见。其特征是足舟骨变扁，硬化极不规则，附近的软组织肿胀。本病好发于 3~9 岁儿童，平均年龄为 5 岁，多为男孩，约占 75%~80%，女孩多在 4 岁左右发病。患者大都为单侧发病，约 20% 为双侧，还可同时伴有其他部位的骨骺坏死。

【病因病机】

（一）中医病因病机

参见本章第一节概述。

（二）西医病因病理

本病发病原因尚不清楚，少数有外伤史。足部诸骨以足舟骨骨化最晚，同时又位于足纵弓的顶点，是形成正常足弓的关键。与其他跗骨相比，足舟骨受到的应力最大。当足舟骨尚处于软骨内成骨阶段时，过多的行走和运动可导致其受到过多的挤压，由于压力增加，骨化中心受到挤压，造成营养血管阻塞，发生缺血性坏死。其基本病理改变与其他骨软骨病相似，一般 1~3 年内骨结构恢复到完全正常。大多数患者在足部发育到完全成熟以前,足舟骨恢复正常或留有轻度变形,不影响足的功能。个别患者晚期在足舟骨背部遗留一骨性隆起。

【临床表现与诊断】

（一）症状与体征

本病主要症状和体征有疼痛、跛行、足舟骨局部轻度肿胀。行走时足部疼痛,不能跑跳,严重者不能行走,休息后缓解。为避免疼痛,呈轻度间歇性跛行。有时患儿喜用外侧足负重行走,这样可以减少足内侧纵弓的负荷,减轻对足舟骨的压力。检查患处软组织肿胀、压痛、活动受限,足内、外翻时可引起疼痛,足弓弛缓。

（二）影像学检查

1. X线检查　主要表现在两个方面:一是形态的改变,足舟骨的骨化中心比正常的体积偏小,在侧位片上可见到该骨变扁,严重者可呈一薄片,并失去光滑的边缘,呈不规则状;二是骨密度的改变,正常骨纹理消失,斑片状的骨密度增高,其间伴有骨质疏松区,但一般很少出现"碎裂"征象(图6-13)。关节间隙清晰,周围跗骨X线片表现正常,附近软组织阴影肿胀增宽。

图6-13　足舟骨缺血性坏死正侧位X线片
足舟骨体积偏小,变扁,呈不规则状,骨密度增高,其间伴有骨质疏松区

2. MRI检查　可在X线片上无明显改变前显示病变处水肿、骨髓内出血、骨坏死等所致的异常信号,有利于早期诊断。

有时正常的足舟骨可以有2~3个分离的骨化中心,因此呈现一个不规则的骨化表现,不要误认为是异常病变。

【鉴别诊断】

3~9岁活动较多的儿童,跛行,喜欢用足外侧走路,活动后足痛,应该考虑本病。X线片的表现对确诊具有重要意义。在诊断上应注意与结核、炎症相鉴别。

【治疗】

（一）内治法

详见本章第一节概述。

（二）外治法

参考本章第一节概述。

（三）手术治疗

一般不需手术治疗,本病预后良好,最快者半年恢复正常,一般 1~3 年内都完全恢复,不遗留任何残疾。X 线片的改变可持续 2~3 年,但无明显症状。

（四）其他

1. 保护性负重 对症状轻微者,不需做严格固定,但要限制活动,禁止跑、跳。可用纵弓鞋垫支持足底,以减轻对足舟骨的应力。

2. 石膏固定 疼痛症状较重、X 线片显示病变较广者,应使用行走石膏鞋,把足固定在轻度内翻(约 10°)、跖屈(20°)位以放松胫后肌。避免负重,用双拐行走数周。2~3 个月后拆除石膏,换用矫形鞋,保护足纵弓。

【预防与调护】

1. 运动适度 避免运动量过大,运动时间过长,要有正确的指导,避免足舟骨周围关节软组织的慢性劳损。

2. 鞋子舒适 尽量少穿或不穿高跟的鞋子,以防止足舟骨应力过大,扁平足者可穿用矫正垫或矫形鞋。

3. 足部护理 经常热水泡脚、足部按摩、局部热敷,以消除疲劳,促进血液循环,改善足舟骨的微循环。

第六节 距骨缺血性坏死

距骨缺血性坏死多发生于距骨骨折或骨折脱位后,尤以距骨体后半部的骨折脱位后最易发生。距骨骨折仅占全部骨折的 1%,但缺血性坏死率高达 50% 以上。在踝关节遭受严重损伤时,可使距骨的血供遭到完全破坏而发生缺血性坏死,最终导致距骨体塌陷变形,造成踝关节骨关节炎。

【病因病机】

（一）中医病因病机

参见本章第一节概述。

（二）西医病因病理

距骨无肌肉附着,75% 的表面为关节软骨覆盖,血管进入到距骨内的部位较为集中,易受损伤。距骨为松质骨,当受伤时可因被压缩而损伤骨内血管,因此当距骨骨折有移位或距骨骨折脱位后,距骨的血供遭到破坏,而发生缺血性坏死。本病的发生与骨折类型,即损伤的程度有关。

1. 距骨颈骨折

Ⅰ型:距骨颈骨折而无脱位,其韧带未受损,血液供应尚完整,距骨体坏死率不超过 10%。

Ⅱ型:距骨颈骨折合并距下关节脱位,骨间韧带遭受损伤,距骨体的血液供应将减少,则坏死率为 30%~40%。

Ⅲ型:距骨颈骨折合并距骨体脱位,即胫距、距跟关节均脱位。发生半脱位时坏死率为36%,如全脱位时,坏死率可高达70%以上。大多数血管丛经由距骨颈前下方进入骨内,此处发生骨折脱位,必然损伤供应血管而坏死。

2. 距骨头骨折 由于有软组织附着,头部血运丰富,几乎不发生骨坏死。

3. 距骨体部分或全部骨折脱位或半脱位 坏死率达50%~80%。

4. 距骨周围关节脱位 单纯脱位较骨折脱位的坏死发生率低得多,三关节(指胫距、距舟和距跟)均脱位坏死率达28%。

除创伤外,酗酒、使用皮质激素、高脂血症、高尿酸血症、闭塞性脉管炎、系统性红斑狼疮和镰状细胞贫血,也可引起本病的发生。由于距小腿关节为承重关节,故距骨坏死后易发生塌陷。

【临床表现与诊断】

（一）症状与体征

主要是疼痛和活动受限。早期表现为踝部酸痛不适,易疲劳,行走能力减弱,休息后缓解。继而,关节僵硬,疼痛,跛行明显,屈伸及内外翻功能障碍,踝关节活动时有粗糙摩擦音。晚期与距小腿关节创伤性关节炎表现相似。

（二）影像学检查

1. X线检查 典型的X线片表现为距骨体密度增高,继而出现密度不均匀、囊性变(图6-14),晚期可出现距骨体塌陷变形,形态变小、变扁,骨质硬化,关节间隙变窄及骨关节炎的表现。依据X线片表现可分为3期:

（1）早期（坏死期）：关节囊及周围软组织肿胀,关节间隙正常或较宽,周围骨质疏

图6-14　右足距骨缺血性坏死正侧位X线片及MRI
X线片示距骨内密度不均匀增高,囊性变;MRI 显示距骨内不规则条带
状低信号影,伴渗出、水肿等影像学改变

松。距骨外形正常,密度相对增高,或同时伴有骨质疏松。距骨顶部有骨质透明带,为骨质坏死萎缩或溶解的征象,是吸收的结果,也表明有血管再生。

(2) 进展期:此期坏死与修复同时进行,而以再生修复为主。距骨体死骨与周围萎缩骨质之间有不均匀的密度增高影。距骨外形变扁,顶部塌陷,密度不均匀增高,伴囊变及节裂,滑车低平,距骨头基本正常,关节面不规整,关节间隙正常或稍宽,周围软组织仍肿胀,此期为距骨缺血性坏死的典型表现。

(3) 修复期:坏死骨质基本吸收,距骨密度均匀增高,趋向正常,外形变扁可更明显,滑车低平,关节面可较光整,关节间隙正常或变窄,踝关节出现骨质增生硬化,继发退行性骨关节病。

2. MRI 检查 早期即可显示距骨内不规则条带状低信号影,边缘混杂少许高信号,伴渗出、水肿等影像学改变,有助于早期诊断(图6-14)。

【鉴别诊断】

1. 骨关节炎 多见于中老年患者,起病缓慢,X 线片表现为关节间隙狭窄,关节面增生、硬化,距骨外形多正常。距骨缺血性坏死伴退变时,以距骨变形为主,密度均匀或不均匀增高。

2. 大骨节病 距骨缺血性坏死的 X 线片改变与大骨节病的距骨改变类似,但坏死时距骨头一般不受累,胫距关节面正常,早期关节间隙一般不窄。而大骨节病是以关节软骨和骺板软骨变性坏死为基本病变的地方性骨关节病,典型表现为侏儒,双手首先受累,关节病变对称、多发、粗大变形,关节面受累,关节间隙狭窄,距骨颈粗短,距骨头上翘变形。

【治疗】

(一) 内治法

详见本章第一节概述。

(二) 外治法

参考本章第一节概述。

(三) 手术治疗

手术方式有髓芯减压术、血管移植术、带血管蒂骨瓣移植术、踝关节融合术。对于年龄大,症状严重,功能受限明显者,也有报道采用人工踝关节置换术,但多数学者认为远期效果不理想。

(四) 其他

保护性负重:早期以保守治疗为主,给予理疗等,限制负重及运动,可用石膏靴或支具固定 1~1.5 年,目的为等待血管再生形成坚强活骨组织代替,以减少退行性关节病的发生。

【预防与调护】

1. 妥善处理距骨骨折、脱位 在手法复位及切开复位内固定时,注意避免进一步破坏距骨血液供应而出现缺血性坏死。

2. 定期随访 对于距骨骨折脱位患者,治疗后 3~6 个月可行放射性核素骨扫描或MRI 检查,有助于了解距骨有无发生缺血性坏死。

学习小结

1. 学习内容

2. 学习方法

（1）骨坏死性疾病的认识应首先了解其流行病学特点。

（2）诊断主要根据患者的临床表现、实验室检查及影像学检查,注意骨坏死性疾病的典型影像学表现。

（3）根据各种疾病的病因病机掌握其辨证治疗原则及常用方药。

（4）利用幻灯,结合病例、影像学表现及大体病理学认识讲授学习各种骨坏死性疾病。

（何 伟）

复习思考题

1. 儿童股骨头缺血性坏死的治疗目的是什么? 治疗方法有哪些?

2. 股骨颈骨折后是否发生股骨头缺血性坏死与哪些因素有关?

第七章 代谢性骨病

学习目的

通过学习代谢性骨病概述、骨质疏松症、佝偻病、骨软化症等内容,掌握骨质疏松症、佝偻病、骨软化症等代谢性骨病的辨证施治规律,为临床研究诊治骨质疏松症、佝偻病、骨软化症等代谢性骨病奠定理论基础。

学习要点

骨质疏松症、佝偻病、骨软化症的诊断与治疗。

第一节 概 述

代谢性骨病是指各种原因所引起的骨矿物质或骨基质代谢紊乱,进而发生骨组织生物化学和形态学变化,并出现一系列症状和体征(临床表现为骨质疏松、骨的生长障碍、发育畸形和骨坏死)的一类骨疾病。代谢性骨病分属中医的"骨痿"、"骨蚀"、"五迟"等范畴。中医认为"骨痿"是由肾精亏虚、骨枯髓减、骨骼失荣所致的一类疾病,临床上以腰脊不举、下肢痿弱或瘦削、足不任身为主要表现。

【病因病机】

(一)中医病因病机

西医学的代谢性骨疾病,如骨质疏松症、佝偻病、骨软化症等应归属于"骨痿"范畴。"骨痿"作为病名首见于《黄帝内经》,属于痿证中的五体痿之一。《素问·痿论》曰:"肾主身之骨髓……肾气热,则腰脊不举,骨枯而髓减,发为骨痿"。"有所远行劳倦,逢大热而渴,渴则阳气内伐,内伐则热舍于肾。肾者水脏也,今水不胜火,则骨枯而髓虚,故足不任身,发为骨痿。故《下经》曰:骨痿者,生于大热也"。

骨痿的发病原因,大致有以下几种:

1. 先天不足,禀赋虚弱 父母体衰,精血不旺或妊娠期失于调摄,胎儿肾精不足,精髓虚弱不能荣骨,致出生后发育迟缓,齿发难长,筋骨痿弱,步行艰难,发为骨痿。如《何氏虚劳心传·虚证类》说:"有童子亦患此者,则由于先天禀受之不足,而禀于母气者尤多"。

2. 烦劳恐惧 长期过劳(包括体劳、心劳、房劳),纵欲妄为,形神过耗,则损及五脏,精血不生,最终累伤于肾,骨骼失充,发为骨痿。如《医家四要·病机约论》说:"曲运神机则劳心,尽心谋虑则劳肝,意外过思则劳脾,预事而忧则劳肺,色欲过度则劳肾"。"五脏俱损,精血难生,筋骨岂能不败"。另外,过度恐惧,长期不能解除,恐伤肾,肾精被伤,发生骨节疼痛,足痿软无力,形成骨痿。如《灵枢·本神》说:"恐惧而不解则伤精,精伤则骨酸痿厥"。

3. 饮食不节,后天失调 脾胃为后天之本,脾主四肢。气血津液和肾精均赖脾胃生化水谷之精气而得以充盈。如果饮食不节、饥饱失常或嗜食偏食,损伤脾胃,久之脾胃功能衰弱,影响水谷精微化生,气血无源,精伤髓减,筋骨失养,发生骨痿。如《素问·五脏生成论》说:"是故多食咸,则脉凝泣而变色;多食苦,则皮槁而毛拔;多食辛,则筋急而爪枯;多食酸,则肉胝胸而唇揭;多食甘,则骨痛而发落,此五味之所伤也"。《金匮要略·中风历节病脉证并治》说:"咸则伤骨,骨伤则痿"。另外,长期夜间工作,年老久卧,过度损伤神气,耗伤肾精,也可发为骨痿。

4. 他病累骨 其他痿证和痹证,日久可成骨痿。按《黄帝内经》所述5种痿证(痿躄、脉痿、筋痿、肉痿、骨痿)的成因,主要由于温热毒邪侵袭五脏,特别是肺热叶焦起了主导作用。肺热叶焦,日久则金不能生水,肾阴不足,髓减骨枯而成骨痿。还有风寒湿邪深入筋骨,痹阻经脉,可以先成痹证,日久气血津液亏耗,骨骼失荣,也能发为骨痿。如《医学入门·杂病提纲》说:"痹久也能成痿"。

综上所述,骨痿的形成,主要有先天和后天两方面因素。先天因素为肝肾不足。"肾主骨,肝主筋",禀赋不足,肾气亏损不能生髓充骨;肝血不足,不能濡养筋脉,则筋缓乏力,筋骨不健,故发为骨痿。后天因素为脾胃虚弱。脾胃为后天之本,气血津液、肾精均有赖于脾胃生化水谷之精气而得以充盈。如饮食不节、饥饱失常、冷热不适等,损及脾胃或因病致虚,久则脾胃功能日益衰弱,影响水谷精微之化生,气血生长受碍,内不能温煦五脏六腑,外不能洒陈营卫经脉,致使肌肉、筋骨失养,发为骨痿。

所以,骨痿主要责之于肾虚,兼见肝脾亏虚。病理关键在于肾精亏虚,骨枯髓减,骨骼失荣。

(二)西医病因病理

西医学认为代谢性骨病的发病原因与营养障碍性疾病、内分泌代谢性疾病、遗传性疾病及其他系统疾病等有关。

【临床表现与诊断】

(一)症状与体征

骨痿的主要临床表现有体质虚弱、腰脊不举、下肢痿弱或瘦削,行走困难,甚则卧床难起,或骨发育迟缓、畸形、骨痛等。

临床上有肝肾亏虚和脾胃虚弱之分,这两种证型都有相应的临床表现。

1. 肝肾亏虚 形体虚弱,少寐健忘,腰痛酸软,乏力,或有遗精,头晕目眩,耳鸣,口干,舌红,少苔,脉细。

2. 脾胃虚弱 患者神疲形寒,肢软乏力,肌肉松弛,怕冷,大便溏泄,舌淡,苔薄白,脉缓。又因胃主受纳,如胃失和降,可见恶心、呕吐。

(二)影像学检查

X线检查:代谢性骨病不管何种原因引起,其X线片上的主要改变不外乎骨质疏松、广泛性纤维囊性变和骨质软化。

【治疗】

(一)内治法

《素问·痿论》有"治痿者独取阳明"之说,成为历代治疗痿证的指导思想。所谓独取阳明,泛指采用补益后天为治疗原则。《素问·痿论》云:"阳明者,五脏六腑之海,主润宗筋,宗筋主束骨而利机关也"。治疗应"各补其荥而通其俞,调其虚实,和其逆顺;筋脉骨肉,各以其时受月,则病已矣"。中药治疗应以补益肝肾、健脾益气为主,日久,可以酌情配合活血化瘀药和血肉有情之品,如鹿角胶、当归、丹参、鹿茸、龟甲、阿胶、紫河车等。

临床上,可按肝肾亏虚和脾胃虚弱两个证型辨证施治。

1. 肝肾亏虚

治则:补益肝肾,强筋壮骨。

方药:虎潜丸加减。若偏于肾阴不足,症见头晕耳鸣、五心烦热、腰膝酸软、舌红苔剥、脉细,宜补益肾阴为主,方用六味地黄丸、左归丸;若偏于肾阳不足,症见形寒肢冷、小便清长、阳痿早泄、舌淡胖、脉沉无力,治宜补肾壮阳,方用金匮肾气丸、右归丸加减;若命门火衰,可加用鹿茸、海马、阿胶、紫河车等血肉有情之品。

2. 脾胃虚弱

治则:健脾益气。

方药:参苓白术散加减。若脾气虚而中气下陷,症见神疲乏力、头晕纳差、大便溏泄、下肢虚浮,治宜益气升提,方用补中益气汤加减。由于脾胃虚弱,气血生化不足,故病久常出现头晕乏力、面色无华、唇舌苍白,治宜补气养血,用八珍汤、人参养荣汤加减。

除上述给予中药治疗外,还可根据不同的病因及表现给予西药,如佝偻病、骨软化症可补充维生素 D,增加钙的摄入等。

(二)外治法

可根据不同病因配合饮食疗法、日光浴、中药熏洗、针灸、按摩等。对于骨关节畸形者,可考虑手术治疗。

第二节 骨质疏松症

骨质疏松症(osteoporosis,OP)是一种代谢性骨疾病,是指全身性骨量减少,骨微结构破坏和骨强度降低,即单位体积内骨组织含量低于正常,导致骨脆性增加,易发生骨折为特征的疾病。临床表现为颈腰背疼痛,驼背畸形和骨折。

2001 年美国国立卫生研究院(NIH)提出骨质疏松症是以骨强度下降、骨折风险性增加为特征的骨骼系统疾病。骨强度反映骨的两个主要方面,即骨矿密度和骨质量。

中医无骨质疏松症这一病名,根据其病因病机和临床表现,可归属于"骨枯"、"骨极"、"骨痿"范畴。如《素问·痿论》曰:"肾气热,则腰脊不举,骨枯而髓减,发为骨痿"。《灵枢·经脉》曰:"足少阴气绝,则骨枯,少阴者冬脉也,伏行而濡骨髓者也,故骨不濡则肉不能着骨也。骨肉不相亲则肉软却,肉软却故齿长而垢,发无泽,发无泽者骨先死"。《备急千金要方·骨极》曰:"若肾病者骨极,牙齿苦痛,手足痛,不能久立,屈伸不利……风历骨,故曰骨极"。

骨质疏松症的发病率相当高,多见于绝经后妇女和老年男性。据我国部分省市统计,60 岁以上老年人骨质疏松症的发病率约为 59.87%,每年因骨质疏松而并发骨折的发病率达 9.6%,并有逐年增高的趋势。

【病因病机】

（一）中医病因病机

中医认为骨质疏松症的病因病机主要责之于脾、肾、血瘀。《素问·五脏生成论》曰："肾之合，骨也"。《素问·逆调论》曰："肾不生，则髓不能满"。《素问·六节藏象论》曰："肾者主蛰，封藏之本，精之处也。其华在发，其充在骨"。说明骨之强弱与肾气的盛衰密切相关。脾为后天之本，气血生化之源。《素问玄机原病式》曰："五脏六腑，四肢百骸，受气皆在于脾胃"。由于营养失调，脾胃损伤，无以化生精血以滋肾充骨，也可致本病。

1. **肾精亏虚**　肾精亏虚是本病的主要病机。中医认为"肾为先天之本，肾生骨髓，其充在骨"，如《中西汇通医经精义》曰："肾藏精，精生髓，髓生骨，故骨者肾之所合也。髓者，肾精所生，精足则髓足，髓在骨内，髓足则骨强"。骨的生长、发育、强劲、衰弱与肾精之盛衰关系密切，肾精充足则骨髓生化有源，骨得到骨髓的充分滋养而坚固有力；反之，凡可造成肾精亏虚的病因，如年迈、天癸已竭或先天禀赋不足，或他病日久累肾、房劳过度等，都可出现骨髓化源不足、不能濡养骨骼，便会出现骨骼脆弱乏力，形成骨质疏松症。可见，肾虚是骨质疏松症发生的重要原因。

2. **脾肾气虚**　肾为先天之本，脾为后天之本、气血生化之源。肾精依赖脾精的滋养才源源不断地得到补充。如果因为饮食失调（如嗜食偏食、饥饱无常、过服克伐药物），或久病卧床，四肢不动，可致脾气损伤，运化无力，水谷精微化生不足，不能滋养先天之精，无以充养骨髓，骨枯髓减，发生骨质疏松症。如《素问·生气通天论》曰："是故谨和五味，骨正筋柔，气血以流，腠理以密，如是则骨气以精，谨道如法，长有天命"。《灵枢·决气》曰："谷入气满，淖泽注于骨"。《医宗必读·痿》曰："阳明虚则血气少，不能润养宗筋，故弛纵。宗筋纵则带脉不能收引，故足痿不用"。

3. **瘀血阻络**　随着年龄的增长，肾气渐虚。肾虚元气不足，无力推动血行，可致气虚血瘀；脾肾阳虚，不能温养血脉，常使血寒而凝；肝肾阴虚，虚火炼液，可致血稠而滞涩。瘀血停滞于骨络，阻碍气的升降出入，使气血运行失于通畅，骨髓失养，进而出现腰背疼痛，肢体失养而见萎缩或麻木。

（二）西医病因病理

西医学认为骨质疏松症是一种病因和发病机制都比较复杂的骨代谢疾病，虽然全部发病因素尚未完全阐明，但是已认识到骨质疏松症与激素调控、营养状态、物理因素、遗传因素、免疫功能及某些药物因素有关。这些因素引起骨质疏松症的机制与肠对钙的吸收减少或肾对钙的排泄增多、重吸收减少，或是引起破骨细胞数量增多且活性增强、溶骨过程占优势，或是引起成骨细胞的活性减弱、骨形成减少有关，最终导致骨代谢的负平衡，骨基质和骨钙含量均减少。

骨质疏松症按其病因分为三大类。一类是原发性骨质疏松症，主要包括绝经后骨质疏松症（Ⅰ型）、老年性骨质疏松症（Ⅱ型）；另一类为继发性骨质疏松症，主要包括各种疾病和各种药物所致的骨质疏松症，营养缺乏、遗传缺陷所致的骨质疏松也列为继发性骨质疏松症；还有一类是原因不明的特发性骨质疏松症（包括青少年型）。引起骨质疏松症的常见因素有以下几种：

1. **性激素因素**　性激素包括雌激素和雄激素。雌激素能增加降钙素的分泌，抑制甲状旁腺激素活动,从而抑制骨钙融出,且雌激素可使成骨细胞活性增强,骨形成大于骨吸收,使骨变得强壮、坚硬。此外,雌激素能帮助活性维生素 D 在肾内的合成,促进骨的重建过程,且促进钙在肠内的吸收,所以雌激素对钙的调控作用很重要。老年妇女在绝经后卵巢功能逐渐减退,雌激素的产生减少,由于雌激素能刺激成骨细胞制造骨基质,其分泌不足直接降低了成骨细胞的活性,骨基质形成减少,同时还可使骨对甲状旁腺激素的敏感性增加,使骨吸收加快而升高血钙水平,使肠钙吸收及肾小管重吸收降低,尿钙排出增加。正常女性降钙素水平低于男性,雌激素缺乏,使降钙素分泌进一步降低,破骨细胞活性增强,骨钙大量释放入血,骨的形成减少,骨的吸收增加,每个骨再建单位骨吸收量和骨形成量之间平衡失调,致使骨脱钙,骨质变薄,骨量减少,骨质变稀疏,骨密度、骨强度、骨钙含量均下降,使骨组织的正常荷载功能发生变化。现已证明卵巢功能低下,合成和分泌雌激素能力明显低下,导致雌激素分泌不足,主要使骨吸收作用增强,虽然也可使骨重建增强,但骨吸收即骨破坏过程远远超过骨形成过程,其结果是骨量丢失,骨质变得疏松。

一般来说,绝经后骨质疏松的严重程度因人而异,这主要与两种因素有关,即与本身的最大骨量(系指人一生中骨盐含量最高、骨硬度最强大的时期,相当于男性 30 岁左右、女性 28 岁左右的时期)和骨量丢失的速度有关。卵巢摘除或过早闭经的女性,由于雌激素不分泌或分泌过少,其骨质疏松的发生率较雌激素分泌正常或绝经较晚的女性为高,较易发生骨质疏松,这一事实说明雌激素对骨量维持有至关重要的作用。

雄激素的作用是使青春期的男子男性化,生长迅速,肌肉发达,骨骼坚硬,间接地促进骨形成。由于雄激素随增龄减少不显著,所以男性骨密度、骨量随增龄变化也不大,这一点与绝经后的女性由于雌激素急剧减少所致的骨密度、骨量显著减少形成了鲜明的对照。这也是男性较女性骨质疏松症发生率低的一个原因。雄激素缺乏或明显低下者,将导致骨吸收和骨形成的平衡失调,骨吸收大于骨形成,故出现骨质疏松;雄激素中的睾丸素对维生素 D 的合成有促进作用。在紫外线照射下,睾丸素有促进皮肤维生素 D 转变的作用。一般来说,男性维生素 D 的营养状态优于女性,这也是男性骨质疏松较女性轻的又一原因。临床实践已证实,少数中老年男性患者,由于雄激素不足较为严重,不但长期阳痿、性功能低下,而且出现明显的骨质疏松,伴有骨痛剧烈、骨畸形,经过雄激素替代疗法及康复疗法,随着性功能康复,骨质疏松症状明显改善,说明雄激素对提高骨密度、改善骨质疏松的症状是有效的。

2. 年龄因素 年龄是影响人体骨矿含量的主要因素之一。人自出生到 20 岁,骨矿含量随年龄的增长不断增加,骨组织的形成速度快于吸收,骨逐渐变得致密、坚硬。骨量增长率男性快于女性。20～30 岁,骨的吸收与形成趋于平衡,骨量增长逐渐缓慢。30～40 岁,骨量达到一生中的峰值,并维持相对稳定,维持 5～10 年。女性 40～49 岁,男性 40～64 岁,骨量开始缓慢减少。女性 50 岁以后的 5～10 年,特别是妇女绝经期以后,由于血中雌激素水平下降迅速,骨量急剧流失。这期间,男性性激素水平没有明显下降,不存在骨量快速丢失现象。此后,随着年龄增长,骨量丢失又趋于缓慢,但是,骨变得越来越脆弱。所以,骨质疏松症患者以围绝经期妇女居多,女性 50～60 岁后、男性 60～70 岁后发病率升高,80 岁以上达高峰,女性患病率可达 100%。

另外,老年人的肠道吸收功能减退,对钙盐和其他营养物质的吸收不足,常发生负钙平衡,影响骨质生成,促进了骨质疏松的发生。

3. 失用因素 骨量与运动的关系在日常生活中早已为人所熟知。肌肉对骨组织是一种机械力的影响,肌肉发达则骨粗壮、骨密度高。运动员的肌肉越发达,骨也越致密坚强,其主要运动肢体的骨密度明显增大,如举重运动员腿的骨量及肌肉量较游泳运动员明显为重。老年人活动少,肌肉强度减弱,机械刺激少,骨量减少,同时肌肉强度的减弱和协调障碍使老年人容易摔倒,伴有骨量减少时易发生骨折。宇航员在航天飞机失重状态下呈现钙负平衡,骨密度降低。绝对卧床 11～61 天即可见骨量减少,但活动可使其恢复,然而则需要比这更长的时间才能恢复。

机械应力对成骨细胞的活性是重要刺激。无重力负荷的状态,可使正常骨代谢遭到破坏,破骨细胞相对活跃,造成骨钙溶出,尿钙排泄增加,血钙水平上升,骨形成作用减少,骨吸收作用增加,引起骨质疏松症。

4. 营养因素 营养及矿物盐在骨量的维持上,很大程度上是不可缺少的。钙、磷、镁、蛋白质和微量元素氟、锌等的缺乏与骨质疏松症的发生有密切关系,尤为重要的是蛋白质及钙。如蛋白质缺乏,可使骨有机基质合成的原料不足,生成减少。钙是骨的重要成分,缺钙是引起骨质疏松症的一个主要原因。研究发现,每日钙的摄入量与骨矿含量、骨密度呈正相关。高钙摄入量区域的人,骨密度明显高于低钙摄入量区域的人;经常高钙摄入者,其骨矿含量较高,骨折发生率明显降低。每日摄钙少于 600mg 者,容易发生骨质疏松症。氟是构成人体牙齿和骨的重要微量元素之一,90% 左右的氟存在于骨组织中。氟作为钙、磷沉着的基质,起着骨胶原的作用。适当摄入氟有利于钙、磷的利用,有利于钙、磷在骨中的沉积,从而增加骨的强度;但是,摄入过量的氟化物,可引起氟中毒。活性维生素 D 在骨质疏松症的诸多因素中颇为重要。骨质疏松症患者血中的活性维生素 D 水平较低。

5. 内分泌疾病 很多内分泌疾病可以继发骨质疏松,如肾上腺皮质疾病,包括库欣病、阿狄森病;垂体疾病,包括垂体的嗜碱性腺瘤、肢端肥大症;还有甲状腺功能亢进症、甲状旁腺功能亢进症、糖尿病等。垂体的嗜碱性腺瘤和肾上腺皮质疾病,可使糖皮质类固醇水平升高,抑制蛋白质合成,促进蛋白质分解,最终影响骨质形成。肢端肥大症患者,由于生长激素分泌过多,肾组织中的枸橼酸浓度低,肾小管对钙的重吸收减少,尿钙含量增加,另一方面,对磷重吸收增加,使血磷水平升高。甲状旁腺功能亢进时,甲状旁腺激素分泌过多,能抑制成骨细胞,而使大单核细胞转化为破骨细胞,增加骨吸收,钙盐自骨动员至血液循环,还使肾小管对钙的重吸收增加,对磷的重吸收减少,故血钙水平升高、血磷水平低下。甲状腺功能亢进时,甲状腺激素分泌过多,促进蛋白质分解代谢亢进,骨胶原组织破坏增强,骨钙的转换迅速加快,引起钙、磷代谢紊乱,发生负钙平衡,骨脱钙,尿钙排泄增加,破骨细胞活性增强,骨吸收大于骨形成,引起骨质疏松症。

6. 药物因素 长期服用某些药物也可发生骨质疏松症,如类固醇药物、肝素、免疫抑制剂等,尤其是类固醇药物更易诱发本病。长期使用类固醇药物,可使成骨细胞减少,骨形成受抑制,造成负钙平衡,骨基质减少,骨吸收增加,导致继发性骨质疏松症。

7. 遗传因素 白种人、黄种人比黑种人发生骨质疏松症及骨折的机会多,且症状较重;身材矮小的人较身材高大的人易发生骨质疏松症;即使生活条件、身体状态、环境因素相近以及性别相同、年龄相近者,其骨质疏松症的发生和程度也有差别。本病还可继发于遗传性结缔组织病,这些事实都揭示了骨质疏松症与遗传基因有关。

骨质疏松症的病理形态学特征是全身骨量的减少,而骨质的矿化仍然正常。骨质疏松症的主要病理变化是骨基质和骨矿含量减少,表现为骨皮质变薄,这是由于骨皮质的内面被破骨细胞渐进性吸收所致。与此同时,骨质疏松症的骨小梁数量减少,体积变小。其骨小梁减少量可达30%,因而骨髓腔明显扩大,并被脂肪组织和造血组织所填充,但骨外膜下的成骨细胞仍缓慢地产生新骨,故此骨的周径略有增加。骨质疏松症患者的骨基质含量减少尤为突出,50岁以后,椎体松质骨的蛋白质及氨基糖含量逐渐减少,到老年性骨质疏松症的程度时可减少50%以上。随着年龄的增长,骨细胞逐渐减少,部分骨细胞核固缩,空骨陷窝数量逐渐增加。70岁以后,在哈弗斯系统内有45%的空骨陷窝,而哈弗斯系统以外空骨陷窝可达75%,其周围的鞘增厚,骨小管变短且数量减少。

发生骨质疏松的骨由于骨量减少,钙化正常而使骨变脆,因而易于发生骨折。骨折常发生于长骨和骨盆等处,严重的骨质疏松症患者,常常发生椎体的压缩性骨折。

【临床表现与诊断】

(一)病史

原发性骨质疏松症无明确病史,继发性骨质疏松症则有相应病史。

(二)临床表现

1. 疼痛　疼痛是骨质疏松症最常见、最主要的症状。其最常见部位是腰背部,负荷增加时疼痛加重或活动受限,严重时翻身、坐起及行走均有困难。急性发作者,比较剧烈的腰背痛常是因骨质疏松导致的椎体新发压缩性骨折所致。疼痛产生的主要原因有:骨转换过快,骨吸收增加导致骨小梁的吸收、断裂,骨皮质变薄、穿孔,从而引起全身疼痛;在应力作用下,由于骨强度明显下降导致椎体楔形变而引发疼痛;由于骨变形,导致附着在骨上的肌肉张力出现变化,肌肉易于疲劳,出现痉挛,从而产生肌膜性疼痛。

2. 身长缩短,驼背　骨质疏松症患者,椎体内部骨小梁萎缩,数量减少,疏松而脆弱的椎体受压,导致椎体鱼椎样变形。椎体发生压缩性骨折时,可导致脊柱前屈,形成驼背畸形。骨质疏松症患者椎体的骨吸收并非是均质的,再加上外力因素,也可出现脊柱的侧凸畸形。由于脊柱畸形,可引起胸闷、通气障碍等症状,有些患者还可出现便秘、腹胀、胃脘不适等消化系统症状。

3. 骨折　骨折是骨质疏松症最常见和最严重的并发症,摔倒是主要的外部因素,好发于下胸椎、腰椎、股骨近端、桡骨远端等部位。椎体骨折多为压缩性,严重时还可累及脊髓、马尾或脊神经根,出现双下肢的感觉运动障碍,甚至影响膀胱、直肠功能。胸椎骨折可致胸部畸形,使肺活量减少,容易引起肺部感染,甚至影响心功能。

(三)实验室检查

根据需要可选择检测血常规、尿常规、肝功能、肾功能、血清钙、血清磷、血清碱性磷酸酶、血清蛋白电泳等。原发性骨质疏松症的血清钙、血清磷和碱性磷酸酶值均在正常范围,发生骨折时血清碱性磷酸酶值可轻度升高。如以上检查发现异常,需要进一步检查以作鉴别诊断。

　　根据病情监测、药物选择及疗效观察和鉴别诊断的需要,有条件的情况下可分别选择下列骨代谢和骨转换的指标(包括骨形成和骨吸收指标)。这类指标有助于骨转换的分型、骨丢失速率及老年妇女骨折风险的评估、病情进展和干预措施的选择和评估。临床常用检测指标:血清钙、磷、25(OH)D$_3$和1,25-(OH)$_2$D$_3$。骨形成指标:血清碱性磷酸酶(ALP)、骨钙素(OC)、骨源性碱性磷酸酶(BALP)、Ⅰ型前胶原C端肽(PICP)、Ⅰ型前胶原N端肽(PINP)。骨吸收指标:空腹2小时尿钙/肌酐比值或血浆抗酒石酸酸性磷酸酶(TPACP)、Ⅰ型胶原C端肽(S-CTX)、尿吡啶啉(Pyr)、尿脱氧吡啶啉(d-Pyr)、尿Ⅰ型胶原C端肽(U-CTX)和N端肽(U-NTX)。

(四) 影像学检查

　　1. X线检查　包括X线平片、皮质骨X线测量和骨小梁X线测量。前者是定性检查,只能粗略估计有无骨量减少或骨质疏松,而不能确切判断骨矿量丢失的程度或多少;后两者是半定量检查,可以确定骨量消长的程度,通常以分度或分级来表示。下面分别加以介绍。

　　(1) X线平片:此种检查简单而易行,不需特殊的检查仪器。主要依据X线平片上的骨质密度、皮质薄厚和骨小梁的多少、走向、粗细以及有无骨折而进行骨量估计。通常认为骨钙量丢失超过25%时,才能在X线片上表现出脱钙,所以早期骨质疏松很难发现,除非明显骨量减少或伴发骨质疏松性骨折可依据X线平片作出骨质疏松症的明确诊断外,一般只能作为粗筛手段。

　　常以椎体的X线片表现来判断骨质疏松。X线片特点为:骨密度减低,骨小梁减少、稀疏,沿应力线保存的骨小梁呈垂直栅栏状排列,椎体呈双凹畸形,有时可见1个或数个椎体呈楔形压缩性骨折(图7-1)。骨质疏松明显者,身体其他骨也可表现出骨密度降低,骨质变薄,骨内膜骨质吸收,髓腔扩大,周径增宽,骨小梁数目减少、变细,干骺端处可见纵行骨小梁细且稀,小梁间隔变宽。

　　(2) 皮质骨X线测量:通常采用Barnett形态测量法,在左手正位X线片上,以游标卡尺测量第2掌骨中部横径AB及同一部位两侧皮质的厚度CD和XY,则(CD+XY)/AB所得百分数称为掌骨指数,正常值为43%。以同样方法测得股骨干中部横径及两侧皮质厚度,则可求得股骨指数,其正常值为45%。掌骨指数与股骨指数的和,称为周围骨指数。如果周围骨指数低于88%,则有骨质疏松的可能。在腰椎侧位X线片上,量出第3腰椎椎体中部高度AB及前缘高度CD,则所得百分数称为腰椎指数或躯干骨指数,正常均值为80%。如果低于80%,则有骨质疏松的可能(图7-2)。

　　(3) 骨小梁X线测量:临床上常采用Singh指数,以判断骨量的变化。Singh指数是依据股骨近端5组骨小梁减少、消失的顺序,而进行分度以反映骨量丢失的半定量检查方法。股骨近端的骨小梁在X线片上的消失程度分7度,第7度为正常(图7-3)。

图7-1　骨质疏松症X线片

　　2. 骨密度测定　为定量检查,可测出单位面积的骨密度

图 7-2 Barnett 形态测量法

图 7-3 Singh 指数

Ⅰ度:只在①可见主要骨小梁(严重骨质疏松);

Ⅱ度:除①外,还可在②见骨小梁(重度骨质疏松);

Ⅲ度:除①②外,在③有骨小梁(中度骨质疏松);

Ⅳ度:除①②③外,在④有骨小梁(轻度骨质疏松);

Ⅴ度:除①~④外,在⑤可见骨小梁;

Ⅵ度:无骨质疏松,在 Wald 三角内也可见骨小梁;

Ⅶ度:正常,Wald 三角内的骨小梁与周围密度一样

(BMD)或单位容积的骨矿量(BMC)的确切数据。常用的有单光子吸收法(SPA)、双光子吸收法(DPA)、定量计算机断层扫描(QCT)、双能 X 线吸收法(DEXA 或 DXA)。测量部位有非优势侧桡尺骨中下 1/3 交界处、椎骨、股骨颈等易于发生骨折的部位。用单位面积骨重量的克数表示骨密度的数值(g/cm^2)。

建议参照世界卫生组织(WHO)推荐的诊断标准。基于 DXA 测定:骨密度值低于同性别、同种族健康人的骨峰值不足 1 个标准差属正常;降低 1~2.5 个标准差为骨量低下(骨量减少);降低程度等于和大于 2.5 个标准差为骨质疏松;骨密度降低程度符合骨质疏松诊断标准的同时伴有一处或多处骨折时为严重骨质疏松。现在也通常用 T-Score(T 值)表示,即 T 值≥-1.0 为正常,-2.5<T 值<-1.0 为骨量减少,T 值≤-2.5 为骨质疏松。

知识链接 ↘

测定骨密度的临床指征

符合以下任何一条建议行骨密度测定:

1. 女性 65 岁以上和男性 70 岁以上,无论是否有其他骨质疏松危险因素。
2. 女性 65 岁以下和男性 70 岁以下,有 1 个或多个骨质疏松危险因素。
3. 有脆性骨折史或(和)脆性骨折家族史的男、女成年人。
4. 各种原因引起的性激素水平低下的男、女成年人。
5. X 线片已有骨质疏松改变者。
6. 接受骨质疏松治疗、进行疗效监测者。
7. 有影响骨矿代谢的疾病或使用影响骨代谢药物史者。
8. IOF 骨质疏松症 1 分钟测试题回答结果阳性。
9. OSTA 结果≤-1。

(五)骨质疏松症的诊断

临床上用于诊断骨质疏松症的通用指标是:发生了脆性骨折和(或)骨密度低下。目前尚缺乏直接测定骨强度的临床手段,因此,骨密度或骨矿含量测定是骨质疏松症临床诊断以及评估疾病程度的客观的量化指标。

1. 脆性骨折 指非外伤或轻微外伤发生的骨折,这是骨强度下降的明确体现,故也是骨质疏松症的最终结果及合并症。发生了脆性骨折,临床上即可诊断骨质疏松症。

2. 诊断标准(基于骨密度测定) 骨质疏松性骨折的发生与骨强度下降有关,而骨强度是由骨密度和骨质量所决定。骨密度约反映骨强度的 70%,若骨密度低同时伴有其他危险因素会增加骨折的危险性。因目前尚缺乏较为理想的骨强度直接测量或评估方法,临床上采用骨密度测量作为诊断骨质疏松、预测骨质疏松性骨折风险、监测自然病程以及评价药物干预疗效的最佳定量指标。骨密度测量方法有双能 X 线吸收法(DXA)、外周双能 X 线吸收法(pDXA)以及定量计算机断层扫描(QCT)。其中 DXA 的测量值是目前国际学术界公认的骨质疏松症诊断的金标准。

【鉴别诊断】

1. 强直性脊柱炎 从年龄、症状、体征、实验室检查、X 线片上鉴别。本病多见于 15~30 岁男性,以腰部、髋关节、骶髂关节和颈部疼痛僵硬为主,往往伴有膝关节、距小腿关节肿痛。X 线片表现为:双骶髂关节间隙模糊、狭窄甚至消失,方形椎,晚期表现为脊柱竹节样变。

2. 骨软化症 由于维生素 D 缺乏、严重维生素 D 活性障碍引起;特点为骨有机质增多,钙化过程发生障碍;临床常有脂肪痢,胃大部切除和肾病病史。好发于青壮年,血清钙、磷水平减低,血清碱性磷酸酶水平升高,X线片表现假骨折线、骨变形。

3. 骨髓瘤　常为多发性溶骨性破坏,患者常有比较严重的贫血,X线片表现为边缘清晰的脱钙区。血浆球蛋白水平增高,尿中出现本-周蛋白。

4. 成骨不全　又称脆骨病,是一种遗传性疾病,由于成骨细胞数量不足,膜内成骨发生障碍所致,以全身骨骼系统普遍性骨质疏松和脆性增加为特征,常伴有蓝色巩膜、耳聋等症状。X线片表现为长骨骨干细长,多发性骨折,颅骨骨化不良,严重时呈薄膜样。

【治疗】

骨质疏松症的治疗策略较完整的内容包括基础措施、药物干预及康复治疗。

（一）基础措施

1. 调整生活方式　要求患者摄入高钙、低盐和适量蛋白质的均衡饮食;适当进行户外活动和日照,以及有助于骨健康的体育锻炼和康复治疗;避免抽烟、酗酒,慎用影响骨代谢药物;采取防止跌倒的各种措施;加强自身和环境的保护措施。

2. 补充钙剂　钙不足是骨质疏松的主要原因,因此补充钙剂是骨质疏松症的基础治疗措施。为了维持必需的钙蓄积,需补充较平衡维持量更多的钙,通常补钙量为 1000 ~ 1500mg/d。常用制剂有葡萄糖酸钙口服液、乳酸钙片、碳酸钙维生素 D_3 片(钙尔奇 D)、盖天力、活性钙等。

世界卫生组织认为,补充钙剂是预防骨质疏松的基本措施,但不能单独作为骨质疏松症的治疗药物,仅作为基本的辅助药物。目前尚无充分证据表明单纯补钙可以替代其他抗骨质疏松药的治疗。钙剂选择要考虑其安全性和有效性,高钙血症时应该避免使用钙剂。此外,应注意避免超大剂量补充钙剂潜在增加肾结石和心血管疾病的风险。

3. 补充维生素 D　主要来自食物中麦角固醇和皮下的 7-脱氢胆固醇经紫外线激活而成,可促进肠道钙的吸收,提高血清钙水平,抑制甲状旁腺激素分泌,增加尿钙排泄,维持正钙平衡,降低骨折风险。成人推荐剂量为 200U(5μg)/d,老年人推荐剂量 400 ~ 800U (10 ~ 20μg)/d,治疗骨质疏松症时的剂量为 800 ~ 1200U(10 ~ 30μg)/d。常用制剂:维生素 AD 胶丸、骨化三醇、α-骨化醇等。

（二）内治法

1. 辨证论治　中医按"骨痿"辨证论治,以"肾主骨"理论为指导。骨质疏松症为脾肾两虚,应调补脾肾为本。

（1）肾精亏虚:颈腰背酸痛无力,甚则畸形,举动艰难,头晕耳鸣,健忘,男子阳痿,夜间尿频,舌淡或变红,苔少,脉沉迟。

治则:益肾填精,强筋壮骨。

代表方:左归丸加减。若阴虚火旺症状明显者,可与知柏地黄丸合用;若肾阳虚症状明显者,加杜仲、淫羊藿,或合用河车大造丸。

（2）脾肾气虚:全身倦怠嗜卧,颈腰背酸痛、痿软、伸举无力,甚或肌肉萎缩,骨骼畸形,纳谷不香,面色萎黄不华,便溏,唇、舌淡,苔薄白,脉弱。

治则:健脾益肾。

代表方:参苓白术散合右归丸加减。若饮食不佳、胃脘不适者,加焦三仙等。

(3) 瘀血阻络:颈腰背骨节疼痛,呈刺痛,痛点固定不移,或合并骨折。舌紫黯或有瘀斑,苔白,脉弦涩或弦细。

治则:活血化瘀。

代表方:身痛逐瘀汤或活络效灵丹加减。

2. 中成药 可选用龙牡壮骨冲剂、骨疏康颗粒、仙灵骨葆胶囊、健步虎潜丸、骨松宝颗粒等。

3. 西药 适应于确诊的骨质疏松症或已发生过脆性骨折,或已有骨量减少并伴有骨质疏松症危险因素者。

(1) 雌激素:雌激素类药物能抑制骨转换,阻止骨丢失,不仅能维持而且可以增加骨密度。临床研究已证明激素疗法(HT)[包括雌激素补充疗法(ET)和雌孕激素补充疗法(EPT)]能阻止骨丢失,降低骨质疏松性椎体、非椎体骨折发生的风险,是防止绝经后骨质疏松的有效措施。此类药物只能用于女性患者,主要适用于 60 岁以前的围绝经期和绝经后妇女,特别是有绝经期症状(如潮热、出汗等)及骨质疏松症或有骨质疏松危险因素的妇女。禁忌证为雌激素依赖性肿瘤(乳腺癌、子宫内膜癌)、血栓性疾病、不明原因阴道出血及活动性肝病和结缔组织病。子宫肌瘤、子宫内膜异位症、垂体催乳素瘤患者,以及有乳腺癌家族史、胆囊疾病者慎用。

给药途径以口服为主,此外还有阴道给药、经皮给药(凝胶涂剂和经皮贴片)、皮下埋植等,可根据患者的情况和现有条件进行选择。已行子宫切除的妇女,因不用担心雌激素对子宫内膜的刺激作用,故可单用雌激素。对有子宫的妇女,应雌激素、孕激素联合使用,以预防子宫内膜增生及子宫内膜癌诱发的可能性。常用雌激素制剂有戊酸雌二醇、结合雌激素、替勃龙等。

(2) 降钙素:降钙素通过抑制破骨细胞活性,有效抑制骨质吸收,促进钙在骨中的沉积,从而降低血钙浓度,并可对抗甲状旁腺激素对骨的作用。其另一突出特点是能明显缓解骨痛,对骨质疏松性骨折或骨变形所致的慢性疼痛及骨肿瘤等疾病引起的骨痛均有效。所以更适合有疼痛症状的骨质疏松症患者。常用制剂有鲑鱼降钙素(密钙息)、鳗鱼降钙素(益钙宁)等。

(3) 二膦酸盐类:二膦酸盐与骨内羟基磷灰石具有高度亲和力,可以选择性作用于骨,特异性结合到骨转换活跃的骨表面上,通过对破骨细胞的抑制,从而抑制骨吸收,提高骨密度,增加骨量,降低骨折发生率。不同的二膦酸盐抑制骨吸收的效力差别很大,因此临床上不同的二膦酸盐药物的使用剂量及用法也有所差异。已用于临床的二膦酸盐药物有阿仑膦酸钠、依替膦酸钠、利塞膦酸钠、伊班膦酸钠、唑来膦酸注射液。

(4) 氟化纳:氟对骨有特殊的亲和力,以氟磷灰石的化学方式贮存在骨中,能较强地抵抗破骨细胞的溶骨作用,从而抑制骨吸收;还能刺激成骨细胞、促进骨质形成。氟化钠 50 ~ 75mg/d,1 年为 1 个疗程。

(5) 选择性雌激素受体调节剂(SERMs):SERMs 不是雌激素,其特点是能选择性地作用于不同组织的雌激素受体,但兼有雌激素受体激动剂和拮抗剂的作用,在不同的靶组织分别产生类雌激素或抗雌激素作用。

由于不同 SERMs 结构上的特点,对各种受体的亲和力可有所差异,从而在组织中发挥不同的生物效应。现试用于防治绝经后骨质疏松症的选择性雌激素受体调节剂有他莫昔芬、雷洛昔芬等。

(6) 锶盐:锶是人体必需的微量元素之一,参与人体许多生理功能和生化效应。锶的化学结构与钙和镁相似,在正常人体软组织、血液、骨和牙齿中存在少量锶。人工合成的锶盐雷奈酸锶,是新一代抗骨质疏松药物。用法:2g/d,睡前服用,最好在进食 2 小时之后。不宜与钙或食物同时服用,以免影响药物吸收。如肌酐清除率<30ml/min 的重度肾功能损害者禁用。

(7) 甲状旁腺激素:甲状旁腺激素是当前促进骨形成的代表性药物。用法:20μg/d,皮下注射。用药期间要监测血钙水平,防止高钙血症的发生,治疗时间不宜超过 2 年。对于合并畸形性骨炎、骨疾病放射治疗史、肿瘤骨转移及高钙血症者禁用。

(三) 手术治疗

适用于骨质疏松症并发骨折者,如股骨颈骨折、转子间骨折、桡骨远端骨折、脊柱骨折等。骨质疏松性骨折的治疗原则:评估全身情况,确定手术指征,选择最佳治疗方案。骨质疏松性骨折的治疗目的:预防并发症,降低死亡率,提高康复水平,改善生活质量。治疗方法:应及时给予恰当的手术内固定治疗。脊柱骨折可选用垫枕练功法治疗或骨水泥填充(经皮椎体成形术)疗法。

(四) 其他疗法

1. 营养疗法 适当补充蛋白质、钙盐、各种维生素。

2. 适当运动,多晒太阳,避免外伤或跌倒。

3. 病因治疗 对继发性骨质疏松,要针对原发病进行治疗。如甲状腺功能亢进时,应先切除腺体或肿瘤组织再按上述治疗方法。

4. 体育疗法 运动负荷直接或间接地作用于骨,可使骨产生适应性改变。应变有一个阈值范围,当应变低于其下限时,骨量将丢失;应变超过其上限时,骨量将增加;应变在上下限之间时,骨量将维持在一个稳定水平。选择合适的运动项目是达到治疗骨质疏松症最佳效果的关键。对骨质疏松症有治疗效果的运动方式有:①有氧运动:如运动性行走、慢跑等;②肌力训练:以较轻承重力为主的渐进性抗阻力运动;③平衡和灵活性训练:如太极拳、体操、舞蹈等。

【预防与调护】

骨质疏松症一旦发生骨折,生活质量下降,出现各种合并症,可致残或致死,因此骨质疏松症的预防比治疗更为现实和重要。

1. 获得理想的骨峰值 骨峰值是人一生中骨量的最高峰。达到骨峰值的年龄为25 ~ 40 岁。骨峰值的形成 70% 决定于遗传因素,30% 决定于环境因素。环境因素中,从儿童期开始足量的钙摄入和规则的负重运动有利于取得满意的骨峰值。

2. 预防骨量的丢失 进入成年后应重视高危因素,积极预防和及时处理以减少骨量丢失。防治的首要目标是防止第 1 次骨折,一旦发生骨折,尽可能防止再次骨折。

3. 防止跌倒。

病案分析

　　袁某,女,77 岁,3 个月前洗澡时不慎摔倒,腰部疼痛,不能直立行走。次日出现便秘,腹胀。自行口服泻药缓解,未做正规治疗。1 周前因弯腰不当导致症状加重,腰背部刺痛,大声说话、咳嗽、深呼吸时疼痛加重,腰不能直起,由卧位到直立位时疼痛剧烈,行走时需有人搀扶,二便可,纳眠差。舌质黯,苔薄白,脉沉弦细。查体:腰椎后凸畸形,第 1、第 4 腰椎椎体棘突压痛和叩击痛明显。腰椎正侧位 DR 片示:第 1、第 4 腰椎椎体变扁,椎体高度减低,上缘不同程度凹陷;腰椎生理曲度变直,所示腰椎椎体骨质疏松。

　　分析思路:

　　1. 分析　患者的临床表现及 DR 片表现符合骨质疏松症的表现,因此最可能的诊断是骨质疏松症。患者临床还伴有第 1 和第 4 腰椎椎体压缩骨折、腰背部刺痛等症状,舌质黯,苔薄白,脉沉弦细。故属瘀血阻络型。

　　2. 治疗　①中医内治宜活血化瘀,方用身痛逐瘀汤加减。②配合基础治疗:碳酸钙维生素 D_3 片,每次 600mg,每天 2 次,口服。骨化三醇胶丸,每次 0.25μg,每天 2 次,口服。③应用骨吸收抑制剂:唑来膦酸注射液 5mg,静脉滴注,每年 1 次。④卧硬板床,垫枕练功治疗。⑤择机行经皮椎体成形术治疗。

第三节　佝　偻　病

　　佝偻病(rickets)是指发生在婴幼儿童,即长骨骨骺闭合以前的骨钙化障碍疾病。其主要原因是由于维生素 D 缺乏,或其活性代谢产物缺乏,同时合成钙或磷的能力不足,以及由此所引起的钙、磷代谢紊乱,骨钙化障碍,导致骨变形或骨折。本病多见于 3 岁以下小儿,以 6 个月至 1 岁最多见。根据本病的临床特征,与中医的“五迟”、“五软”、“背偻”、“鸡胸”、“龟背”等描述相似,属“骨痿”范畴。

【病因病机】

（一）中医病因病机

　　1. 胎中失养,先天不足　《医宗金鉴·幼科心法要诀》已认识到“小儿五迟之病,多因父母气血虚弱,先天有亏,致小儿生下即筋骨软弱,步行艰难,齿不速长,坐不能稳,皆肾气不足之故”。由于父母的因素可造成小儿先天肾气不足,形成佝偻病。尤其是母亲在妊娠期间,起居失常,户外活动少,日光照射不足,或营养失调,或患有痼疾,都直接影响胎儿的营养和发育,致使先天肾气不足。

　　2. 调理不当,后天匮乏　小儿出生后,如果户外活动少,日光照射不足,可削弱体质。《诸病源候论》曰:“若常藏于帷帐之内,重衣温暖,譬如阴地之草木,不见风日,软脆不任风寒”。影响日光照射的因素,又与居处空气中烟尘多、云雾大或冬季较长等有关。或饮食失节,喂养失调,损伤脾胃,脾胃运化功能失调,营养不良等原因,也可造成后天匮乏,促发佝偻病。

　　由于先天及后天因素,引起脾肾不足,日久不愈,影响其他脏腑,可形成五脏虚弱。肾气不足,骨失髓养,表现为生长发育迟缓、骨骼软弱。脾气不足,运化无力,水谷精微不能吸收,肌肉失养,表现为纳差、肌肉松弛、虚胖。肝气不足,筋失濡养,表现为坐立、行走无力,肝风内动则惊搐。心气不足,神不守舍,表现为惊惕不安、精神恍惚、反应淡漠或语迟。

肺气不足,卫外不固,表现为多汗、易感冒。后期严重患者,主要责之于脾肾,由于病久则由虚变损,肾损则髓不养骨,骨骼不坚,引起成骨迟缓、骨骼变形,出现方颅、囟门晚闭、牙迟出、胸背变形、下肢弯曲等畸形;脾损则不能充养四肢,出现四肢乏力、形瘦、面色苍白。

(二)西医病因病理

西医学认为,本病的病理特征是钙化障碍,也就是钙不能及时地沉着于骨样组织和骨前期软骨内。引起佝偻病的原因,按邓特(Dent)的分类,有如下几种:

1. 营养性佝偻病 缺乏维生素 D 的摄入和阳光照射。

2. 肠性佝偻病 见于腹部疾患,如麸胶敏感性肠病、特发性脂肪痢、胃次全切或全切除术后、肠道瘘、胆道闭锁、胰腺炎、慢性胰腺功能不全等引起的消化或吸收不良。

3. 遗传性肾性佝偻病 主要是肾小球与肾小管功能紊乱,如伴性染色体低磷酸盐症、常染色体低磷酸血症、维生素 D 依赖症、神经纤维瘤病、范康尼(Fanconi)综合征、眼-脑-肾综合征、远端肾小管酸中毒等。

4. 后天性肾病性佝偻病 慢性肾衰竭、高尿钙症、重金属中毒、肾病综合征、尿道梗阻性疾病、丙种球蛋白病、骨髓瘤病、输尿管结肠吻合术后等。

图7-4 骨骺板
①正常骨骺板;②佝偻病骨骺板

5. 其他 新生儿佝偻病、骨软化症、瘤性佝偻病、原发性甲状旁腺功能亢进症、抗惊厥治疗后、服氢氧化铝或其他不能吸收的氢氧化合物所引起的磷酸盐缺少等。

这些原因可引起维生素 D 的缺乏(合成不足,吸收不足,需要量增大,羟化功能障碍等),进一步影响到血清钙、磷的平衡(肠内吸收不足,肠和肾的排泄增加,骨内外的游动速度受影响),血清钙、磷水平低下,不能正常沉积于骨样组织和软骨基质,造成软骨和骨样组织不能正常钙化,使骨的生长停止在软骨和骨样组织阶段。在正常的软骨内成骨过程中,由于成熟软骨细胞柱没有足够的钙盐沉积,不能钙化,同时软骨血管的长入不规则,临时钙化带内没有再吸收,致使骨骺板的厚度增加(图7-4)。这种病理变化以生长最快的干骺端为显著,如腕、踝、膝、肋前端等处。由于骨脆弱、柔软,常因体重的应力和肌肉牵拉而变形。最早畸形发生在骨端,以后随骨的继续生长,畸形移至骨干中部,长骨出现弯曲畸形(如"X"形腿、"O"形腿),胸部和骨盆也发生畸形。

【临床表现与诊断】

(一)病史

常见于6个月至3岁儿童,患儿常有营养不良、胃肠道疾病、肾病等病史,多发生在冬季和日照较少的地区。

(二)临床表现

早期:骨变化不明显,常表现为易于激动、烦躁不安、不喜玩耍,甚则全身惊厥、手足抽搐、角弓反张,或精神淡漠、多汗等。病情进一步发展,可见肌肉松弛、紧张度低下,如腹肌松弛,肠壁肌肉无力,引起肠内积气,表现为腹部膨隆如蛙腹、肋下缘外翻;如四肢肌力软弱,骨的支撑力又差,表现为走路晚、且易跌倒。

后期:可发生骨的畸形改变。如患儿额颞部隆起,枕顶部扁平,呈方颅畸形,囟门延迟闭合;胸骨隆起,胸廓横径缩小,前后径增加,呈鸡胸畸形,沿横膈附着处胸廓向内凹陷,形成横沟,即哈里逊沟(Harrison 沟);肋软骨处增大,在前胸两侧形成"串珠"畸形;四肢远端因骨样组织增生,使腕及踝部鼓大似"手镯"、"脚镯"畸形;开始行走后可见"膝内翻"或"膝外翻"畸形,严重者可发生髋内翻,患儿步态摇摆;股骨或胫骨干发生青枝骨折;脊柱发生后凸或侧弯;下肢和脊柱的畸形可降低身高。近年来,典型病例不多,但轻型病变引起的膝内外翻畸形仍可见到。

(三) 实验室检查

血清钙水平正常或稍偏低,血清磷水平明显下降,血清碱性磷酸酶(ALP)水平中度升高。尿钙减少一般在 1.25mmol/24h 左右,严重者尿钙不能测出。

(四) 影像学检查

X 线检查:特征性 X 线片变化主要见于干骺端。在早期(急性期)可见长骨骨骺端的临时钙化带不规则,模糊、变薄、骨小梁稀疏,干骺端有一定程度的凹陷。随着病变的进展,临时钙化带消失,干骺端扩张增粗,中心部位凹陷呈杯口状,边缘模糊,并有毛刷状密度增高,自干骺端向骨骺方向延伸。骨骺出现迟缓,骺线增宽且不规则。骨皮质密度减低,骨小梁粗糙,横骨小梁减少,纵骨小梁持续存在。四肢长骨发生弯曲变形,呈"O"形或"X"形畸形,弯曲凹侧的骨皮质多增厚。恢复期干骺端边缘清楚,规则,但干骺端仍宽阔粗大,骨骺相继出现,骨骺线逐渐变窄,横骨小梁再度出现,纵骨小梁逐渐变粗,但严重畸形者多难以恢复。

【鉴别诊断】

原发性甲状旁腺功能亢进症:本病可发生于任何年龄,以 20~50 岁者较多,女性发病率高于男性,如在长骨骺板闭合以前发病者,骨的病变非常相似佝偻病,但本病多有高钙血症,尿结石发生率高,血液生化改变与佝偻病不同,以高血钙和高尿钙为特点,血清 ALP 水平也显著增高,从不发生手足抽搐症状。

【治疗】

对于佝偻病的治疗应重视早期预防。目前绝大多数国家和地区已经采取有效的预防措施,包括供给富含维生素 D 和钙、磷、蛋白质的食物;对人工喂养的儿童供给鱼肝油和钙片;多晒太阳或有指导地进行紫外线照射。长期患腹泻的儿童除增服钙剂外,还应定期肌内注射维生素 D。

(一) 内治法

1. 辨证论治　本病的病因病机主要责之于脾肾亏虚,一般初起以脾胃虚弱为主,后期以肾气亏损为主,故健脾补肾、补肾壮骨为治疗本病的常法。

(1) 脾胃虚弱:形体虚胖,精神疲惫,面色苍白,多汗无力,易惊多惕,夜眠不安,肌肉松弛,头颅骨软,囟开而大,发稀色黄,便溏,舌淡,苔薄白,脉缓无力,指纹淡红。早期多见此型。

治则:益脾补肾。

方药:扶元散加减。汗多如淋者,加煅牡蛎、煅龙骨或用醋调五倍子粉,于睡前敷脐,次晨取下;夜惊者,加蝉蜕、酸枣仁、夜交藤、钩藤;便溏不化者,加怀山药、炒神曲。

(2)肾气亏损:形体瘦弱,面色不华,出牙、坐立、行走等发育均迟,骨畸形明显,其头颅方大,鸡胸,驼背,腹大如蛙及下肢弯曲,舌淡,苔少,脉迟无力,指纹淡。后期多见此型。

治则:补肾壮骨。

方药:补益地黄汤或河车大造丸加减。偏肾阴虚者,方用六味地黄汤或知柏地黄丸;纳差者,加砂仁、茯苓;行迟者,加五加皮、杜仲;语迟者,加石菖蒲、远志;发迟者,加龟甲、何首乌;立迟者,加鹿茸;齿迟者,加骨碎补、补骨脂。

2. 中成药　可选用龙牡壮骨颗粒等。

3. 西药　维生素 D 400U/d(预防剂量)或 2000～3000U/d(治疗剂量)。同时加服钙剂,并接受太阳照射。

(二)手法治疗

1. 捏脊　适用于佝偻病兼有慢性腹泻,消化不良。

2. 手法矫正　适用于 4 岁以下儿童,畸形较轻的膝内外翻者。

3. 外固定　适用于 4 岁以下儿童,膝内外翻畸形,经手法矫正后,用夹板外固定。

(三)手术治疗

1. 折骨术　适用于 4 岁以下儿童,主要畸形是胫骨内翻者。可将小腿外侧中央放在用棉花垫好的楔形木块上,两手握紧小腿两端,然后用力垂直向下压,先折断腓骨,后折断胫骨,造成青枝骨折,纠正小腿畸形。折骨时应保护胫骨近、远端的骨骺,避免在折骨时损伤。术后用夹板或管型石膏固定 3 周或更长时间。

2. 截骨术　对于 4 岁以上患儿,弯曲畸形明显且持续存在者,或畸形最显著处位于关节附近者,可行截骨术。应在佝偻病治愈后,骨质已坚硬时进行手术。膝外翻行股骨远端截骨术;膝内翻行胫骨近端截骨术;严重的髋内翻也可行转子下截骨术。截骨时应尽量少剥离骨膜,尤应避免损伤骨骺板。术后用石膏外固定。注意:术前或术后停用维生素 D。

【预防与调护】

(一)预防

1. 从妊娠期开始,注意晒太阳、加强营养,供给富含维生素 D 和钙、磷、蛋白质的食物。妊娠中期,出现手足麻木感,及时补充维生素 D 和钙剂。

2. 小儿出生后,最好是母乳喂养,经常进行户外活动,晒太阳,适当补充维生素 D 和钙剂,随着生长发育的需要,及时增加辅助食物。

3. 对于早产儿、双胞胎、人工喂养和生长迅速的婴儿,更应及时补充维生素 D 和钙剂。

(二)调护

患佝偻病以后,要注意预防上呼吸道感染,应少站立、少行走,以免造成下肢骨的压力畸形。已经轻度弯曲畸形者,应于睡眠时用夹板绷带进行矫正。

第四节　骨软化症

骨软化症(osteomalacia)见于骨骺板已闭合的成年人,也称为成人佝偻病,是指骨组织中新生的类骨组织上的矿物盐沉着不足,使骨质发生异常。其特点为骨质钙化不良,类骨组织增加,骨质软化,因而脊柱、骨盆及下肢长骨可能产生各种压力畸形和不完全骨折。本病多见于居住条件差、环境阴暗和阳光较少的地区,同时饮食中缺乏钙和维生素 D。新中国成立前,由于当时经济困难和传统的不良习惯,我国某些地区的妇女在妊娠、产褥和哺乳期间,营养补充极差,每天仅喝几碗面汤或小米稀饭,也不常晒太阳,加上多孕、多产,因而患骨软化症者很多。目前,这种状况得到根本改变,骨软化症已很少见。

中医古代文献中无骨软化症这个病名,一般认为"骨痹"、"骨痿"的症状类似于骨软化症,并且与骨软化症发病过程中的两个不同发展阶段相似,其中"骨痹"与初期相似,"骨痿"与后期相似。

【病因病机】

(一) 中医病因病机

中医认为,本病初期多由于久居阴冷之地,寒滞于骨;或禀赋不足,或久病不已,损伤脾肾;或多产多孕,累伤肾精,精血不足,骨失濡养,经脉气血失和,引起骨痹,出现骨重酸痛。到了后期,由于寒闭日久,化热伤阴,导致精血亏虚,不能充养骨髓,骨枯髓减,形成骨痿,出现腰脊不举,甚则骨畸形。

(二) 西医病因病理

西医学认为骨软化症与佝偻病一样,最常见的原因是食物中维生素 D 和钙、磷等矿物质和蛋白质缺乏。此外,多产多孕、肠道疾病、胃切除术后、肝病、胰腺疾病、长期服用抗惊厥药物、日照不足等都可以引起骨软化症。这些因素均使维生素 D 摄入不足或代谢发生障碍,不能产生有效的 $1,25(OH)_2D_3$,以致肠道对钙的吸收减少和钙的骨转移减少,所产生的类骨组织不能钙化和骨化,因而骨质变软,强度降低,导致了骨质软化。

本病患者全身普遍骨质疏松。骨皮质变薄且软,甚至可用刀切。骨样组织大量取代正常骨组织,以致大量致密骨为松质骨所代替,松质骨的骨小梁纤细、稀少,松质骨内充满血管性脂肪组织,破骨细胞活跃,骨陷窝扩大,骨髓腔逐渐增宽,哈弗斯管增大,间充质内血管丰富,并有幼稚结缔组织增生,骨的强度大为减弱,以致发生多数压力畸形及病理性骨折。

【临床表现与诊断】

(一) 病史

有原发疾病史,或营养不良,或居住环境阴暗、日照不足。

(二) 症状与体征

骨软化症的最早表现为骨痛和压痛,为周身性、自发性,以腰痛和下肢疼痛最显著,骨痛严重时翻身困难、行走困难。如果局部出现剧烈疼痛,多因发生病理性骨折所致,骨折

图 7-5 Looser 线的部位分布
图中数值是根据 Chalmers 等的 30 例临床病例所出现的次数统计结果

多见于股骨颈、转子间或转子下部。压痛主要在下部肋骨。稍晚，骨骼可因受压和肌肉拉力而变为畸形，以下肢和骨盆畸形常见，有髋内翻、股骨和胫骨的扭曲畸形、脊柱后凸畸形、骨盆上口呈三叶形畸形。全身肌肉无力，常见于小腿，表现为摇摆步态、上楼困难、蹲坐时起立困难。躯干肌无力主要表现为下床困难。后期，少数患者可出现手足搐搦。

（三）实验室检查

血清钙水平正常或偏低，血清磷水平降低，血清碱性磷酸酶水平升高。

（四）影像学检查

X 线检查：主要有 3 个特点，即骨质广泛疏松、压力畸形、路塞线（Looser 线）的出现。横骨小梁消失，纵骨小梁纤细，骨皮质变薄。在股骨颈、耻骨支、坐骨支、肋骨和肩胛骨的盂下部分常见一线状透光带，横过上述骨，称为 Milkman 假骨折线或 Looser 线（图 7-5，图 7-6）。此透明亮带常为对称性，可持续存在数月至数

图 7-6 耻骨上支 Looser 线

年。线两端可见骨膜下骨质隆起，治疗生效后，此线即愈合而消失。

因为骨质变软，在脊柱和下肢长骨常见压力畸形。如脊柱常见驼背和侧凸，椎体中部受压，呈双凹透镜形状，而椎间盘则相对扩大。此类改变与鱼类的椎体相似，又称鱼形椎（图 7-7），有时还可见椎体的病理性压缩骨折。下肢长骨的压力畸形有髋内翻、膝内翻、膝外翻、腓骨或胫骨向外侧凸（图 7-8）、骨盆变形、髋臼内陷、骨盆入口呈三角形。

图 7-7 鱼形椎及压力畸形

图 7-8 胫腓骨压力畸形及 Looser 线

【鉴别诊断】

根据妊娠、哺乳、营养缺乏和长期不见阳光或少见阳光的病史,以及X线片和实验室检查所见,本病不难诊断。但需与骨质疏松症、泛发性纤维性骨炎、类风湿关节炎鉴别。

1. 骨质疏松症　老年人和妇女绝经后多见。不仅矿物质少,骨基质也少,单位体积内骨量减少,骨活检看不到骨样组织,血清钙、血清磷和碱性磷酸酶水平正常。无骨畸形,无 Milkman 假骨折线或 Looser 线。

2. 泛发性纤维性骨炎　又称骨质纤维化。破骨细胞增多,骨组织破坏吸收,由纤维组织充填其中。因甲状旁腺功能亢进,甲状旁腺激素(PTH)分泌过多,以致骨吸收加速所致。由于成骨细胞的代偿活动而使碱性磷酸酶水平升高,患者血清钙水平升高,血清磷水平降低。X线片可见骨膜下骨质吸收和牙槽硬板消失。骨中常见虫蚀样或多发囊肿样改变。中节指骨桡侧可见骨膜下凹迹。

3. 类风湿关节炎　类风湿关节炎病变先从手指、腕、肘等关节开始,早期可见受累关节红、肿、痛、热,晚期可见各种关节畸形。严重者因长期卧床,不见阳光,尤其长期服用皮质类固醇药物,患者可能继发全身性骨质疏松。多关节的长期肿痛,甚则手足畸形。类风湿因子阳性。

【治疗】

（一）药物疗法

1. 辨证论治　针对肾精亏虚、骨骼失充的病机,给予益肾填精壮骨治疗,再根据先后天的关系,结合具体证候,注意健脾益气以扶持后天。

（1）肾虚寒滞:久居阴冷潮湿,腰腿或全身骨痛,压痛,酸软无力,甚则畸形,行动困难,畏寒,手足欠温,头晕,夜尿多,阳痿,舌淡胖,苔白,脉沉迟无力。

治则:益肾温阳,散寒通脉。

方药:独活寄生汤加减。若痛甚,加制川乌、制马钱子;精亏神疲甚者,加鹿茸、狗脊;脾虚明显者,加黄芪、薏苡仁,或合归脾丸。

（2）肾亏骨枯:腰腿或全身骨骼重困无力,畸形或疼痛,举动困难,手足搐搦,肌萎形削,头晕耳鸣,五心烦热,盗汗,舌红少苔,脉沉细数。

治则:滋肾,养阴,壮骨。

方药:左归丸加减。

2. 西药　主要采取补钙的方法,同时给予维生素 D。乳酸钙或葡萄糖酸钙,每次0.5~3.0g,3 次/日。维生素 D 1000~2000U/d。当脂肪消化不良时,应同时给予胆盐和胰腺素。并注意多晒太阳。

（二）手术疗法

下肢畸形可采用矫形手术以矫正承重力线,预防骨关节炎,但手术必须在骨骺线消失和疾病治愈或控制后施行,否则畸形复发的机会较多。术后由于卧床,这时会有大量尿钙排出,如仍大量使用维生素 D,有发生高血钙的可能,以致损害肾。所以手术前后经常检查血清钙、磷和碱性磷酸酶的含量,严格控制维生素 D 的剂量,必要时停止使用。

【预防与调护】

加强营养,食物以动物肝脏、脂肪、蛋类、乳类、海产品为佳。多晒太阳,积极治疗腹泻。计划生育,避免多孕多产。已发病者,避免长时间站立和行走。

学习小结

1. 学习内容

2. 学习方法

（1）学习代谢性骨病的概述，首先要对骨生理学和《素问·痿论》进行研究。

（2）骨质疏松症要结合 2011 年版《原发性骨质疏松症诊治指南》进行学习。

（3）学习佝偻病要详细了解骨矿物质的代谢，并结合儿科学相关内容认真研读。

（4）对于骨软化症，要详细了解骨矿物质的代谢，深刻理解压力畸形的形成机制。

（黄俊卿）

复习思考题

1. 骨质疏松症对患者的主要危害有哪些？

2. 如何在日常生活中预防骨质疏松症的发生？

第八章 骨肿瘤

第一节 概 述

骨肿瘤是发生于骨或其附属组织(血管、神经、骨髓等)的肿瘤,包括原发性肿瘤、继发性肿瘤及瘤样病变等。其确切病因不明。骨肿瘤有良性和恶性之分。良性骨肿瘤大多能根治,预后良好;恶性骨肿瘤发展迅速,预后不佳,死亡率高,至今尚无满意的治疗方法。还有一类病损称瘤样病变,其组织不具有肿瘤细胞形态的特点,但其生态和行为都具有肿瘤的破坏性,一般较局限、易根治。

骨肉瘤相当于中医的"骨疽"、"骨瘤"、"骨蚀"、"石疽"、"肉瘤"等范畴。本病最早见于唐代孙思邈的《千金翼方》:"陷脉散主二十、三十年瘿瘤及骨瘤、肉瘤、脓瘤、血瘤,或大如杯盂,十年不差。致有瘘溃,令人骨消肉尽,或坚或软或溃,令人惊惕寐卧不安"。明代薛己《外科枢要·卷三》云:"若伤肾气,不能荣骨而为肿者,其自骨肿起,按之坚硬,名曰骨瘤"。清代陈士铎《外科秘录·卷十一》曰:"至于骨瘤、石瘤,亦生皮肤之上,按之如有一骨生其中,或如石之坚,按之为疼者也"。可见中医学对本病早已有所认识,而且对本病的认识也是由一般到具体,逐渐深入。

【病因病机】

（一）中医病因病机

中医学将骨肿瘤的病因概括分为外因和内因。外因主要指自然界的一切致病因素,如外感六淫、饮食不节等;内因指禀赋不足、正气亏虚、情志失调、脏腑功能紊乱等。本病的发生与内因有主要关系。

1. 正虚邪侵 由于正气不足,腠理不密,导致五脏六腑虚损,功能失常,从而导致气血不和,聚集于筋骨,结聚成瘤。

2. 气滞血瘀 由于气血不和,气不能行血,血瘀滞于筋脉之中,筋骨失去血液的濡养,出现筋骨代偿性的增大,不通则痛,不通则肿,凝结成块。

3. 痰凝气滞 脾肺功能失调,水湿不化,津液不布,邪热熬灼;或七情郁结,气机阻滞,均可致痰浊凝结。痰随气行,无处不到,阻于经络筋骨,则四肢麻木肿痛,阻于脏腑则成瘀块。

4. 肾虚精亏 　生理情况下肾藏精、主骨、生髓,机体发挥其正常生理功能;当先天禀赋不足或后天肾精损耗太过,导致肾精亏虚,阴阳不济,劳倦内伤,骨髓空虚,五脏六腑虚损,不能濡养四肢百骸筋骨,导致骨肿瘤发生。

综上所述,本病的病机特点概括为"本虚标实",以肾元亏虚为本,气滞、血瘀为标。

(二)西医病因病理

骨肿瘤的确切原因,目前仍不是很清楚。但骨肿瘤不同的发病方式提示可能有不同的病因。近年来,经国内外学者的不断探讨,暂归纳为物理因素、化学因素、生物因素、遗传因素、激素因素、营养因素、机体免疫因素等七大类。

【分类】

骨肿瘤的分类基于细胞来源,特别是根据肿瘤细胞所显示的分化类型及所产生的细胞间质类型,分为良性、中间性(交界性)和恶性3类。我国学者1983年提出了自己的骨肿瘤分类方法,推动了我国骨肿瘤的研究。1993年WHO公布的骨肿瘤的分类如表8-1所示。

表8-1　WHO骨肿瘤的分类(1993年)

良　　性	中间性	恶　　性
成骨性肿瘤		骨肉瘤
骨瘤	侵袭性(恶性)骨母细胞瘤	中心性(髓性)骨肉瘤
骨样骨瘤和骨母细胞瘤		普通性中心性骨肉瘤
骨样骨瘤		毛细血管扩张性中心性骨肉瘤
骨母细胞瘤		骨内高分化骨肉瘤(低度恶性)
		圆形细胞骨肉瘤
		表面骨肉瘤
		骨旁(近皮质)骨肉瘤
		骨膜骨肉瘤
		高度恶性表面骨肉瘤
成软骨性肿瘤		
软骨瘤		软骨肉瘤
内生软骨瘤		近皮质(骨膜)软骨肉瘤
骨膜(近皮质)软骨瘤		间叶性软骨肉瘤
骨软骨瘤		去分化软骨肉瘤
孤立性骨软骨瘤		透明细胞软骨肉瘤
多发性遗传性骨软骨瘤		恶性软骨母细胞瘤
软骨母细胞瘤		
软骨黏液样纤维瘤		
骨巨细胞瘤(破骨细胞瘤)		
骨髓肿瘤		尤文肉瘤

续表

良 性	中 间 性	恶 性
		骨原始神经外胚层瘤(PNET)
		骨恶性淋巴瘤
		骨髓瘤
脉管肿瘤		
血管瘤	血管内皮瘤	血管肉瘤
淋巴管瘤	血管外皮瘤	恶性血管外皮瘤
球瘤(血管球瘤)		
其他结缔组织肿瘤		
良性纤维组织细胞瘤	韧带样纤维瘤(硬纤维瘤)	纤维肉瘤
		恶性纤维组织细胞瘤
脂肪瘤		脂肪肉瘤
		恶性间叶瘤
		平滑肌肉瘤
		未分化肉瘤
其他肿瘤		
神经鞘瘤		脊索瘤
神经纤维瘤		长骨造釉细胞瘤
未分化肿瘤		
瘤样病变		
孤立性骨囊肿	动脉瘤样骨囊肿	
干骺端纤维性皮质缺损(非骨化性纤维瘤)	嗜酸细胞肉芽肿(孤立性)	
骨化性肌炎	甲状旁腺功能亢进性棕色瘤	
巨细胞(修复性)肉芽肿		

【临床表现与诊断】

（一）临床表现

良性骨肿瘤早期多无明显症状,肿块增大后可出现相应的压迫症状,而恶性骨肿瘤早期即有明显的临床表现。骨肿瘤的症状和体征主要有:

1. 疼痛　疼痛常是恶性骨肿瘤首先出现的症状。疼痛的程度、性质、持续时间,对诊断骨肿瘤有着重要意义。若开始轻,呈间歇性,继而持续性剧痛,夜间加重,镇痛剂不奏效者,多系恶性骨肿瘤。隐痛、钝痛、间歇性轻痛,多是良性骨肿瘤。唯有骨样骨瘤以持续性疼痛、夜间尤甚为特点,但服用阿司匹林可缓解,临证时要详细审查。

2. 肿块　恶性骨肿瘤肿块常出现在疼痛之后,生长迅速,边缘不清,增大的肿块可有皮温增高,局部静脉曲张,位于长骨骨端、干骺端者可有关节肿胀和活动受限。良性肿块生长缓慢,常不被发现,偶然被发现却说不出开始时间,肿大的包块对周围组织影响不大,对关节活动很少有障碍。位于骨膜下或浅表部位的肿块易发现,生长于骨髓内或深层部位的肿块,常在晚期才发现。

3. 功能障碍　骨肿瘤所致功能障碍,多是疼痛和肿块影响所致,但是差异很大。生长迅速的恶性肿瘤,功能障碍明显。良性骨肿瘤,一般无功能障碍。良性肿瘤恶变或病理性骨折时,功能障碍显著。接近关节部位的骨肿瘤,常因关节功能障碍来就诊,有时引起活动受限的原因是关节内的反应性滑膜炎,而非肿瘤本身。

4. 病理性骨折　骨肿瘤导致骨质破坏,皮质变薄,轻微外力的作用即可引起病理性骨折。

5. 好发部位和年龄　骨肉瘤好发于 10～15 岁,多见于骨的干骺端;尤文肉瘤更靠近骨干;骨样骨瘤多发于股干部皮质骨,儿童多见;软骨母细胞瘤多发生在骨骺和邻近或侵犯生长软骨,儿童多见;脊索瘤多发生在颅底和骶骨,常见于 50 岁以上的成年人;转移性骨肿瘤多发生在 50 岁以上的老年人,以躯干骨及四肢近心端多发。

(二) 诊断

骨肿瘤主要根据病史、临床症状、体征和 X 线片、CT、MRI、数字减影血管造影(DSA)、放射性核素骨扫描等进行诊断。

1. 影像学检查

(1) X 线检查:可以准确反映骨肿瘤的位置、范围和主要病理改变及是否存在病理性骨折,是骨肿瘤诊断中重要的、不可缺少的诊断手段之一。对初步区分骨肿瘤,或瘤样病变以及是良性还是恶性骨肿瘤提供极其重要的依据。

良性骨肿瘤具有边缘清楚、密度均匀的特点。肿瘤多为外生性生长,发展缓慢。一般无骨质破坏,若有破坏,亦多为膨胀性的、规则的、清晰的。病灶周围可有硬化反应骨,但很少有骨膜反应。

恶性骨肿瘤生长迅速,骨破坏区多不规则,密度不均,界限不清,呈虫蚀样或筛孔样。骨肿瘤病损侵蚀骨皮质的同时也可刺激骨膜产生新骨,称骨膜反应。若骨膜被肿瘤顶起,可在骨膜下产生新骨,这种骨膜反应称为 Codman 三角,多见于骨肉瘤。若骨膜的掀起呈阶段性,则形成同心圆或成层排列状骨沉积,X 线片表现为“葱皮”现象,多见于尤文肉瘤。若恶性肿瘤生长迅速,超出骨皮质范围,同时血管随之长入,从骨皮质向外放射,肿瘤骨与反应骨仍沿放射血管方向增高沉积,表现为“日光射线”样变。生长迅速的恶性肿瘤,则很少有反应骨,X 线片表现为溶骨性缺损。

(2) CT、MRI 检查:CT 可提供病损的横断面影像,因而可确定骨肿瘤在骨及周围软组织的侵犯范围。MRI 则能更清楚地反映软组织病变范围。

(3) 放射性核素骨扫描:能更早发现肿瘤病灶,明确病损范围以及转移病灶,但不能定性。常用的核素有 ^{99m}Tc、^{18}F、^{87m}Sr 和 ^{87}Ga 等。

(4) 数字减影血管造影(DSA):可显示肿瘤的血供情况,以利于选择性血管栓塞和注入化疗药物。化疗前后对比检查可了解肿瘤性血管的改变,以监测化疗的效果。

2. 病理检查　是确诊骨肿瘤的可靠的检查方法。主要有切开活检和穿刺活检两种方法。病理检查在诊断和鉴别诊断骨肿瘤上,起着重要的必不可少的作用,但是必须与临床表现、影像学检查等相结合,才能作出可靠确切的诊断。临床上要特别注意由于取病理组织的材料不当,或制片不佳等因素而造成误诊。

3. 实验室检查　实验室检查是骨肿瘤的辅助诊断方法。如多发性骨髓瘤有时以贫血为首要症状,且血沉快,血中、尿中本-周蛋白含量增高;骨肉瘤、骨转移瘤碱性磷酸酶水平升高,但儿童时期或骨折后碱性磷酸酶水平升高则需注意鉴别。另外各系统癌症的实验室阳性结果,对骨转移癌寻找原发病灶有帮助,如酸性磷酸酶水平增高为前列腺癌发生骨转移时所独有。

(三) 良性骨肿瘤与恶性骨肿瘤的鉴别(表8-2)

表 8-2　良性骨肿瘤与恶性骨肿瘤的鉴别

鉴别点	良　　性	恶　　性
生长情况	生长缓慢,不侵及邻近组织,但可引起压迫性移位;一般无转移	生长迅速,易侵及邻近组织、器官,可有转移
局部骨质	呈膨胀性骨质破坏,与正常骨界限清晰,边缘锐利,骨皮质变薄、膨胀,保持其连续性	呈浸润性骨破坏,病变区与正常骨界限模糊,边缘不整
骨膜增生	一般无骨膜增生,病理性骨折后可有少量骨膜增生,骨膜新生骨不被破坏	可出现不同形式的骨膜增生且多不成熟,并可被肿瘤侵犯破坏
周围软组织	多无肿胀或肿块影,如有肿块,其边缘清楚	长入软组织形成肿块,与周围组织分界不清

【治疗】

对于骨肿瘤的治疗,应做到早期发现、早期诊断、早期治疗。

(一) 内治法

1. 辨证治疗

(1) 正虚邪侵:局部包块,微微作痛,皮色不变,神疲乏力,面色无华,舌胖大苔薄白,脉软细无力。

治则:补正祛邪。

方药:八珍汤或十全大补汤加减。

(2) 气滞血瘀:局部包块漫肿,色紫黯,肿块周围刺痛、痛有定处,固定不移,舌紫黯或有瘀点,苔薄,脉弦涩。

治则:行气活血,化瘀止痛。

方药:桃红四物汤加减。

(3) 肾虚精亏:局部包块漫肿,轻度疼痛或不痛,压痛,按之凹陷,腰膝酸软无力,手足心热,潮热,盗汗,口唇淡,舌质淡胖,苔薄白,脉沉弦细。

治则:补肾填精。

方药:左归丸加减。

2. 化学药物治疗　凡是对侵袭性的病原体具有选择性抑制或杀灭作用,而对机体(宿主)没有或只有轻度毒性作用的化学物质,称为化学治疗药,简称化疗药。化疗主要针对恶性肿瘤,不仅对局部肿瘤有效,对周身多发性转移性病灶也起治疗作用,其作用机制为干扰核苷酸、蛋白质的合成,或者直接与 DNA 结合影响其结构和功能,改变机体激素状况等。常用的化疗药物有:

（1）烷化剂：能与生物大分子中含有丰富电子的基团发生烷化反应，损伤 DNA，影响细胞代谢致使细胞死亡。

（2）抗代谢药物：能与体内代谢物发生特异性结合，从而影响或拮抗代谢功能。通常它们的化学结构与体内的核酸或蛋白质代谢物相似，通过竞争性对抗干扰核苷酸代谢一起影响 DNA 的合成、组织细胞的分裂增殖，起到抗肿瘤作用。本类药物对 S 期细胞最敏感。

（3）抗生素：此类药物一般由放线菌或真菌产生，通过嵌合于 DNA 改变 DNA 模板而干扰 mRNA 的合成。主要包括多柔比星、吡柔比星、表柔比星、米托蒽醌、放线菌素 D、博来霉素等。

（4）植物药：从植物中提取出生物碱等多种抗肿瘤的有效成分，为细胞周期特异性药物，大部分作用于微管，阻止纺锤体的形成，抑制肿瘤细胞的分化。

（5）激素：多作用于血液系统肿瘤，也可用于控制化疗的毒性反应。

（6）其他：包括顺铂、卡铂等药物。

知识链接 ↘

新辅助化疗

新辅助化疗也称术前化疗或早期化疗。新辅助化疗的医学定义指恶性肿瘤在局部治疗（手术或放疗）之前给予的全身化疗。新辅助化疗的好处：①有效的术前化疗在减轻多种恶性肿瘤伴随症状的同时也减轻了患者的精神和心理上的不适反应。②降低临床（TNM）病期，缩小原发病灶及转移的淋巴结，为无手术条件的患者提供手术的可能，提高根治性手术的切除率。由于瘤体缩小可使手术范围相对缩小，有利于手术中最大限度地保留正常组织。③新辅助化疗使手术时肿瘤细胞活力降低，不易播散入血，减少手术中转移、术后并发症的发生，有利于患者术后恢复。④及早预防远处转移的发生，提高长期生存率。⑤新辅助化疗方案与术后化疗一样，但效果优于术后化疗，所以并没有增加患者的医疗负担。

（二）手术治疗

骨肿瘤的外科治疗应以外科分期为指导，按照外科分期来选择手术界限和方法（表8-3~表8-5）。尽量达到既彻底切除肿瘤，又可保全肢体及其功能的目的。

表8-3　良性骨肿瘤的分期及治疗原则

分期	分级	部位	转移	治　疗　要　求
1	G_0	T_0	M_0	囊内手术
2	G_0	T_0	M_0	边缘或囊内手术+有效辅助治疗
3	G_0	T_0	M_0	广泛或囊内手术+有效辅助治疗

用外科分期指导骨肿瘤治疗，已被公认为一个合理而有效的措施。外科分期是将外科分级（grade，G）、外科区域（territory，T）和区域性或远处转移（metastasis，M）结合起来，综合评价。其中 G 分为 G_0（良性）、G_1（低度恶性）、G_2（高度恶性）；T 分为 T_0（囊内）、T_1（囊外间室内）和 T_2（囊外间室外）；M 分为 M_0（未转移）和 M_1（有转移）。间室内骨肿瘤是指局限于皮质或骨膜范围内的肿瘤，间室外肿瘤指已侵入软组织内的肿瘤，对于尚未侵入皮质的骨旁肿瘤其间室状态定义为囊外间室内。良性骨肿瘤的分期分别用阿拉伯数字

表8-4 恶性骨肿瘤的分期及治疗原则

分期	分级	部位	转移	治 疗 要 求
ⅠA	G_1	T_1	M_0	广泛手术:广泛整块切除(保肢)
ⅠB	G_1	T_2	M_0	广泛手术:保肢或截肢
ⅡA	G_2	T_1	M_0	根治手术:根治性整块切除(保肢)加其他治疗
ⅡB	G_2	T_2	M_0	根治手术:截肢或保肢加其他治疗
ⅢA	$G_{1\sim2}$	T_1	M_1	肺转移灶切除,根治性切除或姑息手术加其他治疗
ⅢB	$G_{1\sim2}$	T_2	M_1	肺转移灶切除,根治性截肢或姑息手术加其他治疗

表8-5 手术界限

类 型	切除范围	镜下所见达到要求	手 术 方 法	
			保肢	截肢
囊内手术	在病损内	肿瘤限于边缘	囊内刮除	囊内截肢
边缘手术	在反应区-囊外	反应组织±微卫星肿瘤	边缘整块切除	边缘截肢
广泛手术	超越反应区,经正常组织	正常组织±"跳跃病损"	广泛整块切除	广泛经骨截肢
根治手术	正常组织-间室外	正常组织	根治整块切除	根治截肢

1、2、3 表示潜伏期、活动期和侵袭期。其中 1 期、2 期的病理组织学呈良性表现,病变位于囊内,无转移;3 期的病理组织学也为良性表现,但肿瘤具有侵袭性,可扩展至囊外,偶有转移。恶性骨肿瘤用罗马数字Ⅰ、Ⅱ、Ⅲ表示,分为Ⅰ期(低度恶性)、Ⅱ期(高度恶性)、Ⅲ期(远处转移),其中Ⅰ期、Ⅱ期肿瘤可再分为间室内(A)和间室外(B)肿瘤;而肿瘤无论分级高低,间室内或间室外,如有转移均属Ⅲ期。在肿瘤发展过程中,其分期有可能发生改变。

【预防与调护】

骨肿瘤的预防,应包括预防其发生和预防良性骨肿瘤转变为恶性骨肿瘤两个方面。目前对骨肿瘤的发病机制尚未完全明了,因此对防止发病尚存在一定困难,但可根据已知有关因素,尽量采取必要措施,力求达到预防其发生的目的。如尽量减少 X 线辐射,避免接触亚硝胺等化学物质,积极治疗多发性软骨瘤、畸形性骨炎等可能恶变的疾病。既病之后,则应重视早诊断、早治疗,贵在一个"早"字。

第二节 良性骨肿瘤

一、骨 瘤

骨瘤(osteoma)是由骨膜性成骨过程异常,以致密骨小梁结构过度增殖所形成的一种少见的良性肿瘤。最常见的发生部位是颅骨和下颌骨表面。发病年龄 10 ~ 79 岁不等,以 30 ~ 50 岁常见,男性发病率为女性的 2 倍。发病率占骨肿瘤总数的 5%,占良性骨肿瘤的

9%。骨瘤伴随人体的生长发育而生长,发育成熟后大部分骨瘤也停止生长。生长于颅骨表面的骨瘤,大多是由于可见的皮内骨性突起而求医确诊;一部分是由于生长部位特殊,引起刺激、压迫、阻塞导致相应症状而就诊。

【临床表现与诊断】

（一）症状与体征

骨瘤生长缓慢,为位于骨表面的无痛性肿块,除局部畸形外,常无症状。生于颅骨表面者,可见皮下丘状突起,皮肤颜色正常,骨性硬度,无压痛,肿瘤与皮下无粘连,巨大者可引起面部不对称畸形。生于鼻窦部者,可引起鼻窦炎,鼻腔梗塞而影响呼吸。生于眼眶内者,常造成眼球突出,视力减退,甚至失明。生于下颌骨,则可使牙齿松动。少数向颅内生长者,可引发局灶性癫痫及头痛、头晕。

（二）影像学检查

1. X线检查　正位片可见颅骨内圆形或椭圆形密度增深的骨化影,边缘光滑,周围无反应骨向表面生长的切位片可见起源于外板。位于鼻旁窦内的,可见鼻旁窦内边缘整齐,密度不同、不规则的结节状阴影,骨小梁结构显示不清(图 8-1)。

2. CT检查　可见与正常骨皮质相连续的一高 CT 值的骨性肿块。源于皮质骨的 CT 值与皮质骨等同,源于松质骨的骨瘤内 CT 值稍低于皮质骨,CT 值大小不一。

（三）病理检查

大体:为致密骨块。呈球形或分叶状,表面光滑,质地坚硬,剖面为正常骨小梁结构,排列不均,骨质有致密和疏松两种。

镜下:主要由纤维组织与新生骨组织构成瘤体,偶见血管、纤维组织和脂肪组织。

图 8-1　颅骨骨瘤 X 线片表现

【鉴别诊断】

颅骨骨瘤发生于鼻窦、下颌骨者,多无诊断困难;而发生于颅骨内板者,需与颅骨内板增生症相鉴别。

颅骨内板增生症:多见于停经后妇女。常以头痛、眩晕、耳鸣、复视就诊,偶有合并尿崩症和糖尿病症状。X 线片表现为颅骨内板或额骨内板波浪状骨质增生,严重者增生厚度可达 2cm 以上,外板不受侵犯。增生密度低于骨瘤。

【治疗】

对于无症状而又不继续生长的骨瘤不需要治疗。如肿瘤生长快,且向眼眶、颅内扩张产生相应压迫刺激或引发面部畸形者,可手术切除。术后少有复发,至今未见有恶性病例报道。

二、骨 样 骨 瘤

骨样骨瘤(osteoid osteoma)是一种孤立的、形小而圆的、以持续性疼痛为主的良性骨肿瘤。本病青壮年多见,男女发病率之比约2:1。任何骨均可发病,但以胫骨和股骨为多见。病因迄今不明。

【临床表现与诊断】

(一)症状与体征

1. 疼痛　骨样骨瘤起病隐袭,初起为局限性固定疼痛与压痛。疼痛可因劳累加重,休息后缓解或消失。经半年以上的发展,为持续性剧痛,可影响睡眠。服用水杨酸盐与非甾体抗炎药能在半小时内明显有效地缓解症状,本特征被认为是诊断该疾病的重要表现,但个别病例无效。无痛者罕见,儿童较成人多。骨样骨瘤可引起肢体的传导性疼痛,位于下肢者可出现痛性跛行及坐骨神经痛。疼痛刺激可导致肢体失用性肌萎缩,位于体表者常可见局限压痛。

2. 肿胀　位于长骨骨干皮质部的骨样骨瘤可引起显著的皮质骨反应性增生,部位浅表者可触及骨干的局限性膨胀。儿童长骨干可因皮质骨增生形成局限的纺锤状增粗。位于关节附近者,可因肿痛刺激出现关节肿胀、炎性渗出,皮肤颜色正常,一般没有红肿热痛。

(二)影像学检查

1. X线检查　显示病损为圆形或椭圆形阴影,直径一般在1cm以内。位于骨干者,骨皮质上可见致密阴影,整段骨干变粗、致密,其间有小透亮区,中央可见小死骨,构成形似鸟眼的"瘤巢"。位于松质骨者,仅见小透亮区,周围仅有少许致密影(图8-2)。

2. CT检查　瘤巢为低密度CT值,巢内可见钙化,巢周围有CT值高低不等的高密度区。

(三)病理检查

大体:完整切除时,剖面见暗灰红色颗粒状、沙砾状骨样组织,呈小梁放射状排列,圆形或椭圆形瘤巢,直径多数在1cm以内,质地较脆弱,大多数位于皮质骨内,与周围反应骨界限清晰,无包膜。硬化区为高度钙化的骨组织。

镜下:肿瘤组织由骨样组织和新生的骨小梁组成。有较多的骨母细胞和纤维细胞。成骨细胞产生成片的淡红色骨小梁样骨样组织,因钙化程度不同,由瘤体中央呈不规则地向四周放射排列。成骨细胞如上皮样细胞覆盖于骨样组织表面。周围硬化组织系骨样组织钙化而形成的新生骨小梁,其间血管丰富,可见到多核巨细胞。肿瘤位于松质骨内时,骨小梁显著粗大,位于骨膜下时可见大量反应性新生骨。

【鉴别诊断】

皮质骨脓肿:系毒力较弱的化脓菌侵袭感染所致。胫骨为好发部位,局部有红、肿、热、痛及压痛。X线检查可见皮质骨内密度减低的病灶及其周围骨的增生硬化,有时可见密度增高、无结构的死骨。使用抗生素治疗症状可减轻。病情时轻时

图8-2　胫骨骨样骨瘤

重。术中可见脓液、肉芽组织及纤维组织，局部骨膜增厚，镜下肉芽组织内有大量多核白细胞和淋巴细胞浸润。

【治疗】

以手术治疗为主，力求将瘤巢连同周围硬化骨完整切除。瘤巢切除后，症状可以很快消失，一般也不复发。如有遗留则不仅症状存在而且会很快复发。故应坚持术后复查，不主张用刮除术。病灶切除较大、影响功能者，应做植骨术。发生于难以切除部位的骨样骨瘤如脊柱部位可采用刮除术，术后局部放射治疗。本病预后良好。

三、骨软骨瘤

骨软骨瘤（osteochondroma）又称骨软骨性外生骨疣，是最常见的良性骨肿瘤。确切病因不明。肿瘤发生于骨表面，有软骨组织骨化形成的疣状骨性突起，表面有软骨呈帽状覆盖，随骨的发育而生长，绝大多数在骨骺闭合后停止生长。全身骨均可发病，常见于长骨的干骺端，多发生于股骨远端、胫骨近端和肱骨近端的干骺端，其余散见于脊柱、肩胛骨、髂骨、尺骨、桡骨、跟骨等骨。男性多见，男女性别比为 2∶1。11～30 岁为好发年龄，发病率占骨肿瘤的 38%～43%。可分为单发与多发两种，其病理改变是一致的。

【临床表现与诊断】

（一）症状与体征

1. 肿块　骨软骨瘤常可触及皮下骨性硬度肿块，肿块不与皮肤粘连，无压痛，表面可以光滑也可呈分叶状表现为凹凸不平。形成表面滑囊炎时，具有疼痛与囊状感。肿块生长缓慢，巨大肿块可压迫周围组织，如肌肉、神经、血管等，会引起疼痛等不适。

2. 畸形　多发者常常可伴有骨的发育障碍，特别当一骨多发时可造成骨的严重畸形。

3. 疼痛　一般情况，骨软骨瘤部位不发生疼痛，由于骨软骨瘤对周围组织压迫刺激可发生不适感。若肿块突然变大，同时伴有疼痛时，考虑肿瘤恶变。

（二）影像学检查

1. X 线检查　可见骨干骺端的一侧骨皮质向软组织内所伸出的骨性突起。根据形状和基底的大小，临床上习惯将其分为蒂柄型和广基型。蒂柄型，其底较小，形如柿蒂；广基型，相对矮圆，基底宽大。其基底与骨皮质相连，中心部可见有骨小梁通过，边缘部可呈波纹状改变，有时尚可见到钙化影（图 8-3，图 8-4）。当软骨帽钙化密度变淡、似云雾状，边界不清，有骨皮质的破坏缺损，甚至波及基底部或停止生长后又开始增大，则提示有恶性变的可能。

2. CT 检查　可见与正常骨皮质相连续的骨性突起，肿瘤皮质骨与正常皮质骨 CT 值等同，松质骨与肿瘤松质骨 CT 值也相同。可清楚地显示肿瘤底部与正常骨的关系。软骨帽内出现钙化和骨化时，可见不规则的高密度或混杂密度图像。

（三）病理检查

大体：肿瘤的切面由内向外可见肿瘤的基底、软骨帽和包裹在外层的纤维包膜 3 个

图 8-3　广基型骨软骨瘤　　　　　　　图 8-4　蒂柄型骨软骨瘤

部分。

镜下：主要为成熟的骨小梁和软骨组织。软骨细胞的排列与正常骺软骨相似，即幼稚细胞在表层，成熟细胞在深层。

【鉴别诊断】

骨旁软骨瘤：是一种少见的、起源于骨膜或骨旁结缔组织的良性肿瘤。因在肿瘤的 X 线片上可见到皮质骨旁的团块状骨化影，故需与骨软骨瘤鉴别。骨旁软骨瘤常发病于短管状骨，偶尔也可发生于长骨骨干旁，起病慢，一般也无临床症状。由于肿瘤有侵袭骨皮质的倾向，但不破坏皮质骨，所以典型的 X 线片表现为皮质旁的软组织肿块影，其中有斑片状、团块状骨化钙化影，皮质骨有碟形压痕，其边缘有线状密度增高影。CT 可明确鉴别。

【治疗】

对无症状、体积小者，可不必治疗。若肿瘤增大，影响关节活动，或压迫神经、血管，应予手术切除。切除必须彻底，其范围应包括被膜、软骨帽盖、瘤体和基底及其周围的部分正常骨组织。若在肋骨、腓骨等处，可行节段切除；若发生于脊柱，为防止压迫脊髓，应及早切除。本病若手术切除不彻底则会复发，有人统计复发率 2.5%。恶性变机会较大，恶性变率为 1% 左右，多发高于单发，骨盆、脊柱区高于四肢骨。

四、软　骨　瘤

软骨瘤（chondroma）以透明软骨为主要病变的良性骨肿瘤。好发于手、足部短管状骨。起源于骨中心髓内的称内生软骨瘤，也称中心性软骨瘤，是软骨瘤中最多见的一种类型。偏心向外突出生长的称骨膜下软骨瘤。起源于骨外膜的称骨皮质旁软骨瘤或称外周性软骨瘤。软骨瘤仅发生于单骨者，称为单发性软骨瘤，常见。多骨发生或一骨多处发生则为多发性软骨瘤。多发性软骨瘤有较高的恶变率，又称 Ollier 病，常与肢体的畸形并存。多发性软骨瘤同时伴有体表或脏器的血管瘤，则称为 Maffucci 综合征。软骨瘤的发病年龄 20～40 岁多见，发病率约占良性骨肿瘤的 8.11%，男女性别比约为1：1。

【临床表现与诊断】

（一）症状与体征

软骨瘤起病隐匿，可以没有任何临床不适，只是偶尔因外伤或其他原因摄片时被发现。Ollier 病及 Maffucci 综合征由于肢体短缩、不对称或体表有血管瘤表现而确诊。单发性软骨瘤最常见的表现是指掌骨部位发病，局部肿胀，有时有隐痛，触之坚硬，表面光滑，轻度压痛，不影响关节功能，发生病理性骨折时，疼痛剧烈。

（二）影像学检查

1. X 线检查　单发性软骨瘤病变位于干骺端，与骨骺相连，可以沿骨干纵轴生长至骨骺端。X 线片可见骨内椭圆形云雾状或毛玻璃状密度减低区，皮质骨变薄，呈鼓状膨胀，内生的可见条形间隔，呈分隔状，密度减低区内有点状、斑片状密度增高的钙化和骨化影，无骨膜反应。偏心生长的可见骨的一缘清晰，髓内亦呈毛玻璃样密度减低，内有斑片、点状或团絮状密度增高影。当发生于长骨，出现密度减低区，边界不清，或发现骨膜反应时，要警惕软骨瘤的恶变（图 8-5）。

图 8-5　短管状骨软骨瘤

2. CT 检查　CT 表现为骨瘤腔内圆形或椭圆形低密度区，CT 值 80～90HU，周围有菲薄的、完整的高密度骨包绕，瘤区内可见 CT 值 600HU 以上的点片状钙化。

（三）病理检查

大体：骨皮质一般情况下完整，皮质骨破坏时要注意肿瘤细胞形态，警惕恶变。骨膜正常，皮质骨硬度基本正常，瘤区为一囊腔，囊壁上有较硬的脊状突起，瘤体为浅蓝白色、有光泽的透明软骨样组织，坚韧，手感有沙砾样感觉。

镜下：主要成分是透明软骨。瘤组织被纤维结缔组织分割成小叶状，小叶周边，瘤细胞密集成堆，细胞核大小均匀，染色不深，偶可见双核。软骨基质可见明显的软骨小囊，基质内可见钙沉着，部分区域可骨化，小叶间有较多的血管组织。发生于长管状骨的，如出现细胞核大小不一、核肥大、软骨小囊消失等组织学的轻度变异，要结合临床表现及 X 线片表现，警惕恶变。软骨恶变时，核分裂象是极少见的，而且发生于短管状骨的组织学变异也很少诊断恶变。

【鉴别诊断】

1. 骨巨细胞瘤　长骨端的内生软骨瘤有时会被误认为骨巨细胞瘤，尤其是没有钙化和骨化的病例。内生软骨瘤一般很少有极度膨胀，同时病损也比较局限。在诊断困难时，必须依靠病理检查。

2. 骨囊肿　长骨的干骺端的内生软骨瘤有时会被误认为骨囊肿。骨囊肿多见于儿童和青少年，病灶在长骨的干骺端，症状一般很轻。X 线片表现骨干中央有透亮病损，骨皮质薄、略膨大，而内生软骨瘤在透亮内常可见圆形钙化点。从组织学上看，骨囊肿壁内有一层纤维结缔组织薄膜,并杂有多核巨细胞和一些骨小梁,这些都是骨囊肿的特征。

3. 骨干结核　偶见成人的骨干结核,可见类似软骨瘤的 X 线图像,但根据临床表现和相关检查可以作出鉴别。

【治疗】

孤立性内生软骨瘤的治疗应视症状的有无而定。无症状、病变范围小者,可不手术,以定期观察。若有症状、病变范围较大、在长骨者,可行刮除植骨术或切除植骨术,只要手术彻底,很少复发。对有的部位如腓骨近端,也可行节段切除术。若术后复发,有恶变者,可考虑截肢。

多发性内生软骨瘤,目前尚无肯定治疗方案。外科手术在于矫正畸形,如采用切骨矫正术纠正膝内翻。一般来说,到骨骺生长成熟后,病情也就停止发展。但也有一些病例,特别是手指处的软骨瘤,仍会继续发展,构成严重畸形。若这些畸形指有功能障碍,可行切除,但对拇指切除,则应持慎重态度。若发生恶变,则应按恶性肿瘤处理。

对皮质旁软骨瘤,治疗方法是将包括覆盖在软骨性肿块的纤维组织和已受到侵蚀的骨皮质一并切除。若缺损较大,为防止骨折,可行骨块植骨术。一般只要切除彻底,很少复发。

五、滑 膜 瘤

滑膜瘤(synovial tumor)是一种发生于关节囊滑膜、滑膜囊和腱鞘组织等处的良性肿瘤,多为外伤性组织细胞集聚滑膜增生而形成。

【临床表现与诊断】

(一)症状与体征

本病初起时局部仅为瘤性小结节,生长缓慢,病程可为数月数年,常因突然增大或影响关节功能而就诊。本病多见于青壮年,一般为单发,偶见多发。肿瘤多位于关节附近。

(二)影像学检查

X 线检查:病变局部可仅见软组织增大阴影,有时也可见到压迫性骨皮质凹陷,而骨皮质破坏性改变则较为少见。

(三)病理检查

大体:肿瘤呈圆形或椭圆形结节性改变,质地较硬。

镜下:主要为滑膜细胞、纤维细胞或多核巨细胞,增生的纤维结缔组织可有粘连变性和骨化性改变。

【鉴别诊断】

滑膜肉瘤:无论从发病年龄、发生部位、发生率,滑膜肉瘤的早期都与滑膜瘤相似,尤其是发生于肘部和膝部者,要认真鉴别。当滑膜肉瘤早期或肿瘤处于静止期时,都表现为无症状性肿块。临床与影像鉴别十分困难。晚期两者的区别是明显的,滑膜肉瘤多数生长速度快,症状呈进行性加剧,肿瘤也较大,对骨组织除压迫引起骨萎缩外,可直接破坏骨组织而造成大块溶骨性破坏;肿块界限不清,局部皮温升高,不治疗很快出现肺转移,这些都是滑膜瘤不具备的。病理检查可将两者鉴别。

【治疗】

手术切除,范围应包括整个瘤体和周围的部分正常滑膜。若切除不彻底,则可复发,但很少恶变。

六、骨 血 管 瘤

骨血管瘤(bone hemangioma)是由于骨内血管结构增生而形成的肿瘤。本病好发于脊柱,其次为颅骨、下颌骨、肋骨和四肢长骨等。可单发,也可多发。无明显性别差异,发病年龄 10~30 岁。病程长,有些可在生长发育中静止和退化。

【临床表现与诊断】

(一)症状与体征

本病的主要症状为局部疼痛和肿胀。较小者甚至可无症状,有时到发生病理性骨折时才被发现。位于脊柱和颅骨者,可产生神经压迫症状,有时发生瘫痪。

(二)影像学检查

X 线检查可分以下 3 种类型:

1. 垂直型　多见于椎体。由于大部骨小梁吸收,小部骨小梁增粗,在 X 线片上可见有条纹交叉的阴影,呈"纱窗"或"栅栏"样改变。

2. 日光型　多见于颅骨。在肿瘤破坏的囊性透亮区内,出现向四周放射的骨间条纹状阴影。

3. 泡沫型　多见于长骨,肿瘤呈泡沫囊肿状,周围骨皮质薄,一般无骨膜反应。

(三)病理检查

大体:蓝色或褐色软性肿块。

镜下:有广泛血窦,且有一层扁平内皮细胞包绕,并有毛细血管增生。

【鉴别诊断】

本病应与骨巨细胞瘤和骨转移性瘤、结核等鉴别。发生在长骨者,尚应与骨囊肿等鉴别。

【治疗】

脊柱血管瘤以放疗为主,四肢血管瘤则做瘤段切除。

第三节　原发性恶性骨肿瘤

一、骨 肉 瘤

骨肉瘤(osteosarcoma)是原发于骨组织的最常见的恶性肿瘤,特点是恶性瘤细胞能直接生成骨样组织,故曾称为成骨肉瘤或生骨肉瘤。常形成梭形瘤体,可累及骨膜、骨皮质及髓腔,病灶切面呈鱼肉状,棕色或灰白色。好发于青少年,男性发病率高于女性。15 ~

20岁发病率最高。以股骨远端、胫骨近端最多见。

【临床表现与诊断】

(一)症状与体征

1. 局部疼痛,日渐加剧,呈持续性,夜间加重,压痛明显。肿胀发展迅速、质韧硬,与深部组织粘连固定。皮温高,静脉怒张,偶可摸到颤动,并听到血管杂音。少数干骺端病例可侵越关节软骨,进入关节腔,引起关节疼痛、功能障碍、肌肉萎缩。少数发生病理性骨折。近端淋巴结约10%可有转移硬结形成。

2. 全身症状出现较早,低热、贫血、乏力、消瘦。

(二)影像学检查

骨肉瘤分为髓内(中央型)、皮质旁和继发型3种。髓内骨肉瘤可进一步分为传统型、毛细血管扩张型和小细胞型。85%以上的骨肉瘤为传统型,通常位于长骨的干骺端,表现为以肿瘤性成骨为主的骨肉瘤,在X线片或CT片中十分致密,称为成骨型;而肿瘤以软骨样、梭形细胞或组织细胞占优势,表现较为透明的低密度,称为溶骨型。毛细血管型的骨肉瘤也表现为溶骨型病变。通常以混合性骨肉瘤占多数。约10%的原发性骨肉瘤具有极丰富的骨组织(硬化或成骨),有时有大量的骨和类骨质沉积,通常矿物质可延伸至软组织内。

1. X线检查 应拍摄发病部位、胸部和可疑的转移部位。骨肉瘤的X线片表现可因病理类型不同而有很大差异,约2/3的病例可从X线片上获得正确诊断,1/3病例的X线片只能提示有恶性肿瘤的可能。还必须经CT、MRI检查来进一步明确诊断。X线诊断要点如下:

(1)髓腔:髓腔内发生骨肉瘤以溶骨型为多,自内而外迅速生长,故骨膜反应、新生骨、Codman三角不易形成;松质骨内形成者,出现较大的囊状溶骨区,在囊内很少有肿瘤骨阴影,常合并病理性骨折。硬化型则有大量瘤骨形成,在肿瘤两端的髓腔内,早期均匀的磨砂玻璃样密度增高,继呈絮状、片状或团块状阴影,也可以出现反应性骨硬化(图8-6)。

(2)骨皮质:骨皮质的破坏和肿瘤骨的形成常同时存在,故X线片上显示纹理杂乱、密度致密的肿瘤骨阴影重叠于破坏的松质骨上。若系溶骨型,则以皮质骨破坏、残缺为主。

(3)骨膜:早期骨肉瘤将骨膜自骨面上剥离,其下产生反应性新骨,X线片表现为"日光放射线状"或"针状骨膜反应"。在肿瘤与骨干连接处,即骨膜自皮质骨上掀起处,新生骨可形成三角区,称Codman三角。随着肿瘤继续发展,新生骨受挤压和破坏,骨膜反应可变成毛发蓬松状,Codman三角消失(图8-7)。

(4)软组织:肿瘤穿过骨皮质进入软组织内而形成软组织肿块时,X线片显示梭形、圆形、棉絮状、云片状界限不清的软组织阴影。在软组织内,也可出现不规则的骨化区,即在软组织内形成瘤骨。

(5)肺部:约半数病例在半年内可发生肺转移。早期很难在X线胸片上发现转移灶,应定期复查。

(6)数字减影血管造影(DSA):可见增粗的肿瘤供血动脉,大小和形状不一的新生肿瘤性血管,静脉显影时间提前,肿瘤染色(瘤内平行血管和窦性血管显影),肿瘤血管湖

图8-6 成骨性骨肉瘤

①X线平片:右胫骨近端长8cm致密高密度影,未见明显软组织块影;②T_1加权像:右胫骨近端可见偏低和更低的混合信号,骨皮质破坏,软组织肿块;③T_2加权像和④STIR像:病灶可见以低信号为主的混合信号,胫骨后明显的软组织块影;⑤T_1加权增强扫描:低信号区周围及软组织明显强化;⑥DSA:病灶部位可见血管包绕及肿瘤血管

形成,肿瘤内血管末端造影呈斑片状影(图8-6,图8-7)。

2. CT检查　骨质破坏在干骺端的溶骨型骨肉瘤,表现为边缘模糊的骨质缺损;硬化型表现为一团块状钙化致密影。CT显示髓腔内肿瘤侵蚀范围较X线平片更广泛,髓腔内见高低不等的混杂密度的瘤性组织替代了正常骨髓组织。CT切面可见肿瘤突破骨皮质的部位,骨皮质呈虫蚀样或不规则破坏。内部显示多种形式的瘤骨形成,点状、斑片状或针状,长短不一的骨针可向软组织内伸展,硬化型髓腔内可见大量致密增高的瘤骨。

3. MRI检查　MRI可显示肿瘤组织在骨髓内或软组织内的浸润范围。大多数骨肉瘤在T_1WI表现为不均匀低信号,而在T_2WI表现为不均匀高信号(图8-6,图8-7)。骨膜反应、瘤骨和松质骨破坏均表现为低信号,软组织肿块内的非成骨部分为高信号。MRI的多种平面成像可清楚显示肿瘤与周围正常结构的关系,也能清楚显示肿瘤在髓腔以及向

图 8-7 骨肉瘤 X 线片及 MRI

①X 线平片:右股骨远端干骺端骨膜反应,未见明显骨皮质破坏,皮质旁可见 Codman 三角;②矢状面 T_1 加权像:骨皮质破坏和软组织块影;③冠状面 T_2 加权像:骨皮质破坏和软组织块影;④STIR 像:病灶呈高信号;⑤DSA:显示肿瘤血管及血管湖

骨骺和关节的蔓延。

4. 放射性核素骨扫描 可显示肿瘤范围,浓聚区形状大小可供手术参考。此外,尚可发现"跳跃"转移病灶。

(三)实验室检查

实验室检查常见血红蛋白含量低,血沉增快,血清碱性磷酸酶水平增高。

(四)病理检查

大体:肿瘤多侵蚀皮质骨而进入软组织内。局部充血、肿瘤质硬或有沙砾感。切面呈鱼肉状,成骨型者黄白色、质硬;成软骨型者灰蓝色、发亮、质韧硬;成纤维型者黯红或灰黄色、质软。其中掺杂出血区、坏死区。

镜下:见不规则多角或梭形瘤细胞,核大、深染,有分裂象和巨核等。细胞间有骨样组织形成。成骨型者,以瘤骨为主;成软骨型者,有较多瘤软骨成分;成纤维型者,以瘤细胞为主,骨样组织少,常有多核巨细胞积聚。

【鉴别诊断】

骨肉瘤应与一些良性疾病作鉴别,如外伤性骨化、骨关节结核、慢性化脓性骨髓炎等。这些良性疾病一般均有较长病程,血清碱性磷酸酶水平显著不高,X 线片有其特点,故容易鉴别。对一些恶性肿瘤,则鉴别较难,所以首先应确定是否恶性。用放射性核素骨扫描可及时察觉为恶性,然后用活体检查和石蜡切片检查,获得比较正确的诊断,以防单用冰冻切片检查而造成误诊,而误行截肢术。

1. 血源性骨髓炎 有时在临床、X 线片上的表现与骨肉瘤表现相似,如局部肿胀、热感、压痛、体温增高、白细胞增多;X 线片见干骺端骨质破坏及骨膜反应。血源性骨髓炎产生的骨质破坏及骨膜反应均规则,骨肉瘤则相反。血源性骨髓炎的骨质破坏周围有新生骨围绕,而骨肉瘤与此相反,在骨化阴影中无破坏存在,在骨破坏周围无成骨。血源性骨髓炎发展比较缓慢,而骨肉瘤发展迅速,破坏性较大,很快侵犯软组织。

2. 疲劳骨折 多发生于青少年人,往往在强烈而长时间的运动后发生,以股骨、胫骨为多,一般发生在骨干或近干骺端处。疼痛、压痛明显,肿胀不很明显,于休息后疼痛减轻。X 线片见骨膜反应,但较规则。仔细观察时,即可在附近见到不完全骨折的骨折线。保守治疗即可治愈。

3. 软骨肉瘤 多见于 25~50 岁。主要表现为骨皮质膨胀变薄或增厚,软组织阴影内有大量棉絮状和砂粒状钙化影。但极少有放射状骨针或 Codman 三角。若继发于内生软骨瘤,则可见到不规则的致密斑点,肿瘤若穿破骨皮质呈毛发蓬松状外观。

4. 骨纤维肉瘤 好发于长骨骨干或干骺端,近半数发生于膝关节周围,为一比较局限的溶骨破坏区,有散在的小钙化点,但没有瘤骨组织。

5. 尤文肉瘤 亦多见于青少年,但发病部位以长骨骨干居多。确定诊断需通过活检。

6. 骨巨细胞瘤 一般起病缓,病程长,症状轻,有较清楚边界,周围骨质正常。但有时恶性骨巨细胞瘤与骨肉瘤不易区分,需病理检查确定诊断。

【治疗】

近年来,骨肉瘤的治疗主要有两方面的进展:一是以大剂量化疗为主的综合治疗的应用;一是保肢手术的开展,使肢体的截肢率明显降低。因此,骨肉瘤的 5 年存活率已大有提高至 50% 以上。

(一)大剂量化疗

自开展化疗以来,疗效从过去 5 年存活率的 5%~23% 提高到 20%~80%。采用预防性辅助化疗后,多数截肢的骨肉瘤患者可延长寿命和推迟肺转移。化疗可选用超高剂量的甲氨蝶呤、阿霉素、顺铂等多种方案及化疗药物。患者可在手术前选用甲氨蝶呤或动脉注射顺铂。4~8 周后,再做局部切除,评定肿瘤细胞的破坏情况。若患者对术前用药反应良好,即能杀死 50% 以上的肿瘤细胞,可继续使用术前所使用的化疗药物,并增加一些其他药物。相反,若对术前用药反应不甚敏感,即杀死细胞在 50%

以下,则不再使用原来的术前药物,改用另一种化疗药物。整个术后辅助治疗为期1年。

（二）手术治疗

根据肿瘤浸润范围做根治性切除瘤段、灭活再植或置入假体的保肢手术或截肢术。但术前要进行大剂量化疗,术后继续大剂量化疗6~9个月或更长。

（三）放疗对骨肉瘤不敏感

有的学者反对用放疗。近年来有人使用快速中子照射,取得较好疗效,剂量可达1300~1500坎(cd)。

（四）肺转移的治疗

肺转移是患者死亡的主要原因。近年来多主张切除转移灶,可以延长生命。手术主要适用单一转移灶,多发者并非禁忌。术后配合中药、化疗、免疫疗法等。

（五）辨证施治

可用于术前、术后的治疗。根据患者的全身情况和局部病变而辨证施治。

病案分析

　　史某,女,37岁。半年前感左膝部疼痛不适,休息可缓解,拍X线片未见骨质结构改变。按"左膝滑膜炎"做热敷、理疗,症状缓解不明显。3个月前再次复查X线片,骨质结构仍未改变,但患者夜间疼痛,服药未见改善。1个月前发现左侧腘窝上部肿胀,压痛,左膝活动时疼痛明显。遂再次复查X线片示:左股骨远端髁上后侧有一骨质破坏区,伴骨膜反应,软组织内有密度增高区,提示有左股骨远端骨肉瘤。

　　分析:①该病例为典型的骨肉瘤病例。早期出现症状,但无特征性体征,X线片早期不一定能发现病变。因而早期诊断不确切,按常见病治疗。②随着病变发展,肿瘤不断生长、破坏、浸润,局部充血、肿胀,出现特征性临床表现,如夜间痛、局部肿胀、行走时痛。再次复查X线片提示有局部骨质破坏,MRI示T_1、T_2加权像上均可见骨皮质破坏和软组织块影,提示左股骨远端骨肉瘤。住院行左股骨远端瘤段切除。术后病理证实为溶骨性骨肉瘤。用铰链膝假体、关节置换术重建肢体功能。术后化疗9次。2年后患者发现骨盆髂骨转移,遂又行局部半盆瘤段切除重建。术后继续化疗7次。二次术后1年半发现患者肺部转移,放疗5次配合化疗9次,终因多处转移致多脏器衰竭而死亡。③从此病例中可看到骨肉瘤的恶性程度。虽然经多次手术及综合治疗,但未能延长患者5年生存率。④由此可见早期诊断是骨肉瘤的关键,早期及时有效的综合治疗是延长5年生存率的关键。

二、皮质旁骨肉瘤

皮质旁骨肉瘤(parosteal osteosarcoma)也是骨来源的一种高度恶性肿瘤。因位于皮质旁而命名。少见,女性发病率多于男性,25~45岁中年人居多。好发于股骨远端后侧面。

【临床表现与诊断】

（一）症状与体征

以肿块为主,发展慢,可持续数年。晚期常影响关节活动。肿块硬,压痛轻。

（二）影像学检查

1. X线检查　干骺部或偏干部一侧皮质外,见基底宽广的丘状突起,肿块致密犹如象牙样瘤骨,边缘呈多叶状,有的密度不均。肿瘤向骨内生长部分与正常骨质间没有明显界限。除基底部与骨皮质相连外,肿瘤与骨之间常有一线状透明带,称"自由间隙"。晚期皮质破坏,可进入髓腔内。

2. CT 检查　肿瘤位于骨皮质表面,形成一个分叶状高密度影。肿块和骨皮质之间有一条较细的、不规则的低密度带和骨皮质分开。局部骨膜反应不明显,很少见软组织肿块,相应的骨髓无肿瘤浸润。

3. MRI 检查　肿瘤于矢状面 T_1 加权像上中等信号块影,其块影的边缘有一低信号薄膜包绕,局部相应部位的骨皮质部分中断,骨松质呈半圆形、边缘较清楚的低信号区,但周围的骨髓和软组织无明显浸润,也无骨膜反应。在 T_2 加权像上,肿块的信号略有增高,块影内可见小点状的散在低信号区,其肿瘤仍可见一低信号薄膜包绕,薄膜外有一条高信号带,局部的骨髓和软组织未见明显信号改变(图 8-8)。

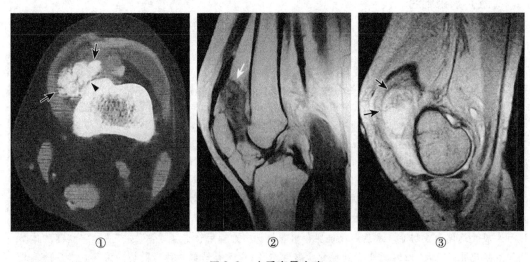

①　②　③

图 8-8　皮质旁骨肉瘤
①CT 片:左股骨远端外侧呈菜花状的斑点状骨性肿块,有 1 条低密度带与骨皮质分开;②T_1 加权像:在股骨与髌骨之间见一分叶状低信号区,髌骨前移;③T_2 加权像:病灶呈高信号,块影内可见散在点状低信号区,见一线状低信号带包绕

(三) 病理检查

大体:标本为多叶状硬骨块与骨膜和皮质相连。截面呈黄白色骨面。

镜下:较成熟骨小梁散在于致密的纤维结缔组织中,梭形细胞较规则,无明显移行性。也有分化差者。因而有人将其分为 3 级:Ⅰ级偏良性;Ⅱ级中间性,占大部分病例;Ⅲ级恶性。

【鉴别诊断】

1. 骨化性肌炎(或异位骨化)　当骨化性肌炎不是孤立在肌肉中出现,而是累及骨膜和骨皮质粘连时,容易与皮质旁骨肉瘤相混淆。骨化性肌炎常由于创伤或反复的慢性损伤所致,常见部位为骨干。创伤后异位骨化的骨化骨先从病变的周缘开始,向中心发展。皮质旁骨肉瘤内骨化的特点是从基底向其周围发展,骨化可以均匀,也可以含有透亮区、囊性区。

2. 边缘型软骨肉瘤　边缘型软骨肉瘤多由宽基底软骨瘤恶变而来,X线片表现为表面突起像菜花样或花篮样形态,瘤体内部可见结节状、斑点状、环状的钙化影,以及尚未骨化或钙化的、多变的颗粒状结构。边缘型软骨肉瘤成骨多呈云雾状,密度要比皮质旁骨肉瘤低。

【治疗】

瘤段截除重建术或截肢术,术后配合中药、化疗。预后较好,10 年生存率可达80%。

三、软 骨 肉 瘤

软骨肉瘤(chondrosarcoma)是发生于软骨细胞的恶性骨肿瘤。本病大约占原发恶性骨肿瘤的9%,发病率是骨肉瘤的50%。本病分为原发性和继发性两种,后者是继发于良性骨来源的肿瘤。按肿瘤发生部位分为中央型和外周型,前者起自髓腔,破坏穿破骨皮质向软组织扩散;后者起自骨膜,侵袭骨皮质和软组织。本病较常见,男性发病率高于女性,30~50岁中年人居多,好发于髂骨、长骨近躯干部位,如股骨近端、肱骨近端等。症状因病变部位而异,原发者病程短、症状重;继发者病程长而症状轻。

软骨肉瘤除临床表现、组织学和恶性程度有很大差异外,生化组成也有显著差别,因此对诊断、治疗容易造成混乱。为此,ManKin 等从生化酶和代谢三方面将软骨肉瘤分成良性、低度恶性、高度恶性三大类。

【临床表现与诊断】

（一）症状与体征

1. 中央型　以痛开始,逐渐加剧,肿胀,病程较慢,持续 1~2 年。局部压痛,硬性肿块。

2. 边缘型　以肿块开始,疼痛轻,在软组织内形成硬性肿块与骨紧密相连。

3. 位于骨盆者　可导致脏器受压而出现相应临床症状。

恶性程度高者,病程短、症状重、晚期可出现全身症状。

（二）影像学检查

1. X线检查　根据不同病理变化有很大差异。

（1）发展慢的原发中央型可见髓腔扩大,骨皮质破坏,骨膜反应及新骨生成,出现 Codman 三角;若病程短、发展快者,可见骨质破坏明显,软组织阴影,可有钙化（图8-9）。

（2）干骺端肿瘤,破坏松质骨,发生囊性变,囊性破坏区内有散在钙化斑点或絮状阴影（图8-10）。

（3）边缘型者,以软组织阴影为主,骨质外层呈凹陷缺损,边缘不齐,可侵犯入髓腔,也可见钙化影。

（4）继发性者,多有良性肿瘤的典型 X 线片表现,在良性病变的基础上,出现溶骨性破坏,不规则的骨膜反应,软组织阴影或不规则钙化。

2. CT 检查　CT 对评价钙化及软骨肿瘤的骨化比 X 线、MRI 检查敏感。CT 横断面

图8-9 胫骨近端髓腔型软骨肉瘤

图8-10 股骨远端软骨肉瘤合并病理性骨折

软组织中有散在钙化影

扫描能确定肿瘤的范围,但对病变纵向范围的显示不如 MRI 检查。边缘型软骨肉瘤显示为较厚软骨帽,若软骨帽钙化大于2cm,提示恶变为主。中央型软骨肉瘤局限在长骨的髓腔内,病变表现出恶性的特征为周围骨皮质破坏、肿瘤内出现坏死区及巨大病变内无钙化区。

3. MRI 检查 原发性中央型软骨肉瘤的中心位于长骨的干骺端或骨干。T_2加权扫描对基质钙化和软组织肿块比较敏感。在 T_2加权像上,钙化呈低信号而肿瘤呈高信号。均匀的高信号透明软骨被低信号的纤维间隔分隔成分叶状改变,或信号不均匀,则恶性程度更高(图 8-11)。

继发性软骨肉瘤常继发于内生软骨瘤、骨软骨瘤及软骨黏液样纤维瘤等良性骨来源的肿瘤,在 T_2加权像上,病变的信号比附近的内生软骨瘤更高。明显的骨皮质破坏、软组织肿块形成、骨膜反应,以及病变的大小与周围内生软骨瘤不成比例,则提示为内生软骨

图 8-11　软骨肉瘤 Ⅱ 级
①X 线平片：无异常发现；②T_1 加权像：右胫骨近端骨皮质不规则变薄，
见分叶状低信号区；③T_2 加权像和④STIR 像：病灶显示更清楚

瘤的恶变。内生软骨瘤和中央型软骨肉瘤，两者均可在骨内显示为软骨基质的扇贝、点状或丛状的钙化和透明区。边缘型的骨软骨瘤也同样存在诊断上的困难。但是，病变部位的疼痛和病变明显增大可怀疑恶变，应考虑做活检。

　　软骨肉瘤在 T_2 加权像上为分叶状高信号影。瘤内小的钙化在 MRI 图像和 X 线片上较难显示，而 CT 对小的钙化敏感；对于病变，MRI 和 CT 均较敏感，常能显示骨皮质软骨病变的软骨帽。如果帽的厚度大于 2cm，软骨肉瘤的可能性大。

　　（三）病理检查

　　大体：中心型者，骨肥厚，皮质膨胀，髓腔内鱼肉样变组织，其间夹杂有透明软骨、黏液变和钙化区。边缘型者，除有骨缺损外，肿瘤本身与上述相同。

　　镜下：显示的组织学图像差异很大，分化良好的软骨肉瘤可极似良性软骨肿瘤；分化不良者则瘤细胞密集，细胞间质较少，胞核肥大而奇特，核分裂明显。在同一肿瘤内可出现分化程度不同的组织像,若只看到其中一种图像,极易误诊,故应多处取样、多做切片,并参考 X 线片和临床表现,方能明确诊断。

【鉴别诊断】

1. 软骨瘤　好发于儿童时期,一般无疼痛,不引起软组织肿胀,X 线片表现肿瘤不影响皮质骨。

2. 滑膜软骨瘤变　本病源自关节内或肌腱旁,软骨组织可形成巨大的小叶状肿块充填关节腔,而中央型软骨肉瘤虽可能侵犯关节,但其源于骨骺。

3. 骨肉瘤(成软骨细胞型)　发病年龄以 10～20 岁为主,而中央型软骨肉瘤很少在青春期前出现,X 线片表现也不相同,但最终应通过组织学检查加以鉴别。

【治疗】

属 $GT_{1～2}M_0$ 者以手术治疗为主,方法与骨肉瘤相同。手术以瘤段切除或广泛切除加植骨重建术。对放疗不敏感。预后比骨肉瘤好。对不能手术者可采用化疗。

四、骨恶性纤维组织细胞瘤

骨恶性纤维组织细胞瘤(malignant fibrous histiocytoma,MFH)是骨的原发性肿瘤,以组织细胞多行性为结构的恶性肿瘤。本病多发于 30～40 岁左右的男性,比纤维肉瘤要大,常可伴有骨梗死和佩吉特病,并有较多的区域性淋巴结转移。发病部位多在股骨、胫骨、肱骨的干骺端,其他骨干、骨膜均可发病。单发、多发以及一骨多病灶均有出现。

【临床表现与诊断】

(一) 症状与体征

病程缓慢,局部疼痛并肿块,可合并病理性骨折。个别病例可因肿瘤穿破而成窦道。

(二) 影像学检查

1. X 线检查　显示病损呈渗透性和破坏性,很快穿破骨皮质,进入软组织,在长骨干骺端或偏干部呈溶骨性破坏,如地图样或虫蚀样,边缘不整齐呈带状的硬化边。可有轻度骨膜反应,偶出现 Codman 三角。肿瘤可穿破骨皮质,形成软组织肿块,易发生病理性骨折。有的则为单囊、多囊的膨胀性生长。总的来说,MFH 的临床和 X 线片表现为非特异性侵袭性原发病变(图 8-12)。

2. CT 检查　无特征性改变,表现为软组织内肿块影,与肌肉相比呈略低密度,肿瘤内常可见低密度的坏死灶,偶可见钙化灶。

3. MRI 检查　多数恶性纤维组织细胞瘤的边界清楚,肿瘤呈结节状,可有分叶,少数呈浸润性生长者边界往往不清楚。MRI 表现缺乏特征性,但对明确肿瘤范围、是否侵犯邻近血管等,具有积极意义。

(三) 病理检查

大体:无特殊征象,根据胶原多少而定,软处呈黄色或棕色,硬处呈白色。

镜下:见多型细胞。瘤性组织细胞,胞质丰富,吞噬脂类,形成泡沫细胞;瘤性成纤维细胞呈梭形,排列成席纹状或旋涡状。

图 8-12 桡骨远端恶性纤维组织细胞瘤
①术前;②刮除植骨术后 1 年复发,植入骨块被肿瘤侵蚀

【鉴别诊断】

1. 骨巨细胞瘤 好发于骨骺,呈偏心性、膨胀性,轮廓清晰,内有肥皂泡样骨间隔。X线片特点为:病变成大片溶骨性或分房状膨胀性骨破坏,皮质菲薄,并有软组织肿块,但无骨化和钙化影。

2. 骨肉瘤 本病好发于青少年,病情险恶,进展快,碱性磷酸酶水平显著增高,骨膜反应明显有骨针及瘤骨。而 MFH 常见于中年,碱性磷酸酶水平不升高,很少形成肿瘤性骨样组织。

3. 骨纤维肉瘤 骨破坏区边界不清,无明显膨胀,其内偶尔可见瘤骨,软组织块相对较少,X 线片显示骨纤维肉瘤呈溶骨性、虫蚀样破坏,一般无骨膜反应,无反应性骨硬化。常有局部软组织肿块,病理上瘤细胞均为成纤维细胞,人字形排列。

【治疗】

采用截除重建或截肢术,术后配合中药、化疗。复发率高,以肺转移为主,也可转移至肝、肾上腺、胸壁和其他骨(图 8-12)。

五、骨巨细胞瘤

骨巨细胞瘤(giant cell tumor,GCT)是一种潜在恶性或介于良恶性之间,以基质细胞和多核巨细胞为主要结构的侵袭性骨肿瘤。临床多见,仅次于软骨瘤,男性发病率略高于女性,20～40 岁成人多见。好发部位为长骨的骨端,以股骨、胫骨、肱骨、桡骨骨端多见。

【临床表现与诊断】

(一)症状与体征

早期间歇性疼痛,继而出现包块,皮温可升高,静脉充盈、皮薄光亮。生长慢的可呈现乒乓球样感的骨壳。出血坏死者,可迅速增大并有囊性感或波动。有时将骨巨细胞瘤误

诊为"关节痛",外敷药后疼痛和功能改善,但包块不减小。1/3 的病例可出现病理性骨折。

(二)影像学检查

1. X 线检查 典型者位于长骨的干骺端,偏心性溶骨破坏,肥皂泡样变,皮质膨胀变薄或消失而无骨膜反应。溶骨区可呈多房、单房,边缘多呈筛孔状,偶有硬化圈(图 8-13)。肿瘤穿破骨皮质,可形成软组织肿块,若边缘不清,提示恶变(图 8-14)。在扁平骨者,则没有典型 X 线图像。

图 8-13 胫骨近端骨巨细胞瘤(2 级)

图 8-14 股骨远端骨巨细胞瘤
肿瘤穿破骨皮质,形成软组织肿块

2. CT 检查 骨巨细胞瘤的 CT 检查仅是平片的进一步补充。CT 具有可摄横断面及密度高对比的优点,有利于估价:①溶骨性破坏的膨胀程度,描述不均匀生长引起的多房样改变及边缘部梁状假分隔特征;②骨皮质或包壳变薄、冲破、骨膜反应及其伴随的软组织肿块;③瘤体内缺少钙化或骨化,如有钙化或骨化,则排除巨细胞瘤;④X线平片上无明显硬化缘是其特征之一,但CT片上显示边缘部分硬化可高达20%,多见于膝关节周围长骨的病灶;⑤特殊部位的肿瘤及其与血管、神经的关系,如骶骨巨细胞瘤CT片优于X线平片;⑥增强扫描可反映病灶内血供,显示液化、坏死区。

3. MRI检查　MRI显示骨质破坏、骨皮质或骨壳改变的敏感性虽接近X线平片及CT片,但不如后者直观。多数巨细胞瘤MRI图像上边界清楚,少数病灶边缘有低信号的环圈,相当于轻度的硬化边缘。瘤体信号无明显特征性。在T_1加权像上多数呈均匀的低信号或中等信号,在T_2加权像上常信号不均,呈低、中等或高信号混杂,正常的瘤组织一般呈相对高信号,陈旧出血形成明显高信号的囊变区,含铁血黄素沉着则为低信号。病灶穿破骨皮质在T_2加权像上显示最好,表现为低信号的骨皮质被相对高信号的瘤组织取代,同时可侵及周围软组织形成肿块(图8-15)。

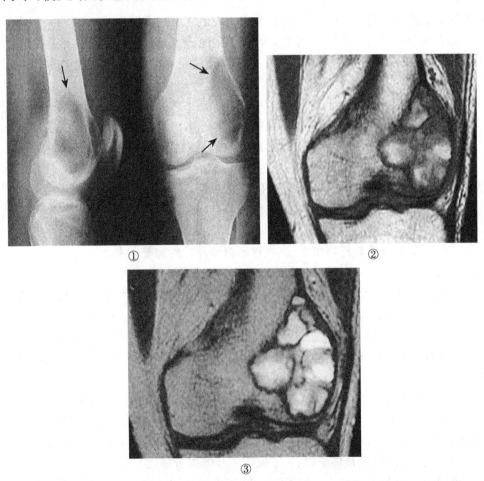

图8-15　左股骨远端外侧巨细胞瘤
①X线平片:病灶区溶骨性破坏,边缘清楚无硬化;②冠状面SE序列T_1加权像:大片低信号区内有多结节状高信号,提示亚急性出血;③FSE序列T_2加权像:多结节状明显高信号,外侧骨皮质明显变薄,周围软组织层增厚并有信号增高,其他层面显示关节囊内有少量积液

（三）病理检查

大体:瘤组织松软脆弱,呈白色或灰红色。

镜下:见基质细胞呈均匀椭圆形和多核巨细胞,并有丰富血管、出血或坏死区。根据肿瘤分化程度,将骨巨细胞瘤分成3级。Ⅰ级显示细胞形态大小一致,分布稀疏,核分裂少,多核巨细胞数目多,含细胞核数也多。Ⅱ级系中间型,基质细胞密集而多,大小及形状变异较大,部分胞核深染,核分裂较多,多核巨细胞数目减少,分布不均,胞核出现异型性,一般认为属潜在恶性。Ⅲ级又称恶性巨细胞瘤,基质细胞体积较大,排列不规则;细胞核异型性明显。多核巨细胞数目更少,大小不一,体积也小,细胞核数目也少,明显异型性,类似纤维肉瘤。应该指出,细胞学的分级仅能反映一般规律,临床个别Ⅰ级病例发生远处转移,而Ⅲ级有时预后也不太差,这说明对骨巨细胞瘤属性的认识应结合临床和X线片表现综合考虑。

【鉴别诊断】

骨巨细胞瘤的表现有时差异性较大,临床上应与以下病变区别:

1. 动脉瘤样骨囊肿　患者多属青少年,好发于椎体或长骨的干骺端、骨干的髓腔内。X线片显示透亮的破坏区,呈气球样囊状,囊腔内充满血液,冷冻切片不能明确诊断时,只能靠蜡片确诊。

2. 孤立性骨囊肿　发生于儿童或青少年,症状轻。X线片显示骨干或骨端呈透亮病变,皮质轻度膨胀,边界清晰,囊内充满液体。大体标本很易与骨巨细胞瘤鉴别。

3. "棕色瘤"　是指甲状旁腺功能亢进所致的局限性骨破坏,多见于30～50岁成年人。除局部肿痛外,还有全身不适症状。主要是血清钙水平升高、血清磷水平降低和X线片显示骨质广泛疏松或局限性溶骨破坏,呈穿凿样变,易与之区别。

4. 纤维肉瘤　发病年龄比骨巨细胞瘤大,只有溶骨而无扩张现象。肿瘤质地坚韧。活检有助于鉴别诊断。

5. 有时还应与纤维异样增殖症、成软骨细胞瘤及骨肉瘤等鉴别。

【治疗】

骨巨细胞瘤以手术治疗为主。因其具有潜在恶性、肿瘤属性不清、手术后复发率较高的特点,因此应根据肿瘤部位、性质来选择不同的手术方法。属 $G_0T_0M_{0\sim1}$ 者,采用切除术加灭活处理,再植入自体或异体骨或骨水泥。对于复发者,应行切除或节段截除术或假体移植术。属 $G_{1\sim2}T_{1\sim2}M_0$ 者,采用广泛或根治切除,化疗无效。术后配合中药,常收到良好效果。

1. 生长在腓骨小头、尺骨远端、桡骨近段、肩胛骨、锁骨等处者,可做肿瘤全切除。

2. 对支持躯体的重要骨,如股骨、胫骨,属早期者行刮除植骨术。若肿瘤已穿破皮质,切除范围应包括被浸润的软组织。产生病理性骨折者,应考虑行肢段切除或肿瘤段切除,术后形成骨缺损,可行自体植骨、人工关节或异体关节移植术。

3. 椎骨巨细胞瘤并截瘫者,清除肿瘤,减压并行自体植骨或人工椎体进行修复。骶椎的晚期巨大肿瘤,可按脊索瘤的术式行肿瘤切除术。

4. 恶性骨巨细胞瘤则行截除重建或截肢术。

5. 对于不能手术的骨巨细胞瘤,可采用放疗,照射量不超过2000～3000坎(cd)。放射对骨巨细胞瘤仅有抑制作用。

六、尤 文 肉 瘤

尤文肉瘤(Ewing's sarcoma)起源于骨髓的间充质细胞,以小圆细胞含糖原为特征。病损多位于骨内。发病比较少见,好发于 10 ~ 20 岁青少年,男性发病率高于女性。主要发生于含有造血骨髓的骨区,多见于股骨、胫骨、腓骨、髂骨等。

【临床表现与诊断】

(一)症状与体征

主要表现为肿瘤生长快速,并有广泛的反应区,有较多的新生血管和炎症反应,酷似炎症疾病,因而早期易被误认为骨髓炎。其症状为局部疼痛、肿胀,并进行性加重,夜间尤甚;局部软组织明显肿胀,广泛压痛,患肢功能障碍。病程较快。全身症状明显,体温升高,白细胞计数升高,血红蛋白含量降低,血沉加快等。

(二)影像学检查

1. X 线检查 病变广泛,可波及主骨干。骨膜增生,新骨形成呈"葱皮样"变(图 8-16)。骨干皮质增生变厚,髓腔内扩张性破坏,虫蚀样骨缺损,软组织肿胀阴影非常突出。可有广泛性骨质疏松,极易产生病理性骨折。扁平骨尤文肉瘤则出现溶骨或硬骨化,或两者并存。有时出现骨的缺血性坏死的 X 线图像。

2. CT 检查 骨干和干骺端的骨质呈侵蚀样破坏,常因硬化和溶骨而呈混合性。软组织肿块,肿瘤穿破骨皮质侵犯软组织,形成巨大的软组织肿块。骨膜反应常常表现为葱皮样。

图 8-16 股骨干尤文肉瘤
(骨膜呈葱皮样变)

3. MRI 检查 尤文肉瘤通常表现为溶骨性,因此病变在 T_1 加权像上呈低信号,在 T_2 加权像呈高信号。MRI 可评价尤文肉瘤累及骨外的肌肉和神经、血管的情况。甚至在早期的尤文肉瘤,尚无骨皮质破坏和骨膜反应,MRI 就能显示髓腔内的信号变化,亦能显示葱皮样骨膜反应、非典型骨皮质的增厚和碟状的骨皮质破坏。化疗后 MRI 也能正确地显示肿瘤的边缘和判断肿瘤周围水肿的程度(图 8-17)。

(三)病理检查

大体:见灰白色鱼肉样组织。

镜下:见小圆细胞密集成堆,核大深染呈圆形或椭圆形,胞质少,胞膜不清,细胞排列成圈,如菊花,但无蕊,故称"假菊花团"。细胞堆之间有纤维间隙。组织化学检查以显示丰富糖原为特征。

【鉴别诊断】

尤文肉瘤的诊断比较困难,所以必须将临床、影像学、病理三者结合,综合分析,方能作出正确诊断。临床上应与以下疾病相鉴别:

1. 急性化脓性骨髓炎 本病极易与尤文肉瘤相混,两者的症状、X 线片表现几乎相似,难以区别。但骨髓炎全身恶化不明显,抗生素治疗后症状明显改善。最后确诊必须靠

图 8-17 左胫骨尤文肉瘤
①矢状面 T_1 加权像:胫骨骨干可见低信号区,骨皮质模糊,且见梭形的软组织块影;②矢状面 T_2 加权像:梭形软组织高信号;③矢状面 STIR 像:病灶呈低信号,软组织块影高信号较病灶范围大;④冠状面 T_1 加权像:表现同图①;⑤冠状面 Gd-DTPA 增强扫描:病灶增强不明显,软组织块影呈不均匀明显强化

病理检查。

2. 骨原发性网织细胞肉瘤   发病年龄多在 20～40 岁,临床症状不明显。X 线片显示溶冰样破坏,无骨膜反应。病理嗜银染色可见大量网状纤维。组织化学显示无糖原。

【治疗】

属 $G_2T_{1～2}M_0$ 者,对放疗极为敏感,经小剂量照射后,能使肿瘤迅速缩小,局部疼痛明显减轻。但由于尤文肉瘤易早期转移,单纯放疗远期疗效差。化疗也很有效,但预后差。现采用放疗加化疗和手术(保肢或截肢)的综合治疗,生存率已提高到 50% 以上。

七、非霍奇金淋巴瘤

非霍奇金淋巴瘤(non-Hodgkin's malignant lymphoma)也称网状细胞肉瘤,为原发于骨髓内的网织细胞,恶性程度较低,较少向远处转移。组织图像并非完全以肿瘤性网织细胞为主,有时是淋巴细胞占优势,故目前采用非霍奇金淋巴瘤这一名称。它与起源于淋巴组织发生的网织细胞肉瘤截然不同,后者恶性程度较高,病势较急,容易多处转移。本病多见于 40～60 岁男性。

【临床表现与诊断】

(一)症状与体征

病程长,多数患者长期内无症状。主诉为局部轻痛、肿胀。随着病情加剧而疼痛加剧,肿胀明显,局部皮温升高,压痛明显,20% 的患者合并病理性骨折,少数患者可出现贫血和白细胞增多。

（二）影像学检查

1. X 线检查　早期在松质骨内有点状溶骨性病灶,并逐渐扩大,汇成片状破坏区,边缘不清。在溶骨区内,常残存骨组织形成"溶冰"样现象。无骨膜反应,软组织内可有阴影。病理性骨折后,可有轻度骨膜反应及骨痂,但新骨形成较少。

2. CT 检查　因髓腔内没有钙化,故早期的淋巴瘤常被 X 线检查遗漏。一旦发现,病灶范围已较大。CT 横断面对骨皮质破坏及软组织肿块较 X 线平片敏感。肿瘤常侵及骨皮质的内缘。

3. MRI 检查　由于 MRI 对发现骨髓内的肿瘤非常敏感,肿瘤具有较长的 T_1 弛豫时间,T_2 加权扫描对发现骨髓内肿瘤的价值不大。假如仅用 T_2 加权扫描,常不能发现肿瘤,因为骨髓和肿瘤具有相似的 T_2 弛豫时间。采用 STIR 序列来检查骨髓肿瘤非常敏感,正常骨髓被抑制,而肿瘤可清楚地显示为高信号。肿瘤进一步发展,MRI 对发现骨皮质破坏和软组织肿块较 CT 更为敏感(图 8-18)。

（三）病理检查

大体:灰白色韧性组织,当中有出血。

镜下:见圆形细胞,均匀密集,胞膜清楚,胞质丰富,核圆或卵圆或呈分叶状。糖原阴性,银染色见丰富的网状纤维与瘤细胞相连,细胞间质少而血管丰富。

【鉴别诊断】

尤文肉瘤:尤文肉瘤的瘤细胞也属圆细胞,与非霍奇金淋巴瘤相似。但非霍奇金淋巴瘤的细胞核较大,常有切迹或凹陷。网织纤维染色时,见有网织纤维包围瘤细胞群,并穿插于瘤细胞之间。临床症状较尤文肉瘤为轻,病变进展较缓慢,发病年龄多在 20 岁以后。

此外,非霍奇金淋巴瘤尚应与骨纤维肉瘤、骨转移瘤相鉴别。

【治疗】

放疗和化疗为首选,手术为辅。手术可采用保肢手术或截肢术,预后较好。

八、骨 髓 瘤

骨髓瘤(myeloma)是起源于骨髓造血组织,以浆细胞为主的恶性肿瘤。骨髓瘤分为多发性和单发性,以多发性骨髓瘤为最常见,单发者极其罕见。通常所说的骨髓瘤一般指多发性骨髓瘤,多见于 40 岁以上男性,好发于椎骨、肋骨、颅骨、髂骨等含红骨髓的骨。

【临床表现与诊断】

（一）症状与体征

病程不等,1~20 年,在此期间,少数患者以背痛为首发症状。常仅发现血沉快、贫血、尿蛋白、血清蛋白水平增高。由于骨髓瘤病变可涉及许多脏器,故症状繁多不一。由于骨髓破坏和红细胞生成减少,造血功能被抑制,患者可有不同程度的贫血,皮肤、黏膜可有渗血或紫癜,晚期可发生内脏和颅内出血。有的患者因病理性骨折而就诊。全身主要有消瘦、乏力、贫血、背痛、皮周部疼痛。肿瘤浸润骨时,出现肿胀、畸形、病理性骨折。椎骨受侵犯时,可出现剧烈放射性疼痛或截瘫。

图 8-18　左股骨非霍奇金淋巴瘤
①X 线平片:左股骨内上髁少许皮质破坏;②冠状面 T_1 加权像:左股骨内、外上髁
各 1 个病灶,内上髁骨皮质破坏,见软组织肿块;③T_2 加权像和④STIR 像:病灶显
示更清楚

(二) 实验室检查

1. 血象　主要为贫血,血沉快。少数病例可在外周血内见骨髓瘤细胞。

2. 血生化　半数患者血清蛋白含量升高,白蛋白含量可正常或降低,A/G 倒置。约
20%~50% 的患者血清钙水平升高。血内尿酸含量可增多,胆固醇含量降低。

3. 骨髓象　骨髓涂片检查可发现大量畸形浆细胞,浆细胞超过 3% 时可疑,超过 10%
即可作为诊断依据。浆细胞增多而无畸形者,应结合临床才能作出诊断。对未能发现异
常浆细胞但临床高度可疑者,应在其他部位再做骨髓穿刺。

4. 尿　多数患者有蛋白尿,少量有血尿和管型。草酸钙结晶、碱性磷酸盐水平明显
增高。尿本-周蛋白在 60% 的患者出现阳性,早期可间歇出现。

5. 肾功能　多有肾功能不全,出现氮质血症、肌酐水平增高、高尿酸血症。

（三）影像学检查

1. X 线检查　圆形或椭圆形的多个溶骨性破坏和广泛骨质疏松,溶骨病灶呈穿凿样变,边缘锐利、清晰,无骨膜反应。小缺损可呈弥漫斑点状,大缺损可达 4～5cm,皮质骨变薄。发生病理性骨折者,可有轻度骨膜反应和骨痂以及软组织内形成肿块。

2. CT 检查　孤立性浆细胞瘤常表现溶骨性或膨胀性的骨质破坏。骨皮质破坏、连续性中断,且常见软组织内肿块。多发性骨髓瘤呈多灶性的病变。

3. MRI 检查　多发性骨髓瘤 MRI 的信号表现与骨恶性淋巴瘤类似,采用 T_1 加权像和脂肪抑制技术来发现肿瘤及明确肿瘤范围较 CT 敏感。

（四）病理检查

大体:黯红色脆弱组织。

镜下:见浆细胞增大、核深染,呈年轮状,分化程度不一,可分好、中、差三等,后者属未分化癌细胞(间变型)。

【鉴别诊断】

本病主要与骨转移癌鉴别,故化验检查很重要。病理检查应与大量浆细胞浸润的炎症相鉴别,后者多富含血管基质,浆细胞缺乏恶性特征。

【治疗】

以化疗和放疗为主。配合中药辨证施治,可收到好的疗效。除止痛、输血、纠正水电解质紊乱外,苯丙酸诺龙可改善贫血。每日注射羟基二胲锑 250mg,2 周内可使骨钙化。高血钙危象可静脉注射地塞米松或用阳离子交换树脂和血液透析。

化疗常用溶肉瘤素左旋体、氮甲、亚硝脲芥、长春新碱、环磷酰胺等。采用多种药物联合使用并配合肾上腺皮质激素和睾酮等长期持续治疗。

对长管状骨病理性骨折,髓内钉固定,严重者可行截肢。若因脊柱骨折引起脊髓压迫,可行椎板切除减压术。

九、脊 索 瘤

脊索瘤(chordoma)是一种先天性,来源于残余的胚胎性脊索组织的恶性肿瘤。本病可发生于任何年龄,以 20～50 岁多见,男性发病率略高于女性,易发于脊索组织容易残留的部位,如骶尾部、颅底、蝶骨、枕骨、颈椎等,个别可见于胸椎、腰椎。病程发展较慢,一般为单发。

【临床表现与诊断】

（一）症状与体征

症状以疼痛和肿块为主,晚期出现压迫症状。生于颅骨者,多出现进行性颅内压升高。位于骶骨者约占 50%,主要为腰骶疼痛,随着肿瘤的增大,可在盆腔内或腹膜内形成巨大肿块,压迫直肠、膀胱或其他脏器而出现相应症状。若波及骶神经,出现大小便困难或失禁。由于骶尾部脊索瘤向前增大多于向后生长,所以在骶后的肿块不明显,做肛门指检检查时,可扪及质硬、光滑、基底部宽的肿块,肿块固定,有压痛,有时可与直肠粘连。

（二）影像学检查

1. **X线检查** 早期骨膨胀生长,骨内正常结构消失,呈磨砂玻璃样阴影,晚期为广泛溶骨性破坏,骨病灶周围可见大而边缘清楚的软组织阴影;肿块内可见残存骨片或钙化斑。胸椎、腰椎受累时,椎体可因破坏而压缩,但椎间隙仍保持正常宽度。钡剂灌肠、膀胱造影、钡餐检查有助于确定肿瘤的范围、部位和脏器压迫情况。

2. **CT检查** 骶椎部肿瘤位于骶椎中心的骨质破坏主要向前发展形成一个球形、边缘光滑、密度尚均匀的软组织块。

3. **MRI检查** 肿瘤延长了 T_1 和 T_2 弛豫时间。故在 T_1 加权像上呈低信号,在 T_2 加权像和 STIR 像上呈高信号,其信号常较均匀。由于 MRI 对骨髓敏感故常可见肿块的后半部向髓腔内侵犯。肿块向前推移至直肠、膀胱及女性的子宫等。MRI 显示肿块的范围及

图8-19 骶椎脊索瘤

①正位X线平片:第2~4骶椎骨质破坏;②椎管造影:未见椎管狭窄和占位性病变;③T_1加权像:第2、3骶椎可见直径约4cm的圆形低信号区;④T_2加权像和⑤STIR 像:病灶显示更清楚,且见髓腔内浸润

与周围的关系较 CT 更清楚。注射 Gd-DTPA 后,肿块常均匀强化。由于 MRI 不但能做横断面还能做矢状面和冠状面扫描,而 MRI 矢状面对显示位于斜坡区域的脊索瘤更清楚,可明确肿瘤的范围、生长的方向及与邻近组织结构的关系。在 T_1 加权像上肿瘤呈低于脑组织的信号,在 T_2 加权像上呈高信号。肿瘤内的钙化和血管常表现为不规则低信号影(图 8-19)。

(三)病理检查

大体:质软凝胶状肿块,有时呈明显分叶状,有的体积很大,假包膜不完整。切面为灰白色胶状物,出血、坏死区呈黯红色。部分区域可液化、囊性变和钙化。钙化越多,肿瘤恶性倾向越大。

镜下:见大小不等、形状各异的上皮细胞排列成束状或成片,细胞间为黏液基质。大的瘤细胞的胞质内含有大量空泡。这些大细胞多位于瘤小叶的中央。大细胞的大空泡胀破或将核推到外围,形成"印戒"状空泡细胞。小的细胞呈梭形或多边形,空泡较小,核仁和核清晰,核分裂较少见。有时可见到骨和软骨小岛,甚至出现骨肉瘤和纤维肉瘤的结构。

【鉴别诊断】

位于骶骨的脊索瘤常需与骨巨细胞瘤、成骨细胞瘤、动脉瘤样骨囊肿等鉴别。此 3 种肿瘤多发生在 40 岁以下,肿瘤发展较快,疼痛较重。X 线片多为偏心位溶骨性病变,皮质层膨胀明显。穿刺病理检查即可确诊。最后应除外转移瘤,尤其是直肠黏液癌的直接浸润转移者。

【治疗】

以手术彻底切除为主。对于不能切除或切除不彻底的,术后配合中药辨证施治。放疗可以减少复发率。若瘤在 S_3 以下者,切除骶骨不损伤骶丛神经;位置过高者,有人主张做全骶骨切除术并做人工肛门和输尿管转移,但给患者的生活带来很大不便,值得研究。化疗无效。

第四节 转移性骨肿瘤

转移性骨肿瘤(metastatic tumors involving bone)是指原发于骨外器官或组织的恶性肿瘤,经血行或淋巴转移至骨骼并继续生长,形成子瘤。任何器官的恶性肿瘤都可以发生骨转移,最容易发生骨转移的恶性肿瘤有乳腺癌、肺癌、宫颈癌、腺癌、甲状腺癌、前列腺癌、胃癌、直肠癌、神经母细胞瘤等。容易发生骨内转移的肿瘤称为亲骨性肿瘤,很少发生骨转移的肿瘤称为厌骨性肿瘤。

【临床表现与诊断】

(一)症状与体征

骨转移瘤的临床表现因原发肿瘤的类型、转移部位和生长速度而各不相同。早期仅有局部疼痛或反射性疼痛,开始疼痛轻,为间歇性。随病变进展,疼痛呈持续性。早期服止痛药可缓解疼痛,故易误诊为风湿痛或腰腿痛。晚期疼痛剧烈,夜间尤甚,麻醉药物仅能暂时缓解。

发生于表浅部位的转移瘤,局部出现肿块。甲状腺癌、肾癌的转移瘤,多发生膨胀性改变,或突破骨质侵入软组织形成肿块而误诊为原发性肿瘤。脊柱转移瘤常发生压缩性骨折,压迫神经根、脊髓,引起剧烈疼痛和截瘫。在肋骨和胸骨者,还可发生环状疼痛。多发性骨转移者,常伴有严重贫血、体重减轻和恶病质。约有 1/4 的患者并发病理性骨折,有的以病理性骨折为首发症状而就诊(图 8-20)。

图 8-20 甲状腺癌转移至左肱骨
①X 线平片:左肱骨骨干见多房囊样扩张,骨皮质膨胀变薄;②CT 片:分叶状膨胀性、菜花状改变,骨皮质部分中断;③T_1加权像:骨干见中等信号蜂窝状影,周围花边呈低信号;④T_2加权像和⑤STIR 像:蜂窝状高信号,花边呈低信号;⑥增强扫描:病灶明显增强

(二)实验室检查

1. **血清钙、磷** 溶骨性转移瘤因释放大量钙、磷,故血清钙、磷水平可升高;成骨性者也释放钙、磷,但在生骨过程中又被利用,故血清钙、磷水平可稍低或正常。

2. **碱性磷酸酶** 成骨性者,成骨过程中产生大量碱性磷酸酶并进入血液循环,故血

清水平显著升高。溶骨性多无变化。

3. 酸性磷酸酶 只有前列腺癌侵犯周围组织或转移全骨时才增高。

4. 本-周蛋白 仅在个别病例中阳性。

5. 血清蛋白水平升高,白蛋白和球蛋白仅比例倒置,是转移瘤和骨髓瘤的特点。

(三)影像学检查

1. X线检查 分溶骨型、成骨型和混合型3型。溶骨型者,表现为不规则溶骨,皮质无膨胀,可塌陷或折裂,无骨膜反应,可有软组织阴影;成骨型者,病灶呈斑点状、棉絮状硬化影,边缘不规则,缓慢性病灶可见患骨增厚,骨膜新骨形成呈放射状,椎体广泛转移时呈均匀硬化,疑似骨硬化病;混合型者,兼有溶骨型和成骨型的变化。

2. CT检查 CT片显示骨皮质破坏的敏感性要优于X线片,转移性肿瘤累及周围软组织的较少。成骨型骨转移呈斑片状或大片状高密度影。

3. MRI检查 MRI对评价转移性病变很敏感。X线片为阴性的患者,MRI图像却能证实有转移病灶,可表现为多发性局灶性病变,并累及骨皮质和骨髓。大多数为溶骨型骨转移,其溶骨性病灶在T_1加权像上呈低信号,在T_2加权像上呈高信号。骨转移性病灶累及周围软组织较少。成骨型骨转移较少见,其在T_1加权像和T_2加权像上均呈低信号。所谓"晕征",则在T_1加权像上呈圆形的低信号,在T_2加权像上信号明显增强。少数发生于长骨的囊样膨胀性的骨转移,于长骨骨干可见蜂窝状块影,在T_1加权像上,其信号与软组织相似,块影内夹有小点状高信号,周围有花边状低信号环绕,周围软组织无明显改变;在T_2加权像上呈分叶状高信号,块影仍由低信号环绕,环状低信号外有一层薄的高信号。肿瘤两端的骨干软组织呈高信号,其肿瘤在STIR像上呈团块结节状高信号影。注射Gd-DTPA能增加对骨与软组织转移病灶的敏感性(图8-20)。

【鉴别诊断】

凡有过癌瘤史或处于治疗期间,躯干或四肢近端疼痛者,即应高度怀疑骨转移。X线检查若不能发现病灶应做放射性核素骨扫描,可提前发现病变。MRI可提前发现局部的变化。多发性转移性骨肿瘤应与多发性骨髓瘤、甲状旁腺功能亢进症等相鉴别。单发性转移性骨肿瘤需与骨肉瘤、骨嗜酸细胞肉芽肿、骨网织细胞肉瘤或骨巨细胞瘤相鉴别。椎骨转移早期应与老年性骨质疏松症鉴别。

1. 骨肉瘤 好发于青少年,病变多在四肢长管状骨。X线片中可见骨质破坏较广泛,骨膜反应及软组织肿块也较明显。

2. 骨嗜酸细胞肉芽肿 患者多为儿童或青少年,一般情况良好,化验检查多属正常。

3. 骨网织细胞肉瘤 患者年龄多在30岁以上,X线片征象也以溶骨性破坏为主,与发生在长骨干骺端的单发性转移性骨肿瘤相似。但后者血清钙、血清磷或碱性磷酸酶水平可能升高,发展快,预后差。而网织细胞肉瘤症状轻,发展慢。有时需靠活组织检查进行鉴别。

4. 甲状旁腺功能亢进症 本症也有单发性溶骨破坏,但伴有全身骨质疏松。化验检查有血清钙和碱性磷酸酶水平升高、血清磷水平降低等可资鉴别。

5. 老年骨质疏松症 老年骨质疏松症存在代谢和内分泌紊乱,椎骨骨质疏松,合并病理性骨折,病程较长,周身情况良好,症状时轻时重,X线片随诊变化不大,无进行性骨质破坏,且经抗骨质疏松治疗后逐渐好转。

【治疗】

对转移性骨肿瘤应采取积极态度,以延长寿命、解除症状、改善生活质量为目的。需针对原发癌和转移瘤进行治疗,采用化疗、放疗和中药辨证施治,以及手术治疗。

手术治疗以姑息手术为主。对于椎骨的转移性瘤可行固定手术,防止截瘫发生。骨盆肿瘤可行局部切除、内固定或人工髋关节置换,为了减少患者的痛苦,可采用 WHO 推荐的"三步阶梯疗法"镇痛;对极难耐受的疼痛可行姑息性截肢。

第五节 瘤样病变

一、骨囊肿

骨囊肿(bone cyst)是一种骨的囊肿样局限性瘤样病损,并非真正的囊肿。其发病原因可能与外伤、感染、破骨细胞异常增殖,骨组织细胞本身病变有关。目前,大家认为与骨内血液循环障碍使压力增高有关。本病临床多见,男性发病率高于女性,5~15 岁儿童最多,以骨干或骨端为多见,如股骨近段、肱骨近端等处好发。

【临床表现与诊断】

(一)症状与体征

多数无明显症状,有时因疼痛或局部肥厚而就诊。约半数因病理性骨折而入院治疗。多为单发,少数可多发。

(二)影像学检查

1. X线检查 在骨端有椭圆形或圆形透亮区,中心位,骨皮质膨胀变薄,溶骨质内呈单房或多房的囊状阴影,边缘可见少许硬化现象(图8-21)。合并病理性骨折时可出现"冰裂样"变(图8-22)。

2. MRI 检查 单纯性骨囊肿内含液性成分,因而在 MRI 图像上呈特征性的液体信号,在 T_1 加权像上为中低信号,在 T_2 加权像上为均匀高信号;如边缘有硬化则呈低信号;如合并骨嵴隆起,在 X 线平片上所显示的不规则的分房状结构,在 MRI 图像上显示不清。偶尔单纯性骨囊肿可无膨胀性改变,在 X 线平片上可能难以与纤维结构不良鉴别,但 T_2 加权像上特有的高信号使之易于同骨纤维结构不良鉴别。单纯性骨囊肿易合并病理性骨折,并导致囊肿内出血,MRI 图像可显示骨折碎片和骨膜反应,尤其能显示囊肿内出血引起的液-液平面。单纯性骨囊肿在 X 线平片上易与许多良性骨肿瘤混淆,但在 MRI 图像

图 8-21　股骨近端
骨囊肿(多房性)

图 8-22　肱骨远端骨囊肿,病理性骨折(冰裂样变)

上其特征性的液性信号可与大部分良性实质性骨肿瘤相鉴别。如合并囊肿内出血,主要需与动脉瘤样骨囊肿鉴别,有时鉴别诊断有一定难度,通常骨囊肿轮廓光整,病程亦较长;而动脉瘤样骨囊肿轮廓常呈分叶状,且以偏心性居多。X 线平片和 MRI 图像结合分析有助于诊断(图 8-23)。

图 8-23　左肱骨干骺端骨囊肿
①X 线平片:肱骨近段膨胀性骨质破坏,骨皮质薄,内见骨嵴隆起;②冠状面 SE 序列 T_1 加权像:病灶呈低信号,内伴小斑片状高信号;③冠状面 FSE 序列 T_2 加权像:病灶呈明显高信号

(三) 病理检查

大体:见囊肿有包膜,内含浆液。

镜下:见包膜为结缔组织结构,有丰富血管。

【鉴别诊断】

骨囊肿根据发病年龄、部位、影像学表现,诊断并不困难,必要时可以进行穿刺活检。

骨囊肿需要与动脉瘤样骨囊肿、纤维异样增殖症、骨巨细胞瘤等进行鉴别。

1. 动脉瘤样骨囊肿　X线检查多表现为偏心性,具有侵蚀性,可穿破骨皮质包壳,边缘呈虫蚀状,骨皮质呈气球样膨胀,病变内液体为血性。

2. 纤维异样增殖症　发生于长骨干骺端,是骨组织逐渐被增生的纤维组织所代替的一种疾病,但是纤维异样增殖症病变范围一般较广,除干骺端外还可侵犯骨干。畸形是纤维异样增殖症的主要症状,X线检查表现为"磨砂玻璃样"改变,骨囊肿主要应与其中的单发型相鉴别。

3. 骨巨细胞瘤　好发于股骨远端和胫骨近端,而骨囊肿好发于股骨近端和肱骨近端。骨巨细胞瘤早期会有局部疼痛症状出现,X线片表现为偏心性膨胀性溶骨性破坏,病变为多房性、泡沫状,当骨巨细胞瘤内出现囊性变时鉴别较为困难,病理检查提示囊性变囊内液体少,常为坏死组织。对于临床上诊断有困难的病例,可以通过病理检查以鉴别。

【治疗】

分为非手术治疗和手术治疗。

1. 非手术治疗　骨囊肿可以自愈,特别是在骨折后,囊肿可被新骨填塞。用甲泼尼龙注入囊腔有一定的疗效,多数恢复正常骨结构。

2. 手术治疗　保守治疗无效者,可行刮除植骨术。刮除应彻底,以防止复发。

二、动脉瘤样骨囊肿

动脉瘤样骨囊肿(aneurismal bone cyst)由于骨质局部破坏性病损,同时外周有骨膜反应、骨沉积,类似动脉瘤样膨胀而得名。本病是一种从骨内向骨外膨胀性生长的骨性血性囊肿,其内充满血液和骨样组织。本病好发于青少年,好发部位为长骨的干骺端,如肱骨近段及脊柱。

【临床表现与诊断】

（一）症状与体征

症状主要是疼痛、肿胀,局部压痛,可合并关节活动受限。病程发展不一,有的较快,数月即明显;有的缓慢,1～2年才较明显。病理性骨折是部分患者就诊的首发症状。

（二）影像学检查

1. X线检查　典型病程为气球样膨胀性囊状透亮区,内有骨性间隔,将囊腔分隔成多房或泡沫状。骨皮质变薄或被穿破,无骨膜反应,多数无硬化边缘。脊柱病损为皮质变薄,病椎膨胀或压缩变扁。血管造影可见部分造影剂滞留于囊腔内,呈斑块影。

2. CT检查　CT对证实病灶的内部特征和解剖关系很有帮助,对囊腔内容物的密度、周围软组织的侵犯及病灶周缘的钙化均较X线平片敏感,同时也能显示动脉瘤样骨囊肿特征性的液-液平面。

3. MRI检查　所有囊肿的边缘在T_1加权像和T_2加权像上均呈薄而光整的低信号,囊肿内由残留骨小梁和纤维组织构成的分隔可显示不清楚。动脉瘤样骨囊肿的信号强度无规律性,同一病灶内相邻囊腔内的信号强度也可不一致,这很可能反映了各个囊腔内血液的降解处于不同的时间。囊腔内液-液平面的显示则是血液降解产物或其他物质沉淀的结果。在T_1加权像上,液面上层相对于下层可呈低信号、中等信号或高信号;在T_2加权像上通常均呈高信号,但相对而言,上层的信号通常要高些(图8-24)。

① ②

图8-24 肱骨远端动脉瘤样骨囊肿
①矢状面 SE 序列 T_1加权像:肿块明显膨胀,大部分突于骨外,呈不均匀中等信号,隐约见液面;②矢状面 FSE 序列 T_2加权像:肿块内信号差异明显,液面右侧(即上方)信号明显增高,肿块边缘光整

(三) 病理检查

大体:骨腔内充满陈旧血液,有肉芽组织和结缔组织。

镜下:见纤维膜,有的无内皮细胞包绕,有的则有一层内皮细胞。深层胶原纤维较多,有出血灶,含有大量巨噬细胞和多核巨细胞,有时可见含铁血黄素沉积。

【鉴别诊断】

动脉瘤样骨囊肿需要与骨囊肿、骨巨细胞瘤等相鉴别。

1. 骨囊肿 与发生于干骺端中央的动脉瘤样骨囊肿难以鉴别,但是骨囊肿骨质膨胀程度轻,病变呈圆形或椭圆形、多为单房性改变,囊肿内液体呈透明淡黄色液体或淡血色,常因病理性骨折偶然发现就诊;而动脉瘤样骨囊肿的临床主要表现为进行性局部疼痛和肿胀,病变囊内液体呈血性。

2. 骨巨细胞瘤 X线检查表现与动脉瘤样骨囊肿有相似之处,为膨胀性生长,病变多呈球形,内为"肥皂泡样"影。但是动脉瘤样骨囊肿的 CT 及 MRI 检查可以显示特征性的"液-液平面"征象,病理检查囊腔内充满血性液体和血凝块。对于影像学难以鉴别的病例,为明确诊断应做病理活检以确诊。

【治疗】

刮除植骨术是主要治疗方法。术前要充分估计有大量出血的可能。对位于椎骨等处

不易手术切除的部位,可行放射治疗,效果较好。对儿童行放疗有破坏骨骺和恶变的危险。对关节破坏严重者,可考虑行人工假体置换术。

三、骨嗜酸细胞肉芽肿

嗜酸细胞肉芽肿(eosinophilic granuloma)一般是指局限于骨的组织细胞增殖症,属于组织细胞增殖症的一种类型。溶骨性病损内含有组织细胞和嗜酸性粒细胞累积。本病好发于青少年,好发部位为颅骨、肋骨、脊柱、肩胛骨等,长骨多见于干骺端和骨干。

本病通常分3种类型:①骨的嗜伊红细胞肉芽肿:病程慢,主要局限于骨病变,也可见于骨外,单发多于多发。②亨德(Hard-Schiiller-Christian)病:又称儿童型组织细胞增多症。除侵袭骨外,主要为颅骨不同部位多发病变产生压迫症,如突眼、尿崩、地图颅。③莱特(Letterer-Siwe)病:又称婴儿型组织细胞增多症,急性或亚急性病程,具有恶性肿瘤表现,除侵犯骨外,常伴有全身性病损。三者之间的关系则众说纷纭。有人认为是同一种疾病的不同表现,但也有人认为它们之间无密切关系。

【临床表现与诊断】

(一)症状与体征

任何年龄均可发病,5~10岁男性较多。全身骨都可发病,但以颅骨、肋骨、下颌骨和四肢长骨多发。长骨病损多见于骨干或骨端,单发或多发,或多骨多发,单发者多见。

临床起病缓慢,症状轻,体征不明显,仅有局部疼痛、肿胀,可伴有病理性骨折,嗜酸性粒细胞水平可增高。

(二)影像学检查

1. X线检查 主要为独立而界限清楚的骨缺损,并可出现卵圆形多房溶骨区,髓腔扭曲,皮质膨胀变薄,骨膜反应,新骨形成。椎体发生病变可表现为扁平椎体。

2. MRI检查 骨嗜酸细胞肉芽肿的MRI表现报道不多。病灶在T_1加权像上通常呈低信号,在T_2加权像上呈略高信号。但由于病灶发生的部位、时间及病理方面的差异较大,可导致MRI表现不一致。如急性期病灶周围的水肿、慢性期边缘的增生硬化和颅骨病变内常见的纽扣状死骨,均可造成相应的MRI图像改变(图8-25)。

(三)病理检查

大体:病变位于髓腔,为肉芽样组织,切面呈灰色、灰红色或黄色,质软而脆,局限性骨质破坏的边缘有骨硬化。

镜下:见肉芽肿内大量毛细血管增生,或纤维细胞、炎性细胞浸润,以嗜酸性粒细胞最明显,并有不等量的淋巴细胞、泡沫细胞和浆细胞。亨德病则以泡沫细胞为主。

【鉴别诊断】

1. 慢性化脓性骨髓炎 骨嗜酸细胞肉芽肿的病理表现类似于慢性化脓性骨髓

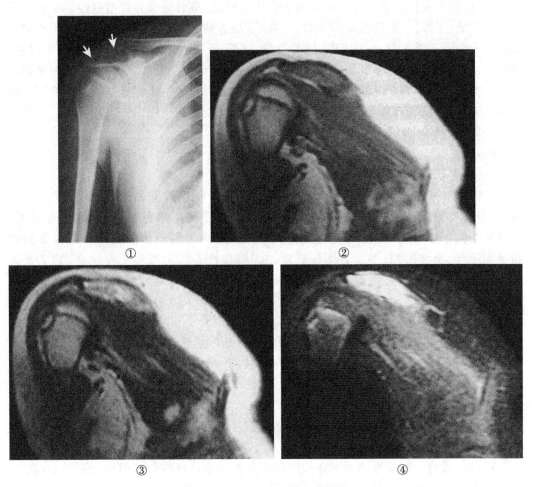

图 8-25 右肩峰嗜酸细胞肉芽肿

①X 线平片:右肩峰示 1 个梭形、边缘光滑的低密度病灶;②T$_1$加权像:右肩峰可见梭形的中等信号区,边缘呈线状低信号;③T$_2$加权像:该病灶呈高信号,边缘仍为线状低信号;④STIR 像:病灶呈高信号

炎,但慢性化脓性骨髓炎的 X 线影像可以同时出现骨的破坏、坏死、增生。

2. 骨巨细胞瘤 以成人多见,好发部位主要在长骨干骺端,X 线影像显示肿瘤内有典型的"肥皂泡样"改变。

3. 尤文肉瘤 起病快,患者多有明显疼痛、肿胀及发热,血红蛋白含量降低,而白细胞计数及血沉升高。组织学检查可确诊。

【治疗】

刮除植骨术或放射疗法均为有效的治疗方法。

四、骨纤维异样增殖症

骨纤维异样增殖症(fibrous dysplasia of bone)也称为骨纤维发育不良,是以骨纤维变性为特征的骨病,比较多见。本病好发于青少年和中年。在骨的髓腔内有纤维骨,可以是单发性或多发性。有时可有反应骨形成,称骨纤维异样增殖症。本病可分为3种类型:①单发型:病变单发一骨,肋骨、上颌骨最多,次为长管状骨,可侵犯骨的一端或整个骨干。②多发型:病变侵犯多数骨,常偏于一侧肢体,双侧患病时也不对称。发病部位以股骨、胫骨、髂骨为主,掌骨、跖骨次之,躯干以肋骨居多,颅面骨同时受累者并不少见。③合并内分泌紊乱型(又称奥耳布赖特综合征):骨病变与多发型相同。绝大部分为女性,皮肤有片状、点状色素斑,不高出皮肤,散在于腰、臀、大腿等处。儿童期出现性早熟症状。

【临床表现与诊断】

（一）症状与体征

病程进展较慢,症状不明显,畸形是主要症状。颅面骨受累,出现面额发育不对称;肋骨和椎骨受累,出现胸部不对称,脊柱侧凸畸形,甚而脊髓受压;四肢骨受累,多表现为骨干膨胀弯曲,尤以下肢为甚,出现髋、膝内外翻畸形。由于弯曲畸形和骨骺早期闭合,患肢短缩,多发者则身材矮小。病理性骨折为最常见并发症,约2/3患者发生,近半数为多次骨折。骨折多属裂纹,移位很少,但可加重畸形,骨折均能愈合。

（二）影像学检查

1. X线检查　受累骨膨胀变粗,皮质变薄,髓腔扩大呈磨砂玻璃样变,有的有假囊状阴影,但无骨膜反应,股骨近端病损可使股骨颈弯曲,酷似"牧羊人手杖"(图8-26)。

2. CT检查　CT片的密度分辨率高于X线平片,对病骨内的囊变、破坏、钙化和骨化显示较X线平片敏感准确。CT横断面成像克服了常规X线平片前后重叠的缺点,可用于头颅、脊柱和骨盆等重叠较多的部位。

3. MRI检查　骨纤维结构不良的病理成分是纤维或纤维骨样组织,因而病灶在T_1加权像和T_2加权像等常规MRI图像上均呈低信号。由于骨纤维结构不良在病变的不同阶段可有不同的病理改变,如病灶内的坏死液化在T_1加权像上呈低信号,在T_2加权像上呈高信号。如坏死组织合并出血,在T_1加权像上呈高信号。病灶内的钙化和周缘的硬化在T_1加权像和T_2加权像上呈明显的低信号。此外,部分病灶边缘在T_1加权像和T_2加权像上呈薄带状环状高信号。其病理机制尚不清楚。某些病灶在T_1加权像上呈不均匀的中低信号,而在T_2加权像上呈弥漫分布的小斑片状高信号,结合X线平片所见应属典型的所谓"丝瓜筋"样纤维结构不良(图8-27)。

（三）病理检查

大体:见灰白色干脆组织,橡皮硬度,截面沙砾感。

镜下:见纤维细胞和其产生的胶原纤维。胶原呈束状或旋涡状,其间杂有散在新生骨小梁,呈棒状、弧状。

【鉴别诊断】

单发者应与骨囊肿、软骨瘤区别;多发者需与甲状旁腺功能亢进症、神经纤维瘤、畸形性骨炎等鉴别。

图8-26　股骨骨
纤维异样增殖症

①　　　　　　　　　　　②　　　　　　　　　　　③

图 8-27　股骨近段骨纤维异样增殖症
①X 线平片：股骨近段膨胀增粗，骨皮质变薄，骨小梁粗乱呈"丝瓜筋"状；②横断面 SE 序列 T_1 加权像：病灶呈不均匀中低信号；③矢状面 FSE 序列 T_2 加权像：病灶内散在小斑点状高信号，为多发坏死液化灶

1. 孤立性骨囊肿　该病多发生于 20 岁以下者。X 线片表现的典型特征是长骨的干骺端可见有圆形或椭圆形的透亮区，透亮区阴影多接近骨骺，骨膨大程度较轻，无骨膜反应。

2. 孤立性内生软骨瘤　常见于足部、手部的小骨，为多发病变，X 线影像显示为偏心性溶骨性破坏，病变内可有钙化灶。

3. 骨巨细胞瘤　多为单发病变，位于骨端，呈明显膨胀，单纯溶骨性改变，周围无明显硬化。X 线影像显示肿瘤内有典型的"肥皂泡样"改变。

4. 甲状旁腺功能亢进症　可引起广泛的骨质疏松，畸形明显，无骨新生或硬化。主要病理改变为骨吸收和纤维瘢痕形成，其内有出血现象。血清钙水平增高，血清磷水平降低，尿中钙、磷含量均增加。

【治疗】

可采用刮除植骨术。对有些长骨、肋骨可行节段性切除。对有畸形者，可行截骨矫形术。

五、色素沉着绒毛结节性滑膜炎

色素沉着绒毛结节性滑膜炎（pigmented villonodular synovitis）是一种关节滑膜、滑囊和腱鞘的良性增生性病变。根据发病部位和病变范围的差别，将其分成弥漫型和局限型，通常将前者称为色素沉着绒毛结节性滑膜炎，后者称为腱鞘巨细胞瘤或结节性腱鞘炎。本病病因不明，其为炎症抑或肿瘤，各家意见不一。然而，局部反复出血和脂质代谢紊乱估计是主要原因。本病好发于青少年，女性多见，病程缓慢，往往至 30～40 岁时始被发现。

【临床表现与诊断】

（一）症状与体征

半数以上患者有局部外伤史。关节周围可触及局限性肿块，症状较轻，但当发现关节积液甚至关节面被破坏时，可有关节活动障碍。临床上局限型较多。

（二）影像学检查

1. X线检查　X线平片可无明显骨异常，局部可显示无钙化的软组织肿块。通常色素沉着绒毛结节性滑膜炎形成的肿块大，密度高；而结节性腱鞘炎则稍小，密度也较低。约50%的病例在关节的两侧有骨质缺损，早期边界可模糊，后期趋于清晰伴硬化。

2. CT检查　CT检查在显示骨质的破坏、滑膜的增厚以及关节周围软组织肿块方面较X线平片有一定优势，如辅以增强扫描，可显示增厚的滑膜组织及相邻肿块的硬化，但其特异性不如MRI。

3. MRI检查　MRI能清晰显示滑膜增厚和积液的程度、滑膜的绒毛状或结节状的隆起以及关节间隙周围的软组织肿块。由于病变滑膜组织内含铁血黄素的沉积，故在T_1加权像和T_2加权像上均呈低信号。这是MRI诊断色素沉着绒毛结节性滑膜炎特异性的征象。部分病变可侵蚀骨结构，文献报道约为50%，MRI显示尤为敏感。通常早期骨质缺损边界较模糊，后期趋于清晰伴硬化（图8-28）。

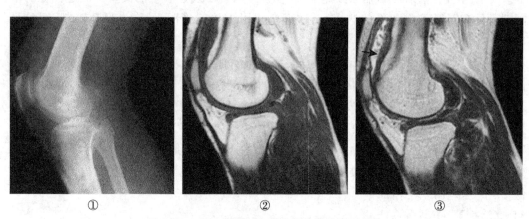

①　　　　　　　　　　②　　　　　　　　　　③

图8-28　右膝关节色素沉着绒毛结节性滑膜炎

①侧位X线平片：骨结构正常，局部软组织稍肿胀；②SE序列T_1加权像：右膝关节滑膜组织明显增厚，后下方见软组织肿块，均呈低信号；③FSE序列T_2加权像：髌上囊积液呈高信号，内可见增厚滑膜绒毛状突起（黑箭），关节后方软组织肿块呈低信号为主的混杂信号

部分色素沉着绒毛结节性滑膜炎形成的软组织肿块，由于高度纤维化，其MRI表现可类似于软组织，在T_1加权像上呈中等信号，在T_2加权像上呈较高信号。此种情况需与滑膜源性肿瘤及其他软组织肿瘤鉴别。但肿瘤性病变通常无滑膜组织的增厚。

（三）病理检查

色素沉着绒毛结节性滑膜炎以受累关节的滑膜组织增生和含铁血黄素沉积为特征，关节抽出液为血性或黄色液体，含大量胆固醇。滑膜增生呈绒毛状突起，绒毛长短不一，可从数毫米至数厘米不等。多数小的绒毛结节相互融合形成肿块,晚期可呈广泛纤维化,易误认为纤维肉瘤。增大的滑膜结节可压破、侵蚀相邻骨质,形成大小不等的囊状骨质破坏。

【鉴别诊断】

色素沉着绒毛结节性滑膜炎主要需与早期滑膜软骨瘤病相鉴别,后者无相邻关节面的骨质破坏,滑膜增厚一般不明显,如中后期显示游离体伴钙化,则诊断可明确。

【治疗】

彻底切除病变滑膜,刮除病灶。但易复发。复发可能由于滑膜切除不彻底,也可能由于滑膜增生,可再次手术。对无法彻底手术者,可小剂量放疗。

六、滑膜软骨瘤病

滑膜软骨瘤病(synovial chondromatosis)是一种由滑膜结缔组织化生引起的滑膜病变。本病原因不明,多见于男性,好发年龄是 30 ~ 50 岁。50% 累及髋关节,其余主要累及肘关节、膝关节、腕关节、踝关节和肩关节。本病通常单发,偶尔对称性发生于双膝。

【临床表现与诊断】

（一）症状与体征

病程缓慢。早期无症状,常持续多年,渐出现关节肿胀、疼痛和功能障碍。临床上以关节受损和急性疼痛为特点,但经过一段时间,疼痛减轻,关节功能可恢复。

（二）影像学检查

1. X 线检查 典型 X 线片表现为关节内、外大小不一的钙化或骨化结节,而关节间隙和关节面常保持正常。但由于在此病的早、中期可无关节游离体或无游离体的钙化,常规 X 线片可显示正常,病变的晚期可伴发骨关节炎或关节畸形。

2. MRI 检查 尽管 MRI 对各种软组织的分辨率较高,难以显示早期轻度的滑膜病变,即使显示滑膜的增厚和积液,亦难以与慢性骨膜炎相鉴别。但一旦出现关节及关节周围游离体,包括 X 线平片不能显示的软骨性游离体,在 T_1 加权像和 T_2 加权像上通常显示为低信号结节,尤其在 T_2 加权像上易与滑囊内高信号的液体形成对照,上述表现则高度提示诊断。某些骨化的游离体中央可形成脂肪髓,在 T_1 加权像上可呈高信号,易于在 T_1 加权像上显示(图 8-29)。

（三）病理检查

见关节滑膜组织增厚,滑膜面形成大小不等的黄色软骨结节,约 3 ~ 5mm,可单发或多发。大的结节可有蒂和滑膜相连,也可脱落于关节腔内而成为游离体,并逐渐增大,大部分可钙化或骨化。

【鉴别诊断】

滑膜软骨瘤病的诊断可无特异性,在早、中期可能难以与慢性滑膜炎、色素沉着绒毛结节性滑膜炎相鉴别。如出现关节内、外游离体,诊断应首先考虑,但仍需与色素沉着绒毛结节性滑膜炎相鉴别,后者游离体无钙化,同时滑膜的增生较明显,在 T_2 加权像上呈特征性的低信号。

①   ②   ③

图 8-29 左膝滑膜(骨)软骨瘤病

①侧位 X 线平片:髌骨上方 10 余枚黄豆大致密影,中央稍透亮(白箭);②矢状面 SE 序列 T_1 加权像:左髌骨上方多个结节影,边缘光滑,信号低,中央信号稍高;③矢状面 FSE 序列 T_2 加权像:髌骨上方结节影信号和 T_1 加权像大致相似,周围高信号为髌上囊积液肿胀

【治疗】

病程长,瘤体大、多,影响关节功能者,行瘤体摘除术。瘤体小、少,症状轻或无症状者,暂不手术。

学习小结

1. 学习内容

2. 学习方法

（1）学习时，应与骨肿瘤的 X 线、CT 及 MRI 影像学资料相结合，有助于加强记忆。

（2）注意类似肿瘤疾病的鉴别要点，为今后临床中对骨肿瘤的诊断更为准确打下基础。

（张　俐　昝　强）

复习思考题

1. 恶性骨肿瘤严重危害患者生命，根据其临床表现及病理特点，请考虑在治疗恶性骨肿瘤时的主要治疗目的是什么？如何达到？

2. 试述中医药在骨肿瘤治疗中的前景。

第九章　骨与关节畸形

学习目的

通过学习先天性骨与关节畸形的病因病理、临床表现与诊断、治疗,为今后从事骨科临床工作打下基础。

学习要点

先天性骨与关节畸形的概念、临床特征;先天性骨与关节畸形的范畴及常见先天性骨与关节畸形的病因病理、诊断、治疗及预防与调护。

第一节　概　　述

骨与关节畸形主要指骨与关节的一些先天性疾病,包括骨与关节发育障碍、脊柱和四肢的先天性欠缺,其中多数畸形临床少见,甚至罕见。究其原因迄今仍不清楚。其临床表现以肢体残缺、骨与关节变形为主,且多有肢体功能障碍,治疗多无可靠疗法,主要在于早发现、早预防、早治疗,以期功能恢复,纠正畸形。此外,骨与关节畸形亦可由损伤和骨的后天性病变造成,即获得性(后天性)骨关节畸形,其原因可分为两类:一类为创伤所造成的骨与关节畸形,另一类为骨关节或软组织的病变所造成的畸形,这些均不在本章节论述。

【病因病机】

导致骨与关节先天性畸形的真正原因至今还不完全清楚。

(一)中医病因病机

中医学认为多属先天禀赋不足,加之后天营养缺乏所致。

(二)西医病因病理

西医学认为可能与下列因素有关:

1. 遗传因素　有约 25% 的先天畸形是由遗传因素引起的。主要是单基因缺陷和染色体异常,少部分是多基因遗传病。

2. 环境因素　许多环境因素可以干扰胚胎的发育,影响先天畸形的发生率。环境因素可分三方面:

(1) 母体外环境:这是距胚胎最远也是最复杂的环境,大部分致畸因子都来源于这一环境,例如:①生物致畸因子:病毒及其他病原体;②物理致畸因子:电离辐射(X 线等)、太阳黑子活动、微波辐射、高温、噪声及机械性压迫损伤等;③药物致畸因子:某些抗生素、镇静药、抗癫痫药、抗精神病药、激素等;④化学致畸因子:工业"三废"(重金属铅、汞等;非金属砷、硒等;有机化合物苯等)、农药(有机磷、有机氯等);⑤其他因素:居住环境、生活习惯、职业、不良嗜好(妊娠酗酒、抽烟、被动抽烟)等。

（2）母体内环境：营养、代谢、近亲结婚、是否有某些重要疾病等。

（3）胚胎微环境：胎膜、胎盘、羊水因素是直接作用于胚胎或胎儿的微环境。

3. 发育因素 在胚胎和胎儿的发育过程中，各系统器官有其形成的关键时期，或称畸形易发期。如骨骼系统的畸形易发期为妊娠第 5~9 周，这个时期受到外来干扰容易出现骨骼肌肉系统的先天性畸形，在胚胎发育后期，则可因机械压迫因素的作用出现程度较轻的先天性畸形。分娩时接生不当产伤，胎儿的胸锁乳突肌被拉伤，伤部出血，血肿机化，可发展为先天性斜颈。

本类疾病的病变机制不同，病理表现不一，常因先天性形成因素或发育障碍发生各种畸形。表现为骨数量的异常（增加或阙如）；骨对线对位的异常（弯曲、成角及旋转）；骨长度的异常（过长或过短）；骨关节连接的异常（融合或假关节）等，从而导致骨与关节形态及功能的异常。

【临床表现与诊断】

（一）病史

诊断骨与关节畸形时，询问病史十分重要，包括家族史、妊娠期间患病用药情况。

（二）症状体征

由于致病因素不同，从而导致各种各样的骨与关节畸形。其主要临床表现为骨先天性残缺，如先天性肱骨阙如、先天性桡骨阙如、先天性股骨阙如、缺指（趾）等；再有关节的先天性畸形，如先天性髋关节脱位、先天性马蹄内翻足、先天性肌性斜颈等。此外，还有骨本身的营养代谢障碍所致的一些骨关节畸形，如成骨不全、骨硬化病、软骨发育不良及软骨发育不全等，症状表现为骨脆易断、骨软易弯、肢体短小等畸形。

检查时要注意动态观察肢体的功能状态，包括站立时躯干的屈伸活动、下肢行走的步态、上肢的灵活使用情况等；对畸形的检查应明确畸形的结构性质与程度，畸形发生的部位是骨关节还是软组织；关节活动度的检查要包括主动活动与被动活动，测量各个方向的活动度；肢体的长短粗细均应正确测量；对于有神经症状的畸形，检查时应包括神经系统检查。检查时注意双侧对照。

（三）影像学检查

骨与关节畸形的诊断中最有价值的检查是影像学检查，包括 X 线、CT 及 MRI 检查。

X 线摄片一般多采用正位、侧位，必要时特殊体位投照，如颈椎开口位（观察寰枢椎情况）、双斜位（颈椎、腰椎、骶髂关节等）、轴位（足舟骨、跟骨等）和切线位（髌骨）等，有时根据病情需要拍摄脊柱或四肢的全长像。在观察 X 线影像时，应注意畸形的部位、特征，关键部位的角度测量，除此之外还应当注意骨质的密度变化情况。近年来随着 CT 及 MRI 的广泛应用，骨关节畸形的诊断有了新的发展，尤其是对于骨关节以外因素造成的畸形诊断的准确性增大。三维 CT 重建影像，能全面反映脊柱和骨盆等部位畸形的立体影像，有利于正确的诊断和治疗。

（四）诊断

骨与关节畸形的诊断要结合病史（如家族遗传史、母亲妊娠期不当接触史等）、畸形的临床症状特征及影像学检查。对小儿的先天性畸形诊断要体现一个"早"字。

【治疗】

骨与关节先天性畸形的病因尚未完全明确,因此临床很难审因论治。治疗以矫正畸形、改善或恢复肢体功能为主要目的。治疗方法主要是以手法矫正畸形、松筋解痉,用支具、夹板或石膏固定肢体,协助患肢恢复功能,必要时手术矫形。尽量做到早预防、早诊断、早治疗。

中医认为此类疾病属先天禀赋不足、肝肾亏虚,后天营养不良、脾胃虚弱。故治疗时可配合服用补肝肾、健脾胃、强筋骨、通血脉等中药,以强健筋骨,促进病愈,同时配合功能锻炼,以加速肢体功能的恢复。

(一)内治法

1. 肾精不足　肾精有主骨、生髓之功效,有促进骨生长发育的功能,若先天肾精不足,则骨髓空虚,骨易脆或发生各种缺陷、畸形。

治则:补肾益精,滋阴生津。

方药:河车大造丸加减。

2. 肝血不荣　肝主筋,可束骨利机关,开窍于目。肝血不荣,血不养筋,则筋腱痿弱,关节松弛;目也依赖肝之阴血濡养,血气不足,则睛目失养,出现异常病症,如脆骨病出现蓝色巩膜。

治则:养血和血,滋阴补肝。

方药:补肝汤加减。

3. 筋脉瘀阻　产时受伤,血离经脉,瘀积不散,阻隔筋脉,发生筋肉挛缩畸形,如先天性斜颈。

治则:活血祛瘀,舒筋活络。

方药:圣愈汤或桃红四物汤加减。可配合应用活络油膏外敷,或用手指蘸药揉按患处。

4. 脾胃虚弱　脾为后天之本、气血生化之源,脾主肌肉四肢,脾气不足,水谷吸收不利,胃肠功能失调,肌肉松弛,生长迟缓。

治则:益脾健胃。

方药:扶元散或四君子汤加减。

(二)外治法

1. 按摩推拿　对畸形的关节进行主动、被动活动,可以促进骨、肌肉组织发育,又可提高肢体活动范围和功能。关节保持运动,肌肉、肌腱保持有规律的被动牵拉,还可减少软组织粘连、挛缩,可减轻及治疗某些先天性畸形。按摩推拿适用于筋肉挛缩或骨畸形较轻的患儿,如先天性肌性斜颈、马蹄内翻足等。

2. 支具　外固定支具包括拐杖、夹板、支架、矫形鞋、轮椅、石膏固定等,可支持、矫正或辅助病残肢体,以利于恢复或发挥畸形部位的功能,广泛用于小儿骨与关节先天性畸形的矫形,如先天性马蹄内翻足、发育性髋关节脱位。通过早期应用支架矫形,持续固定维持复位,可获得治愈。外固定支具还可以预防畸形加重,减少骨、软组织继发病理改变,对维持手术后矫形、帮助肢体功能恢复都是必不可少的。有一些畸形甚至需要长期应用支具,以防畸形复发。支具常用的材料有木材、皮革、橡胶、塑料、金属等。合理的支具应结构简单、轻巧耐用、佩戴舒适、外形美观。常用支具按不同需要可分为固定、保护、矫形、承重、工作及牵引等不同类别(图9-1)。

④ 足支具

③ 膝支具

⑤ 足趾支具

② 短腿支具

① 长腿支具

图9-1　下肢常用支具

3. 练功活动　患者及家属要积极主动地配合进行功能锻炼,有利于改善畸形肢体的活动功能与提高健康肢体的代偿能力。早期轻度的脊柱侧凸畸形可通过做医疗体操达到治疗和防止畸形加重的目的。对上肢畸形,应通过功能训练尽可能恢复其肌力和灵活性,可采用牵拉皮条、伸掌握拳、腕部屈伸、屈肘旋腕、滑车拉手等。对下肢畸形,应尽量恢复其站立和行走功能,可采用扶杆站立、扶杆行走、轮车助行、双拐练走、蹬车活动等。此外,成人可配合练习太极拳、五禽戏、八段锦等功法或医疗体操,以增强体质、防病治病。

(三) 手术治疗

小儿先天性骨与关节畸形用上述方法治疗失败时,或畸形严重及就诊较晚者,常需手术矫形治疗。手术方法包括软组织手术、肌性手术、骨性手术。一般早期,尽可能采用软组织手术,术中注意不可损伤骨骺,否则会影响其生长发育,术后产生严重畸形。对肌力不平衡或肌腱挛缩造成的畸形,关节结构正常者,可考虑行肌腱转移、肌腱延长以矫正畸形。对畸形严重,骨关节结构发育异常者,可考虑行骨性手术以达到矫形目的,常用的手术方式有截骨矫形术、植骨术、关节成形术、骨与关节融合术、骨延长或缩短术、人工关节置换术等。此外,要考虑到手术的最佳时机、最佳术式,要权衡手术的利弊,制定好术后功能康复措施等,以使手术后的肢体既矫正了畸形又改善了功能,使肢体达到最大的功能康复。近年来,随着显微外科技术的进步,一些先天性骨不连(胫骨骨不连)、先天性缺指等畸形的治疗取得了满意的疗效,前景可观。

（四）康复训练

康复训练可使矫正后的肢体发挥出最大的功效,适用于遗留的不可矫正的畸形,使患者可不依赖他人而独立地生活、学习。同时康复训练是一个群体工程,医师、康复师、理疗师、支具和假肢研制者及患者家属,都与患者的康复训练、功能恢复有密切关系,需要极大的耐心,因为这是一个长时间的心理和体能的训练过程。

【预防与调护】

在胎儿期及早预防,强调婚前检查的重要性,做好妊娠期指导及产前检查,去除诱导因素,尽可能减少遗传病及先天性畸形的发生。

知识链接 ↘

预防先天性畸形发生的措施——遗传咨询、产前诊断

1. 遗传咨询　遗传咨询是由咨询医师对寻求咨询的夫妇就其家庭中遗传病的诊断、预后、复发风险、防治等问题,进行解答讨论。咨询医师需要掌握遗传学的原理,向子代有潜在患遗传病风险的夫妇阐明其遗传病的性质,用医学统计概率论的方法,说明复发风险,并了解其生育计划,提出对策,衡量利弊,有效地预防遗传病的发生。

2. 产前诊断　产前诊断亦称出生前诊断,是对胎儿出生前是否患有遗传病或先天性畸形作出诊断,以便进行选择性流产。

产前诊断主要适用于下列情况:①有遗传病家族史或为近亲婚配者;②生育过先天性畸形患儿者;③生育过代谢患儿或夫妇之一有代谢病者;④原因不明的习惯性流产者;⑤35岁以上的高龄孕妇;⑥夫妇之一或双方有致畸原接触史者。

第二节　骨关节发育障碍

一、成骨不全

成骨不全(osteogenesis imperfecta)又称脆骨病,是以骨的脆性增加及胶原代谢紊乱为特征的全身性结缔组织疾病。其病变不仅限于骨,还常常累及其他结缔组织如眼、耳、牙齿、皮肤等,一般认为属遗传性疾病。

【病因病机】

（一）中医病因病机

本病中医学相当于"骨痿"、"五迟"等范畴,多是由于先天不足、后天失养、肝肾亏虚、脾胃虚弱所致。

（二）西医病因病理

病因不十分明确,有明显的遗传性和家族史,以常染色体显性遗传为主,但个别也表现为常染色体隐性遗传。其主要病理改变为骨基质内胶原纤维成熟障碍,排列紊乱,难以钙化成骨,骨小梁纤细、稀疏,代之以大量纤维结缔组织,骨折处骨痂呈纤维性和软骨性,难以骨化。

【临床表现与诊断】

本病常有明显家族遗传史,根据发病年龄和病变严重程度分为产前型和产后型。产前型病变较严重,在宫内即可发生骨折,预后不良。产后型又分为产后早发型和产后晚发型。本病的典型特征是骨脆、易骨折。

（一）临床表现

1. 轻微外伤发生骨折　见于幼童,甚至出生前或婴儿期就发生多处骨折,随着年龄增长,病情可以减轻。

2. 骨骼畸形,身材矮小;发生骨折后愈合多不受影响,但骨脆、易反复骨折;骨折后畸形愈合,发生肢体弯曲或脊柱胸部畸形。很多患者发育缓慢,身材矮小。

3. 蓝巩膜症　患儿两眼巩膜呈蓝色,系由巩膜变薄、透明度增加、使脉络膜色素外露所致。

4. 耳聋症　多发于成年患者,主要是听小骨硬化、声波传导受阻所致。

5. 其他症状　患者还可见到头颅畸形,成齿不全,牙齿松动,皮肤松弛易拉长,韧带松弛致关节异常活动或反复脱位。患者智力正常,不影响生育。

（二）实验室检查

血清钙、血清磷及碱性磷酸酶水平一般为正常,与胶原代谢有关的指标可发生异常,如尿羟脯氨酸含量增加。

（三）影像学检查

X线检查:X线片表现为长骨细长弯曲,骨皮质变薄,干骺端膨大。多数存在广泛骨质疏松,严重者可见囊性变,患肢短缩,弯曲畸形。脊柱常见压缩骨折,并有脊柱侧弯及后凸畸形。骨盆可见畸形(图9-2)。

【鉴别诊断】

本病根据病史及临床表现多不难作出诊断,但要与以下几种疾病相鉴别:

1. 佝偻病　虽有密度减低及长骨弯曲,但弯曲程度不及成骨不全明显,且无多发骨折。佝偻病的干骺端和骨骺线有明显变化,前者表现为杯口状凹陷,后者表现宽阔。

2. 维生素C缺乏症　表现为骨密度减低,但无弯曲变形,且干骺端先期钙化带增厚,其下有一骨质稀疏区,称为"坏血病线"。

3. 软骨发育不全　两病均有身材矮小,但软骨发育不全四肢短小,与躯干长短不成比例,无多发骨折现象。

图9-2　成骨不全畸形改变(X线片)

【治疗】

本病目前尚无有效的治疗方法,主要是预防骨折及对症处理。

（一）骨折及畸形治疗

患儿一旦发生骨折,要及时给予妥善固定,防止畸形发生,骨折一般愈合时间正常。对畸形严重者,可考虑矫形手术。成人后,病变常有改善,且很少再发生骨折。

（二）药物治疗

1. 中医中药　临床常用河车大造丸、金匮肾气丸、参苓白术散等化裁加减使用。

2. 降钙素 治疗成骨不全对缓解症状有一定疗效,但长期效果有待进一步观察。此外,可配合应用维生素 D、氟化物等,效果均不肯定。

【预防与调护】

（一）预防

首先是预防本病的发生,其次是发病后预防骨折发生。

1. 本病发病与家族遗传有关,故对有此类发病倾向的患者,做好婚前检查;已婚妊娠患者,做好产前检查、产前指导,必要时终止妊娠。

2. 预防骨折 对婴儿应加强看管或采用必要的保护性支具,如下肢行走支具。

（二）加强营养,平时及骨折固定期间进行功能锻炼,增加肌力。患者要保持良好心态,正常人对此类病患要给予帮助,不要歧视。

二、软骨发育不全

软骨发育不全(achondroplasia)是一种软骨发育障碍性侏儒,四肢与躯干长短不成比例的矮小畸形。表现为四肢短小,躯干近于正常(图 9-3)。本病通常在生后即表现畸形,有明显的家族性及遗传性,女性发病率高于男性。

图 9-3 软骨发育不全
正常人的脐在中线以上;软骨发育不全者,脐在中线以下

【病因病机】

本病的病因不详,病理表现为骨干骺端的软骨细胞不仅排列异常,而且丧失其生长功能,发生退化性改变,呈明显的黏液样变性。软骨内化骨障碍而膜内化骨正常为本病的特点,因此骨的纵向生长受阻而横向生长正常。患者无内分泌紊乱性疾病。

【临床表现与诊断】

（一）临床表现

1. 四肢短小,与躯干长短不成比例,表现身材矮小,即便成年,身高也不足 1m,且常有"O"形腿畸形。

2. 头大,鼻塌,下颌及前额突出,腰前凸,臀部后翘,骨盆前倾。

3. 可有脊柱侧弯,甚至出现椎管狭窄、脊髓和神经根压迫症状。

4. 四肢短粗,手掌短而宽,手指短粗,呈车辐样散开(图 9-4)。因上肢短小,手不能摸及臀部。

5. 智力、性特征和肌肉发育均正常。

（二）影像学检查

X 线检查:显示四肢长管状骨粗短和弯曲,干骺端增宽,中心凹陷,呈喇叭口状,骺线边缘不齐。在曲面的骨皮质明显增厚,而骨松质和骨髓腔结构无异常。

腰椎正位片见椎弓根间距自上而下依次减小(正常依次加大),侧位片见椎弓根变短,椎管矢状径变小,脊柱长度接近正常(可配合 CT、MRI 进一步检查)。骨盆扁平而狭窄,可见髋内翻。头颅颅底狭小、颅盖扩大,额部前凸,下颌骨肥大,鼻呈内陷。

图9-4 软骨发育不全的
典型手指车辐样畸形

【鉴别诊断】

1. 垂体性侏儒症 患者虽身材矮小，但躯干与四肢比例相称，性腺常发育不良。

2. 佝偻病 躯干与四肢比例正常。患儿可见方颅、串珠肋、膝内翻或外翻畸形等。X线片示骨质疏松，干骺部扩大或呈杯状，骨骺板不规则，骨骺边缘模糊等。抗佝偻病治疗有明显效果。

3. 克汀病 患者智力低下，皮肤有黏液水肿，骨骺骨化中心出现较晚，但躯干与四肢的比例正常。

【治疗】

主要为对症处理，根据情况，必要时可行截骨术以矫正下肢弯曲畸形。一般要到骨停止生长后进行治疗。若有腰椎管狭窄症或神经根受压时，可行椎管减压及神经根松解术。

由于本病很少有合并症，所以一般无痛苦，且不影响其寿命，多预后良好。

第三节 先天性脊柱畸形

一、颈 肋

颈肋是指颈椎一侧或两侧生有肋骨，因绝大多数人颈椎无肋骨，所以颈椎若长有肋骨，则称为先天性颈肋畸形。一般颈肋无症状，仅有5%的颈肋患者可产生臂丛神经受压症状，即"颈肋综合征"，属于胸廓出口综合征的一种。

【病因病机】

（一）病因

病因不详。目前认为颈肋的发生有以下学说：

1. 偶然变异说 主要指遗传基因的变异。

2. 发生学因素 胚胎期，臂丛神经进入肢芽时，神经发育较快，而抑制了肋骨的生长，若神经发育稍慢，则可能发生颈肋。

（二）病理表现

颈肋的病理形态分3型：

1. 短小型 仅第7颈椎肋突较长，有一纤维带与第1肋骨相连，X线检查不易发现。

2. 中间型 有颈肋，较短小，远端有纤维带与第1肋骨相连。

3. 长大型 颈肋为近似完整的肋骨，有纤维带与第1肋骨相连。

颈肋位于前斜角肌、中斜角肌和第1肋骨构成的三角区后内侧。颈肋的存在使该三角区空隙变小，通过该三角区的锁骨下动脉、静脉和臂丛神经易受压出现症状（图9-5）。第7颈椎发生的颈肋很易出现，外颈肋可发生于第6、第5颈椎，但极为少见。颈肋是胸廓出口综合征的病因之一。

【临床表现与诊断】

（一）症状与体征

多数颈肋患者无任何临床表现，少数颈肋可造成臂丛神经和锁骨下血管受压而出现的症状。

图9-5　颈肋

1. 臂丛神经受压症状　常出现于30岁以后，因肩部负重，或肩胛下降之故导致，表现为肩胛部及前臂酸痛，手部刺痛、麻木，以尺侧明显；上肢后伸及手活动量较大时症状加重。严重时可出现鱼际肌、小鱼际肌萎缩，手内在肌萎缩，握力减弱，精细动作困难。臂丛神经牵拉试验阳性。

2. 锁骨下血管受压症状　锁骨下动脉受压时，患侧上肢发凉、皮肤苍白、无力，脉搏减弱；锁骨下静脉受压，患侧上肢肿胀、青紫，表浅静脉怒张。Adson征常为阳性（患者端坐，双手置于膝上，将头转向患侧，下颌抬起使颈伸直，嘱患者深吸气后屏气，如桡动脉搏动减弱或消失，则为阳性）。

3. 颈部症状　受累侧肩下垂，锁骨上窝可摸到肿块，有时有波动及压痛。

（二）影像学检查

X线检查：第7颈椎两侧或一侧有肋骨，颈肋形态各异，有的有显影，有的为纤维带、不显影，有的仅表现为第7颈椎肋突较长。

【鉴别诊断】

1. 颈椎病　主要同神经根型颈椎病鉴别，其主要表现是神经根受压症状，颈椎活动受限，颈椎X线检查无颈肋发生。

2. 腕管综合征　临床上较颈肋多见，主要是正中神经分布区出现感觉障碍，仅鱼际肌萎缩，颈椎X线检查无颈肋发生。

3. 尺管综合征　主要是尺神经支配区受累，表现为小指、环指屈伸功能受限，夹纸试验阳性。

4. 肩袖损伤　本病有外伤史，肩关节活动受限及活动疼痛，肱骨大结节区广泛压痛，无颈肋发生。

5. 肋锁综合征　肋锁试验阳性为鉴别本综合征的依据，即当肩部受重压，使肩关节向后、向下时，由于第1肋骨与锁骨间隙变窄，桡动脉搏动变弱或消失，肋锁试验为阳性。

【治疗】

1. 症状较轻者，注意休息，避免提重物和做上肢过度外展动作，积极进行提肩胛肌锻炼，可防治本病。

2. 外敷中药、配合理疗有一定作用。

3. 手术治疗　保守治疗无效可考虑手术治疗。术式有前斜角肌切断术、颈肋切除术，以解除压迫。

二、斜　颈

斜颈是指颈部倾斜畸形。临床上有原发性和继发性之分,又有肌性与骨性之别。原发性斜颈见于婴幼儿,可由胸锁乳突肌痉挛、先天性颈椎畸形、颈椎半脱位、高肩胛症等引起;继发性斜颈可见于颈椎外伤、颈椎结核、强直性脊柱炎等疾病。本节介绍的斜颈主要是指先天性肌性斜颈,临床比较常见,若及时治疗多可治愈;若治疗不及时,可留下斜颈及头面五官不对称畸形(图9-6)。

图9-6　斜颈畸形示意图

【病因病机】

对先天性肌性斜颈的真正病因,目前仍不十分清楚,但与以下因素有关:

1. 胚胎位异常　认为是胎儿在子宫内胎位不正所致。

2. 产伤　认为分娩时由于难产,使胸锁乳突肌发生撕裂伤,肌肉出现血肿、机化、变性、增生、挛缩而致。

3. 缺血变性　认为胸锁乳突肌内的动脉在出生时发生闭锁梗阻、缺血变性、机化增生所致。

4. 其他　如胸锁乳突肌瘤形成及少数病例有家族史,也有静脉栓塞及感染性肌炎等推断者。

主要病理是胸锁乳突肌肿块,在该肌内或该肌胸骨头和锁骨头内呈梭形硬结。随着年龄增长,肌肉发生纤维化、短缩,并在此处皮下呈索条状。头部被该肌肉牵拉,出现头部向患侧倾斜、面部偏向健侧。

【临床表现与诊断】

（一）病史

多有胎位不正、难产及产伤史。

（二）症状体征

1. 颈部包块硬结　在出生后1~4周即明显可见,常在胸锁乳突肌中下部可触及梭形硬块,肿块可在数月内消散,但胸锁乳突肌变短挛缩,开始逐渐出现斜颈畸形。

2. 斜颈畸形　表现为头颈向患侧倾斜并稍后仰,下颌向健侧旋转,头颅前移,面部后仰。

3. 五官不对称　多在2岁之后,双眼不在同一水平线上,患侧眼睛的位置由原来的水平位向下移位,健侧眼睛上升,甚至眼睛大小不等;患侧面部变小且扁平,面部中线凸向健侧。以上畸形皆因患侧胸锁乳突肌挛缩,头面部长期位于偏斜位置,受重力影响导致发育障碍所致。

4. 颈胸椎代偿性侧弯 双肩高低不一,随着年龄的增长畸形逐渐加重。

(三) 影像学检查

X线检查:摄颈椎正侧位片,除外颈椎骨性因素畸形,如楔形椎、椎体融合等骨性畸形。

【鉴别诊断】

1. 先天性骨性斜颈 常见先天性颈椎畸形、颈椎半脱位、高肩胛症等,X线片均可证实。

2. 外伤性斜颈 有明显外伤史。

3. 炎症性斜颈 由颈部的炎性刺激和瘢痕组织挛缩造成,如颈椎结核、颈部淋巴结炎、颈椎关节感染等,均有明显感染史。

4. 其他 如眼病(一侧偏盲或视力障碍)、一侧胸锁乳突肌麻痹、精神分裂症痉挛性斜颈、姿势不良等,都各有其因,容易鉴别。

【治疗】

(一) 外治法

适用于早期,局部挛缩程度较轻者。

1. 手法治疗 医师用拇指对挛缩的部位进行柔和的捻散揉顺手法治疗,边揉捻边将患儿头颈部扳正,逐渐至矫枉过正,每次15分钟,每日1~2次。也可将此法教给家长,以便进行家庭治疗。可逐渐使挛缩的胸锁乳突肌得到舒展,斜颈恢复正常。

2. 平时诱导 家长还可以将玩具或奶瓶放在健侧,以吸引患儿做头部向畸形相反方向的转头活动。

3. 器械固定 平时可配合沙袋倚在患侧或用特制头圈、脖领对畸形进行矫枉过正固定。

4. 局部热敷 可活血、消肿、散结、解痉,以达到治疗目的。

上述方法可配合使用。

(二) 手术治疗

适用于1岁以上畸形严重,保守治疗无效的患儿,一般应尽早进行手术矫正,以使头面部畸形得以完全恢复。手术方法为切断胸锁乳突肌的胸骨头和锁骨头;也有将胸锁乳突肌全切,或将此肌延长者(图9-7)。但手术要达到对胸锁乳突肌彻底松解,但不能损伤血管(颈内静脉、颈总动脉)和神经(副神经)。同时术后要将头颈置于过度矫正位,用石膏颈领固定住;亦可用特制头圈肩颈固定器。术后6周解除固定,并进行颈部功能锻炼。若患儿在10岁以上,手术效果差。

图9-7 斜颈畸形手术切断胸锁乳突肌胸骨头、锁骨头示意图

【预防与调护】

1. 本病的预防 本病的发生多为胎位不正、产伤

造成,故做好妊娠期指导及产前检查很重要。妊娠期做好保健,定期检查,如发现胎位不正及时处理。生产时,接产手法要熟练轻柔,注意产程变化,切不可手法粗暴。

2. 患儿治疗期间,注意医患配合,坚持治疗,循序渐进。医师应将治疗简单的手法及调护教会家长,可使治疗保持连续性,效果良好。

三、腰椎骶化和骶椎腰化

腰椎骶化和骶椎腰化又称移行椎,系脊柱先天性发育变异所致。各段脊柱交界处互有移行现象,出现部分或全部具有邻近椎骨形态和结构,整个脊柱椎骨的总数不变,而各段脊柱椎骨的数目互有增减。此种变异多发生在腰骶段,胸腰段少见。下腰椎向骶椎移行者,称腰椎骶化;骶椎向腰椎移行者,称骶椎腰化。

【病因病机】

（一）中医病因病机

中医认为本病是由于禀赋不足、发育不良,加之肝肾减亏,兼有气血亏虚或外伤、劳伤过度等因素,而致筋骨失养、风寒湿邪乘虚侵入、痹阻经络而发病。

（二）西医病因病理

腰椎骶化和骶椎腰化系脊柱节段分化上的异常。腰椎骶化后,第5腰椎变成了骶椎,而第4腰椎虽处于第5腰椎的位置,但由于改变了腰骶的正常坚强结构,而不能承担第5腰椎的功能,因而容易造成周围软组织的损伤。骶椎腰化后,腰段长度增加,杠杆变长,下腰部的稳定性减弱,同时也使得骶髂关节的关节面的结构更加复杂,关节的稳定性受到影响,也容易造成损伤,导致腰痛。

【临床表现与诊断】

（一）临床表现

1. 一个椎体双侧均有移行现象时,对称性结构对脊柱活动影响小,一般多无症状。

2. 脊柱移行不全,仅单侧发生腰椎骶化和骶椎腰化时,常易引起腰骶部疼痛。腰椎退变出现炎性改变时,疼痛加重,腰椎活动受限。

3. 坐骨神经痛　少数椎间盘两侧负重不均,椎间盘退变或椎间盘突出时,出现神经放射痛。

（二）影像学检查

X线检查:可显示第5腰椎单侧或双侧横突增大,与髂骨形成关节,或第1骶椎与整体骶椎分离,形成关节,可发生单侧或双侧。

【治疗】

（一）保守治疗

1. 中医辨证治疗　本病多属气滞血瘀、脉络不通,肝肾不足、筋骨不利。治宜活血化瘀、通络止痛,补益肝肾、强筋壮骨。方用桃红四物汤、身痛逐瘀汤加减;或用健步虎潜丸、补肾壮筋汤加减。

2. 其他疗法　配合中药外敷、理疗、腰背肌功能锻炼等。

（二）手术治疗

症状明显,伴有椎间盘突出症者,可考虑椎间盘髓核摘除、椎间融合术。

【预防与调护】

该病为先天性脊柱畸形,一经发现确诊,应注意预防诱因,避免重体力劳动及湿冷环境。

四、椎弓峡部裂及脊椎滑脱

椎弓峡部裂是指椎骨一侧或两侧椎弓根或关节突间骨质失去连续性,是脊椎滑脱的先驱征象,即脊椎滑脱是由于椎弓峡部裂所引起的椎体向前或向后滑动移位。这种脊椎滑脱称之为脊椎真性滑脱。此外,临床上尚有脊椎假性滑脱者,即由于椎间小关节增生或炎性改变,所引起的椎体向前移位,形成脊椎滑脱现象,此种滑脱与本病所述真性滑脱有着本质上的不同,后者的椎弓根保持完整,所以又称之为退行性脊椎滑脱。脊椎滑脱多见于 30~40 岁成年人,女性发病率高于男性,发病率约 5‰。

【病因病机】

本病病因尚不明确,多数认为可分为先天性和外伤性两种因素。

1. 先天性因素　有明显的家族史和遗传性,为骨化过程发生障碍、先天形成不全或遗传性缺损。

2. 外伤性因素　椎弓峡部因先天性发育缺欠,具有潜在的薄弱性,当发生外伤时(亦可因慢性劳损,发生疲劳骨折),应力可使椎板断裂。

正常人直立时躯干重量通过第 5 腰椎传达到骶骨,由于骶骨上面向前倾斜,故第 5 腰椎在其上受到体重压力时,有向前、向下滑移的倾向。这种向前的剪力在正常人被后关节突所抵消,即第 5 腰椎的下关节突被阻挡在第 1 骶椎上关节突的后面,而防止第 5 腰椎向前滑移。峡部裂以第 5 腰椎为最多,峡部的不连接使第 5 腰椎椎体及上关节突与其棘突、椎板、下关节突分离,减弱了阻挡向前滑脱的能力。正常第 5 腰椎与第 1 骶椎间的椎间盘连接,亦有防止向前滑脱的作用。椎间盘退行性变,使椎间隙失去稳定性,也使上位椎体易于向前滑移。当第 5 腰椎峡部不连接,以及第 5 腰椎与第 1 骶椎间的椎间盘发生退变时,即可发生第 5 腰椎向前滑脱。病变多发生在第 5 腰椎,其次为第 4 腰椎,其他椎体少见。

【临床表现与诊断】

(一) 症状与体征

早期无症状,随劳累加重,中年时出现,腰部酸痛,呈持续性或间歇性,腰后伸时疼痛明显。劳累后加重,休息减轻。有明显滑脱时,可有腹部前凸畸形,重时发生一侧或双侧坐骨神经放射痛。

体征多为臀部肥胖、腹部前挺,腰椎生理前凸增加,季肋部与髂骨嵴距离变小,甚至几乎相连,棘突间有"阶梯"样感,骶部显长,臀部后蹶。腰部活动受限。有神经根受压者,可根据感觉、反射异常来定位。

(二) 影像学检查

X 线检查:投照位置为腰椎正侧位及左右 45°斜位片。

1. 正位　在椎弓根处可见斜形裂隙,多为两侧。

2. 侧位　对诊断椎弓峡部裂很重要,在椎弓根后部可见由后上斜向前下方的裂隙,椎体前移程度越大,裂隙就越宽。滑脱程度测量根据 Meyerding 四分法,即将第 1 骶椎上缘分为四等份,正常时第 5 腰椎与第 1 骶椎的后缘构成连续的弧线。滑脱时,则第 5 腰椎前移,根据第 5 腰椎后缘在骶骨上的位置,分别定为Ⅰ~Ⅳ度(图9-8)。此外在侧位上还可分别真性滑脱与假性滑脱。真性滑脱椎骨前后径增大,病椎的棘突与下位椎骨保持原位,仅椎体前移;而假性滑脱者其前后径不变,棘突移位,小关节增生退变。

图9-8　滑脱分度
①正常;②Ⅰ度;③Ⅱ度;④Ⅲ度;⑤Ⅳ度

3. 双斜位　即左右 45°斜位片,显示椎弓峡部裂隙最清楚,为诊断峡部裂的最好位置。此位置正常椎弓附件投影像"猎狗",狗头为同侧横突,狗耳为上关节突,狗眼为椎弓根的纵切面影,狗颈即为峡部,狗身为椎体,前、后腿为同侧和对侧的下关节突,尾巴为对称的横突。当椎弓峡部裂时,则在"狗颈"可见一带状裂隙,俗称"狗脖子带项链"征(图9-9)。

图9-9　椎弓峡部裂"狗脖子带项链"征示意图

【鉴别诊断】

1. 退行性脊椎滑脱　亦称为假性脊椎滑脱,好发于 50 岁以上的老年人,女性多见。主要由于椎间盘退行性改变引起。伴神经根受压时,出现根性坐骨神经痛症状。X 线侧位片显示椎体移位,但测量椎体前缘中点至相应棘突间连线距离,可区分脊椎滑脱与退行性假性滑脱。前者因椎弓狭部裂,椎体前移而棘突保持原位,故连线间距增大。后者间距不变。此外,可见椎间隙变窄,相邻上、下椎体边缘增生硬化。

2. 腰椎间盘突出症　临床上可出现腰痛及一侧或两侧根性坐骨神经痛症状,与椎弓峡部裂、脊椎滑脱很相似。临床检查鉴别有困难,需经 X 线片加以明确。有时脊椎滑脱合并坐骨神经痛是由移位椎骨的下位椎体后上缘牵拉引起的,也可能是滑脱椎体邻近的椎间盘突出所致,此时较难区分,需要做脊髓造影或 CT 扫描以进一步确诊。

【治疗】

（一）保守治疗

临床无症状或症状轻微者,即使伴有轻度椎体向前滑脱,可采用保守疗法。如短期使用腰围,在软腰围低位保护下,加强腰腹肌锻炼。牵引疗法、推拿按摩可以松解肌肉痉挛。可配合用针灸、理疗、中药内服外用,以达到疏通经络、活血止痛、补益肝肾、强筋壮骨之功效。

（二）手术治疗

适用于腰痛较重,经长期非手术治疗症状不缓解者,青壮年椎弓峡部裂伴椎体滑脱有加重趋势者及有脊髓和神经根明显受压的脊椎滑脱者,或出现下肢瘫痪及二便功能障碍者。手术的方法,轻者椎体融合,重者椎板减压、钉棒系统固定。

【预防与调护】

避免过劳,加强腰腹肌锻炼,减少腰椎前凸,避免腰部受寒。

五、先天性脊柱侧弯

脊柱侧弯又称脊柱侧凸,是指脊柱的一个或数个节段在冠状面上偏离身体中线向侧方弯曲,形成一个带有弧度的脊柱,通常还伴有脊柱的旋转和矢状面上生理弯曲的变化,同时胸廓、肋骨、骨盆等也会随之变化,严重者会影响呼吸功能、心脏变位。它是一种症状或 X 线征象,可由多种原因引起。

脊柱侧弯按其病因可分为非结构性或功能性脊柱侧弯、结构性或器质性脊柱侧弯两类。本节所介绍的先天性脊柱侧弯即属于后一种。

1. 非结构性或功能性脊柱侧弯　①姿势性侧弯;②刺激性侧弯;③骨盆倾斜性侧弯;④癔症性侧弯。

2. 结构性或器质性脊柱侧弯　①特发性脊柱侧弯;②先天性脊柱侧弯;③肌肉神经性脊柱侧弯;④神经纤维瘤病合并侧弯;⑤间质病变所致脊柱侧弯;⑥后天获得性脊柱侧弯。

【病因病机】

先天性脊柱侧弯的发病率仅次于特发性脊柱侧弯,排在第 2 位。

（一）病因

先天性脊柱侧弯的发病原因不完全清楚,常与下列因素有关:

1. 遗传因素　先天性脊柱侧弯多有家族史。

2. 环境因素　与妊娠期间母体受到内外环境变化刺激有关,如高龄产妇、初产难产、孕妇营养不足、妊娠期使用激素等均有引起脊柱侧弯畸形的可能。

（二）病理表现

先天性脊柱侧弯可分为两类:一是脊椎分节障碍型,即胚胎期脊椎发生的分节不完全,脊椎有一部分仍相连,形成骨桥,因相连部位没有骨骺,不能发育,而对侧骨骺发育正常,因此形成椎体的楔形改变,造成侧弯。二是脊椎形成障碍型,虽然分节完成,脊椎发育不完全,造成半椎体,如为一侧半椎体或楔形变,即可形成侧弯。半椎体可为单发也可为多发,多发者可以相连在一起,也可以间开几个椎骨的距离,因此产生比较复杂的畸形。混合型畸形就更为复杂,多种多样(图9-10)。

图9-10　先天性脊柱侧弯类型
①梯形椎体;②完全性分段缺欠;③椎体未分段;④单侧或部分分段;
⑤椎体未分段伴有邻近肋骨融合;⑥肋骨在远端有融合

　　此外,椎板裂合并脊柱侧弯也是一种特殊类型。先天性椎板裂的程度不一,有的合并有脑脊膜膨出。有时脊髓也有畸形,常见如脊髓纵裂。先天性脊柱侧弯也可以合并脊柱以外的畸形,如先天性心脏病、先天性足畸形、先天性泌尿系畸形等。由于从小就有畸形,到青少年时期,畸形加重,普遍发育不良,影响身高。

【临床表现与诊断】

（一）病史

详细询问家族史,了解发现畸形的年龄、畸形发展速度。

（二）症状与体征

1. 脊柱外观侧弯畸形　棘突偏离中线,并表现双肩高低不一,胸廓不对称。多无疼痛不适(图9-11)。

2. 甚至有驼背、剃刀背畸形　严重的脊柱畸形可造成胸部扁平,骨盆侧倾,双肩倾斜(图9-12)。

3. 内脏功能障碍　表现为内脏移位或受到挤压时,出现相应的症状。如心肺受到挤压出现呼吸困难,心慌气短;腹部脏器受到挤压,则出现腹痛、腰痛,甚至消化不良、食量不多、形体消瘦等。

4. 部分患者可有其他畸形　如下肢畸形、脊柱裂、腭裂、泌尿生殖系统畸形等。

（三）影像学检查

1. X线检查　X线片应有站、坐、卧及侧向屈曲的正位片,并应包括自胸椎到骨盆全长片。

（1）观察侧弯程度:脊柱侧凸者,一般脊柱正位片显示脊柱呈"S"形,侧弯主曲多在胸腰段,侧凸明显,代偿副凸较小。

（2）测量侧弯度数:测量方法常用Cobb法(图9-

图9-11　脊柱侧弯
①肩部不在一个水平面上;
②棘突偏离中线;③铅锤线偏离臀裂

图9-12　脊柱侧弯前屈位检查,可显示各种不同程度的脊柱畸形

13),即首先在X线正位片上确定主弯的上端,选取倾斜最大的椎体(上端椎)的椎体上缘及主弯下端同样位置的椎体(下端椎)的下缘分别画线,两条线的夹角就是侧弯角,又叫Cobb角。该角度的大小说明脊柱侧凸畸形的严重程度,通常Cobb角大于10°即为脊柱侧弯。

图9-13　测量侧弯度数 Cobb 法

　　(3) 脊椎旋转程度:在脊柱侧弯中,病变中心的椎体常有不同程度的旋转畸形。测量旋转角度的方法常用 Nash-Mod 法(图9-14),根据正位X线片上椎弓根的位置,将其分为5度。0度:椎弓根对称;Ⅰ度:凸侧椎弓根移向中线,但未超出第1格,凹侧椎弓根变小;Ⅱ度:凸侧椎弓根已移至第2格,凹侧椎弓根消失;Ⅲ度:凸侧椎弓根移至中央,凹侧椎弓根消失;Ⅵ度:凸侧椎弓根越过中央,靠近凹侧。

　　(4) 观察椎体畸形情况,如半椎体、椎体楔形变及先天融合等。

　　2. CT 或 MRI 检查　必要时进一步做 CT 或 MRI 检查,明确脊髓受压情况,除外脊髓其他病变,如脊髓纵裂、脊髓空洞症等。三维 CT 可观察脊柱侧弯的立体影像(图9-15)。

　　【鉴别诊断】

　　1. 脊柱结核　当有椎体一侧破坏、压缩时,常出现脊柱侧凸畸形或后凸畸形,有低热、盗汗等中毒症状,脊柱活动受限,局部叩击痛等。X 线片表现椎间隙狭窄和椎体骨质破坏,或有寒性脓肿等。实验室检查血沉加快。

2. 脊髓空洞症　当患者存在脊柱侧凸和神经障碍时,应考虑脊柱侧凸合并本症。通常在脊柱畸形的平面可查出阶段性分离性感觉障碍,在病变范围内,痛觉、温觉消失而触觉与深部感觉相对完好。

【治疗】

根据患者的年龄以及侧凸的类型、程度、部位不同,脊柱侧凸的治疗方法也不同。对于严重的畸形,即使现代治疗技术很发达,一般也不可能完全被矫正。脊柱侧弯的治疗分非手术治疗和手术治疗。一般来讲,12 岁以下可行非手术治疗,以便使脊柱生长有足够长度、增加身高。12岁以后,骨的发育到达一定程度,可以手术矫形,同时进行固定。对先天性脊柱侧弯,应当早做手术,早期固定,以防畸形加重。

（一）非手术治疗

1. 支具治疗　适用于年龄小,弯度为 20°~40°者。经验表明,支具可防止侧凸进展。常用支具有 2 种:

（1）Milwaukee 支具(图 9-16):用经躯干的伸缩性钢条联结骨盆部皮套或塑料套。钢条上端连一颈圈,在最隆凸部位侧方加一压垫,联结在钢条上。目前使用 3 条钢

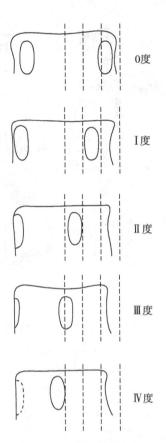

图 9-14　脊椎旋转程度

条,前方 1 条,后方 2 条,目的是避免前方 2 条钢条压迫女孩双乳。原来的支具有下颌托、后枕托。但下颌受压,致使发育不良,现改用颈圈,对主弯在上胸椎的侧凸矫正更为有效。一般要穿戴至骨发育成熟。

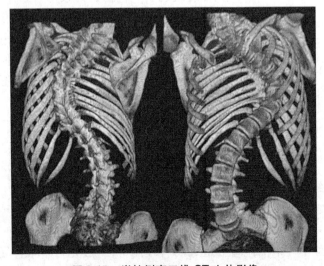

图 9-15　脊柱侧弯三维 CT 立体影像

图 9-16　Milwaukee 支具

（2）Boston 支具：不能延伸，没有牵引力。适用于胸腰段侧凸。用聚丙烯材料制成，轻而牢固。可穿在衣服内。

2. 石膏矫形固定　适用于 3 岁以下婴儿、不宜采用支具者。Risser 定位石膏矫正（图9-17）：患者在牵引矫形下打石膏，包括双肩、骨盆用石膏固定。在胸腹部开窗，以利呼吸。背侧凹侧也开窗，以利于肋骨扩张。每隔 3 个月更换石膏 1 次。畸形不再进展后，可改用支具维持固定。

图 9-17　Risser 定位石膏
加螺丝调整杆

3. 电刺激治疗　从理论上来讲，凸侧肌力增强有利于阻止侧凸的增加。因此，在凸侧皮肤表面安放电极，刺激肌肉按时收缩，增加凸侧肌力，阻止侧凸的进展。现已被用于治疗年幼轻度的脊柱侧凸。

4. 体育运动法　包括肌力锻炼、医疗体操，适用于轻度的脊柱侧凸，通过有针对性地加强凸侧肌肉的收缩运动，阻止侧凸的进展。体育锻炼有利于全身肌肉的协调，加强腹肌、背部肌肉的力量，锻炼可因地制宜，特别是单杠、双杠、床边等，可以发挥躯干肌牵引力的作用。但必须持之以恒，才会有收益（图 9-18）。

（二）手术治疗

手术治疗的目的是矫正部分畸形，防止畸形进一步发展，解除腰背疼痛及患者因畸形造成的心理压力和精神负担，使患者能正常从事学习、生活和工作。有椎骨严重畸形（如半椎体等）、主弯 Cobb 角大于 45°者考虑采用手术矫形。脊柱侧弯手术方法较多。

1. 半椎体切除术　半椎体畸形造成的脊柱侧弯，一般先行半椎体切除，再进行侧弯矫形，此是治疗先天性脊柱侧弯比较合理而有效的方法。侧弯矫形可用固定支具如 Mil-

① 肌肉的自动性锻炼　　② 借助石膏固定的肌肉锻炼　　③ 卧床借助重力的脊柱锻炼

图9-18　脊柱侧弯功能锻炼方法

waukee 支架,严重者可行后路钉棒矫形固定。

2. 椎骨融合术　一般先用 Risser 定位石膏矫正,然后在石膏的开窗内行融合术,术后卧床休息6个月,拆除石膏后离床活动,不能过早,以免矫正术失败。若用 Harrington 棒或CD,矫正作用更大,要掌握好适应证。

3. 脊柱矫形手术　近年来由于对脊柱侧弯的生物力学特征有了进一步认识,出现了很多新的内固定矫形方法,但基本可分为两类手术,即后路矫形和前路矫形。

(1) 后路矫形术:为最常用的手术方法,目前较常用的有哈氏手术、Luque 手术、三维矫正技术等(图9-19)。

图9-19　脊柱侧弯后路去旋转三维矫正技术手术前后对比

(2) 前路矫形术:由于近年对脊柱侧凸手术治疗的概念发生了一些变化,在矫正 Cobb 角的同时更强调躯干和脊柱的平衡,而通过新的后路去旋转矫形技术常可达到此目的,使单一前路矫形术的指征越来越严格,目前主要用于侧屈 X 线片显示下腰椎能良好去旋转和水平化的腰椎侧凸和胸腰椎侧凸。有时,前路矫形术又可作为后路矫形的术前补充性手术,以改善纠正效果或节省下腰段融合节段,主要的矫形技术为 Zielke 手术,即使用椎体钉和棒在凸侧椎骨上对脊柱去旋转和压缩。其他矫形技术还有前路 TSRH 手术和C-D 手术等。

【预防与调护】

1. 本病目前尚无有效的预防措施,但对有家族史者应做好产前教育及产后指导,对正常母亲妊娠期应教育指导需要注意的内外环境,避免发生胎儿的先天性畸形。对脊柱侧弯的发生应做到早发现、早诊断、早治疗,效果较好。

2. 锻炼及医疗体操对预防和治疗脊柱侧弯有一定效果,要持之以恒。平时要注意行、立、坐、卧的姿态,纠正不良习惯和错误姿势,减少随意性和懒惰表现。户外运动时避免外伤,注意避免从高处往下跳、避免身体撞击。横向的水平外力对脊柱的撞击是非常危险的。

3. 脊柱侧弯的术后调护及康复训练很重要,要听从医师的指导,循序渐进,不要操之过急,贵在持之以恒。

第四节 上 肢 畸 形

一、先天性高肩胛症

先天性高肩胛症亦称高位肩胛,是以肩胛骨高于正常解剖位置为特征的一种先天性畸形,1891 年由 Sprengel 首次对该病病因详细论述,故又称 Sprengel 畸形。患侧肩部高于健侧,患肢肩关节上臂上举、外展和旋外活动受限,常合并先天性脊柱侧凸、半椎体、楔形椎等颈椎、胸椎畸形。

【病因病机】

在胚胎时期,颈椎旁的肩胛带自胚胎的第 4 个月起逐渐下降至第 2 ~ 7 肋间,形成肩胛骨。由于受遗传、宫内压力过高或肌肉组织缺损等因素的影响,肩胛带的下降过程受阻,不能到达正常解剖位置,则形成高位肩胛。由于下降过程中断或受阻,使肩胛骨处于胸廓后较高处,肩胛骨正常发育受到影响,发生形态结构的变化。

1. 骨性结构变化 肩胛骨的位置高,常较健侧高 3 ~ 10cm。有时高位的肩胛骨几乎与枕骨相接,其上部向前弯曲呈钩状,超过胸廓的顶部;而其内缘与下角均向内移,甚至接近或紧靠邻近椎体的棘突。肩胛骨体一般发育很小,并可与邻近的颈椎与上胸椎的棘突异常连结(包括骨性、软骨性或纤维性连结)。可合并脊柱侧凸、椎体阙如、肋骨融合及肋间隙变窄等畸形。

2. 肌性结构变化 肩胛骨的诸组肌肉部分或完全缺损,肩胛提肌和菱形肌变得纤细并有不同程度的挛缩或纤维化。

【临床表现与诊断】

（一）病史

无特殊病史。

（二）症状与体征

患儿呈耸肩短颈的外形，多见单侧肩胛骨，肩胛骨向上、向前变位，两侧肩胛骨不对称，患侧高于健侧，肩关节上举、外展和旋外活动有一定限制。部分病例可触及肩胛骨-椎体骨桥或纤维束条，胸锁乳突肌可有挛缩，肩胛周围的肌力不足，可伴有脊柱侧凸和后凸畸形（图9-20）。

（三）影像学检查

X线检查：表现为肩胛骨位置升高，肩胛上角位于第4颈椎至第1胸椎，肩胛骨发育较小，近似方形或三角形，肩胛上角变尖，肩

图9-20 先天性高肩胛症

胛下角内收且逆时针旋转，下角升高，上界可超过胸廓高度，肩胛骨的腋缘与脊柱缘之间（横径）宽度增加，下角转向腋部，内上缘转向脊柱，可见肩胛骨与脊柱有骨桥相连以及其他的胸椎、颈椎及肋骨畸形。

【鉴别诊断】

本病需与冈上肌肌腱断裂相鉴别。

冈上肌肌腱断裂：多发于成年，多有外力损伤史，伤后肩部疼痛和外展活动受限。肩关节外展时呈耸肩状，患者愈是用力，患肩耸的愈高，但肩外展超过90°时，便可自动外展。病程长者，冈上肌肌肉萎缩，冈上窝部出现凹陷。

【治疗】

治疗目的是矫正畸形，改善肩关节功能。轻度畸形，功能障碍不明显者，可行非手术治疗；畸形严重，肩关节功能障碍明显的患儿，应手术治疗。

（一）非手术治疗

对于畸形不严重、无显著功能障碍者，加强功能锻炼和被动牵引，如肩关节外展、上举、下压及内收，以伸展、牵引短缩的肌肉，增进肩胛骨在胸壁的活动力，维持肩关节的最大活动范围，改善和增进肩关节的外展、上举和旋外功能。

（二）手术治疗

适用于畸形严重，功能障碍明显的患儿。手术的最佳年龄为3～7岁，超过这个年龄界限，手术可能导致臂丛牵拉性损伤。如合并有其他脊柱及肋骨严重畸形，估计术后功能改善不大，则不予手术治疗。手术时将肩胛骨部分切除（包括肩胛冈上部、肩胛冈内侧端和突出在肩胛骨内侧缘的结节）和肩胛骨内上部的肩胛骨-椎体骨桥切除，并将维持肩胛骨高位的软组织切断；或将连接肩胛骨和脊柱、躯干的肌肉做骨膜外切断，并将肩胛骨-椎体骨桥切除，下移肩胛骨，用钢丝牵引固定，然后将肌肉缝于矫正后的位置上，3周后拆除钢丝。

【预防与调护】

加强患侧主动与被动的功能锻炼，伸展牵引缩短的肌肉，以改善上肢外展和上举功能。

二、并指畸形

并指畸形是指两个或两个以上手指部分或全部组织先天性相连,是一种常见的先天性手部畸形,少数患者有家族史。

【病因病机】

并指畸形与胚胎时期手指分化障碍有关。胚胎发育到第 4 周时,上肢芽的末端开始分化为手指,至第 8 周时手指分化完成。如果手指分化末期,胚胎受到极轻微损伤,使手指分化停止,导致并指畸形,并指处常伴皮肤短缺、骨畸形和血管神经畸形。

【临床表现与诊断】

（一）症状与体征

常见两指并连,也有三指或四指并连,甚至五指并连者,以中指、环指相并连最多见,其次是环指、小指并连,约半数患儿有双侧性并指。并连长度不一,有的为局部并连,有的为全部并连。并连的深浅多样,有的仅是皮肤和皮下组织的并连,有的则连指骨亦紧密相并,有的为骨性融合的骨性并指,有的并指只有一组肌腱、神经、血管束。若并指的指骨间关节或掌指关节不在同一水平面,则影响关节功能。

（二）影像学检查

X 线检查:可明确并指是否有骨性融合。

【鉴别诊断】

本病根据临床表现和 X 线摄片可明确诊断,不需鉴别诊断。

【治疗】

并指畸形通常需要手术治疗。必须把握良好的手术时机,一般可在 3 ~ 5 岁进行。分离并指间的皮肤时,应采用锯齿状切口（图 9-21）,不做直线切口,避免形成皮肤直线瘢痕挛缩。手术时分指要彻底,通过皮瓣成形术,采用皮瓣移植重建指蹼,遗留的创面也要游离植皮,以减少瘢痕面积,使并指分离后具有良好的功能。对于多个手指并连,要分期手术矫正,以免造成中间手指缺血坏死。

图 9-21　并指畸形
手术切口

【预防与调护】

术后加强手部功能锻炼。

三、多 指 畸 形

多指畸形是指位于正常手指上形成的指状赘生,包括手指、手指的指骨、单纯软组织成分或掌骨等的指状赘生,是临床上最常见的先天性手部畸形。

【病因病机】

目前多指畸形的病因未明确。部分患者有家族遗传病史或有隔代遗传的家族史。在胚胎发育过程中,由于致畸因素（如部分药物、病毒性感染外伤、放射性物质或环境污染等）的影响,肢芽胚基分化早期受到损害,外胚层顶脊发育异常而致本病的发生。

【临床表现与诊断】

（一）症状与体征

患者出生后，手指数目的增多易于发现，多生的手指可以是单个或多个或双侧多指，以拇指最为常见，小指次之。多指的形态结构不一，从仅以皮蒂相连的软组织赘生物到一个具有完整组织结构的手指，甚至与正常手指难以区别。

（二）影像学检查

X线检查：可明确多指的骨关节情况。

【鉴别诊断】

本病根据临床表现和X线摄片可明确诊断，不需鉴别诊断。

【治疗】

多指畸形需手术治疗。手术矫正不仅要恢复正常手部的外观，更重要的是重建手部功能。手术前必须明确所要切除的是多指，其外观和功能不正常，而且X线片显示靠近近端骨骺阙如或不发育。功能正常或接近正常的正指应予保留。

应把握好手术时机，皮蒂相连的软组织多指于出生后即可切除；无严重畸形的多指和多个多指者，于出生后3～6个月手术；有严重畸形，需要掌指骨截骨矫形的多指应在1岁以后手术；对掌功能重建，则应在3岁以后为宜。皮蒂相连的软组织多指只需切除及局部皮肤整形，具有骨关节的多指除了多指切除以外，还需进行相关骨关节畸形矫正、韧带修复及皮肤整形等。

【预防与调护】

术后加强手部功能锻炼。

第五节 下 肢 畸 形

一、发育性髋关节发育不良

发育性髋关节发育不良是由于髋关节发育不良所致的畸形，是较为常见的先天性畸形之一，主要由于髋臼、骨盆、股骨头、股骨颈，以及关节囊、韧带和髋关节周围肌肉先天性发育不良或异常所致。根据病情严重程度分为髋关节发育不良、半脱位和全脱位。

本病的发病与很多因素有关，如地域、生活习惯、民族等。欧洲的意大利北部、法国、德国南方地区，美洲的印第安部落，亚洲的日本发病率较高；非洲的发病率很低；在中国，不同地区发病率也不一致，目前尚缺乏完整统计资料。

【病因病机】

（一）病因

本病的病因至今尚未完全明确，但是多因素影响导致此病的观点已经得到大多数学者的认同，认为本病与遗传、髋关节及其周围组织发育不良、体位与机械等因素有关。本病有明显的家族史，患者的家族中发病率达20%～30%。胚胎期髋臼、关节囊和韧带等结构发育不良或异常也是本病主要原因。另外，由于子宫内压力的影响、孕妇妊娠期患病或外伤等子宫内外环境的改变，以及臀位胎儿，都可能与本病的发生密切有关。出生后婴儿的不良体位习惯也是导致本病的重要因素之一,如在瑞典和美洲印第安人的发病率高的原因是由于婴儿应用襁褓位有关;在我国南方地区,由于习惯背背婴儿,髋关节维持在屈曲外展位,故其发病率低。

(二)发病机制

先天性髋关节脱位的病理变化包括骨质变化及周围软组织改变两部分。

1. 骨与关节变化

(1)髋臼:髋臼变小变浅,臼内充满脂肪纤维组织,髋臼盂唇增厚。髋臼后上方由于股骨头的挤压形成假臼,髋臼前缘内上方也可有缺损,臼内的股骨头韧带由于长期牵拉而增粗。

(2)股骨头:脱位后股骨头失去与髋臼的正常刺激,早期股骨头发育延迟,股骨头变小,骨化中心出现得晚。随着年龄的增长,脱位后由于髋骨的压迫使股骨头受压处扁平。

(3)股骨颈:股骨颈变粗短,其颈前倾角变大,一般在60°~90°。

(4)骨盆和脊柱:髋关节脱位侧的骨盆往往伴有发育不良情况,髂骨翼倾斜,可伴脊柱侧弯。

2. 髋关节周围软组织变化

(1)盘状软骨:在胚胎期,由于机械刺激等因素的影响,髋臼内出现肥大的盘状软骨,髋臼难以容纳股骨头,这是导致髋关节脱位的主要原因。

(2)关节囊:由于股骨头脱离髋臼向外向上脱位,使关节囊拉长,髂腰肌经过关节囊的前方可使之出现压迹,引起关节囊挛缩,甚而使关节囊形成哑铃状,阻碍股骨头复位。

(3)圆韧带:脱位后的圆韧带改变不一,部分患者拉长、增宽和肥厚,部分圆韧带消失。

(4)肌肉:由于股骨头向上脱位,大腿内收肌群及髂腰肌明显缩短,后侧肌群包括臀肌亦有缩短,肌力减弱,影响关节稳定性,出现摇摆步态。

(5)筋膜:臀筋膜有挛缩,髋关节内收受限。

【临床表现与诊断】

根据患儿的年龄不同,其临床表现和诊断方法也不相同。

(一)新生儿和婴儿期

新生儿和婴儿期症状不明显,若有以下体征,则高度怀疑髋关节脱位的可能。

1. 患儿会阴部增宽,双侧脱位者较单侧更为显著。

2. 一侧下肢活动少,常处于屈曲位,不愿伸直,牵拉时可伸直,松手后又呈屈曲状。蹬踩力量低于另一侧。

3. 臀部、大腿内侧皮肤皱褶不对称,患侧皮纹较健侧皱褶增多、加深。

4. 在为患儿更换尿布时,髋关节部位可闻及弹响声。

5. 外展试验(又称蛙式试验)阳性 患儿仰卧位,检查者位于患儿的臀侧,双手握住患儿双下肢,使其屈膝屈髋90°,两手握住患儿双膝同时外展、外旋,正常膝外面可触及床面,当外展一定程度受限,而膝外侧不能触及床面,则为外展试验阳性。

6. Ortolani 试验及 Barlow 试验阳性 患儿仰卧,检查者双手握住患儿双下肢,拇指放于大腿内侧小转子位置,其余四指放于股骨大转子处。首先保持患儿双侧髋关节、膝关节屈曲90°,然后轻轻外展双侧髋关节,并用手指向前方推顶股骨大转子,此时,检查者可感到股骨头滑入髋臼时的弹动声,即为 Ortolani 试验阳性。Barlow 试验与此相反,检查者拇指向外上方推压股骨头,若感到股骨头从髋臼内滑出于髋臼外弹跳,即为 Barlow 试验阳性,说明髋臼发育不良。一般应用于新生儿期检查髋臼发育不良,超过3个月者,即使检查阴性,也不能排除髋关节脱位。

7. Allis 征阳性　患儿仰卧,双膝屈曲,双足底平放在床面,双足跟对齐,观察双膝高低差,患侧膝平面低于健侧。

8. 套叠试验阳性　适用于新生儿检查。患儿仰卧,屈髋90°、屈膝90°,医者一手压迫两侧髂前上棘以固定骨盆,一手握住膝关节向下推动,感到股骨头向后脱出,当上提膝部时,股骨头又进入髋臼,称为套叠试验阳性,提示髋关节周围软组织松弛,容易脱位。

(二) 幼儿及儿童期

进入幼儿及儿童期,发育性髋关节脱位的症状较新生儿期明显。此期已开始步行,患儿可有典型症状。

1. 走路较晚,步态异常　患肢短缩,行走时呈摇摆状跛行。双侧髋关节脱位,患儿出现典型的"鸭步"。患儿大约2岁才能站立行走,晚于正常幼儿。本病幼儿站立时臀部向后突出,腰部明显前凸。

2. 臀部扁而宽,股骨大转子突出,如为双侧脱位,表现为会阴增宽,臀部后耸,腰前凸增大。

3. 正常情况下,在患侧屈髋屈膝各90°并旋转小腿时,在腹股沟韧带深面触及活动的股骨头。髋关节脱位时,腹股沟韧带深面空虚,而在臀部触及活动的股骨头。

4. Allis 征阳性。

5. 髋关节承重功能试验(Trendelenburg 征)　适用于能行走后的幼儿检查。正常人单足站立时,臀中肌、臀小肌收缩,对侧骨盆上提,以保持身体平衡。如果站立时对侧骨盆不但不能抬起,反而下降,说明站立侧有先天性髋关节脱位,这是臀中肌、臀小肌松弛所致。

6. 大转子上移,髂坐连线改变　正常自髂前上棘经大转子顶点至坐骨结节呈一条直线,称为髂坐连线(Nélaton 线)。若股骨头向上脱位,大转子随之上移,而且髂前上棘、大转子和坐骨结节不在一条直线上。

(三) 影像学检查

1. 新生儿 X 线检查(图9-22)

(1) 髋臼指数(也称髋臼角)增大:自髋臼髂部斜面所引的斜行线,与两侧"Y"形软骨中点连线所形成的夹角,即髋臼角或髋臼指数。正常新生儿髋臼指数为30°~40°,1岁为23°~28°,3岁为20°~25°。如果髋臼角超过此范围,提示髋臼发育不全、髋臼窝较浅,即使股骨头的骨化中心在髋臼内,以后仍可能脱位。

(2) Perkin 象限(波金方块):自髋臼顶最外侧的骨化边缘,向下画一垂线,与水平的Y线将髋关节分成4个方块。正常股骨头骨化中心应在内下方块内,不在此方块,根据程度分为半脱位或脱位。新生儿和婴儿股骨头骨骺多未出现,可观察股骨近端干骺端的鸟

图 9-22　先天性髋关节脱位 X 线片测量法（右侧脱位，左侧正常）
A. Shenton 线　B. Simon 线　C. Hilgenreiner 线
D. 髋臼外缘向 Hilc 线做垂直线　E. 髋臼外缘
F. 髋臼角

嘴状突起，此突起应在内下方块。

（3）Von-Rosen 拍片法：双侧下肢伸直外展 45°，髋关节内旋位拍片。正常情况下股骨干中轴线向上延长，此线通过髋臼内侧。半脱位、脱位时此线通过髋臼外侧。

2. 幼儿及儿童期 X 线检查　股骨头骨骺已骨化，X 线片可见股骨头脱出髋臼，向外上方移位，股骨头骨化中心较健侧小，髋臼变浅、变小，髋臼指数增大。其他表现如下：

（1）CE 角（也称中心边缘角）减小甚至成负角：波金线与股骨头中心至髋臼外缘（即髋臼顶部外侧上缘）连线相交之角为 CE 角，正常为 20°～40°。髋关节脱位者，CE 角减小或成负角。

（2）Shenton 线不连续：自股骨颈下缘开始与闭孔上缘及内侧画一条连续的弧线，正常为一条连续完整的弧线。若髋关节脱位或髋臼及股骨头有破坏，此线连续性中断。

（3）臼头指数减小：股骨头内缘到髋臼外缘的距离与股骨头最大横径之比为臼头指数，正常值为 85%。臼头指数反映髋臼对股骨头的覆盖情况，髋关节脱位时覆盖面积减小，指数降低。

（4）股骨颈前倾角增大：髋关节侧位片可见股骨颈前倾角增大。

【鉴别诊断】

1. 佝偻病　患儿走路时可呈两侧摇摆步态，两下肢向内或向外弯曲畸形，呈"X"形腿或"O"形腿，坐、立和走路都晚于正常幼儿，无跛行，腹部膨隆，常有方颅，肋骨串珠，胸骨前凸呈"鸡胸"。X 线片无股骨头脱位或半脱位征。

2. 先天性髋内翻　患儿走路时呈跛行步态或摇摆步态，髋关节外展明显受限，单足站立试验阳性，套叠试验阴性。X 线片可明确诊断。

3. 小儿股骨头坏死　又称股骨头骨骺骨软骨病。早期行走时呈跛行步态，髋外展、旋内活动受限，发病年龄在 3～9 岁，多发生于男孩，常伴患髋屈曲内收畸形。X 线片显示股骨头骨骺密度增高、囊性变，或骨骺破碎、变扁等，股骨头可稍向外移位，髋关节内侧间隙增宽,但股骨头仍在臼中,髋臼指数正常。

【治疗】

先天性髋关节脱位应早诊断、早治疗,患儿年龄越大,髋关节病理损害越重,疗效越差。

(一) 1 岁以内

1. 手法复位　有髋关节脱位的患儿经轻手法即能复位,忌暴力手法。复位时将患儿双髋屈曲至 90°后逐步外展,并将股骨大转子由外向前内方推压即可使其复位。

2. 固定　为了使复位后的髋关节保持在稳定状态,需用支具使髋关节保持在外展 70°、屈曲 70°位 3 ~ 4 个月,以便髋关节正常发育,促使关节稳定。常用 Pavlik 挽具、连衣袜套等。

(1) Pavlik 挽具:1957 年捷克的 Pavlik 设计的被动制动支具,由胸带、2 个肩带和 2 个蹬带组成。该挽具使两下肢屈曲 90°,由于两下肢本身的重量而自然下垂达到外展位,使髋关节自然复位并维持复位位置,有利于髋关节的发育和塑形,同时髋关节可以做一定范围的活动(图 9-23)。

(2) 连衣袜套:由无袖衣、袜套和连接带组成,通过连接带调整髋关节的屈曲、外展位,承受压力分散均匀,穿戴舒适,外形美观(图 9-24)。

正面

图 9-23　Pavlik 挽具

图 9-24　连衣袜套

(二) 1 ~ 3 岁

当患儿到达爬行阶段(约 6 个月),支具逐渐成为束缚患儿活动之物,治疗效果下降。该阶段的治疗应包括术前牵引,内收肌松解,闭合手法整复。若闭合手法整复失败,应做切开复位。

1. 牵引　克服髋关节周围软组织挛缩,使股骨头牵引至髋臼水平。牵引时间一般不超过 2 周,防止因牵引过久,发生失用性脱钙。对复位前内收肌挛缩者,做经皮内收肌切断术,有利于复位,并减少股骨头缺血性坏死的发生。经牵引准备后,即可行轻柔的手法整复。

2. 闭合手法整复　患儿仰卧位,麻醉后,助手固定骨盆,术者将患侧髋、膝关节各屈曲 90°,沿大腿长轴方向牵引,同时压迫大转子部位,使股骨头纳入髋臼内,此时常可触及或听到弹响。复位时手法应轻柔、缓慢。如果手法复位失败,应施行切开复位。

3. 石膏外固定

（1）蛙式石膏外固定：患儿尚未能站立前，可采用该固定法。复位成功后，用蛙式石膏固定，即髋关节屈曲90°、外展70°、中度旋外位。一般2~3个月更换一次石膏，每次更换石膏都适当减小外展度数，更换石膏前均需要拍摄X线片以证实股骨头在髋臼内的位置。如发现脱位者，须再行复位。当患儿可以站立后，则采用"人"字石膏外固定，避免股骨头发育受限及产生缺血性改变。

（2）"人"字石膏外固定：复位成功后，采用"人"字位石膏外固定，使髋关节外展80°左右，膝关节稍屈曲，石膏固定后患儿可以带石膏踩地活动。

（三）3 岁以上

3 岁以上的患儿，由于体重的增加，髋关节病理损害严重，手法复位的成功率很低，需要进行切开复位和髋骨截骨术等，以加深髋臼，维持复位后的稳定性。术前采用骨牵引，以松弛挛缩的软组织，使股骨头牵至髋臼水平，利于手术复位，防止因肌肉挛缩而发生再脱位及股骨头缺血性坏死。

1. 切开复位术　适应证：影像学表明髋臼发育良好，复位后比较稳定。手术时采用髋前外侧切口，充分清理关节囊周围粘连组织，髂腰肌做 Z 形延长，清理髋臼内充填物，加深和扩大髋臼，然后将髋关节旋内，同时牵引患肢，轻压大转子，使股骨头入臼。术后石膏固定 6 周。

2. 髋臼成形术　适应证：①年龄较大，髋臼发育不良，髋臼指数大于 45°，髋臼不能容纳股骨头者；②手法或手术复位后，髋臼仍然发育不良，股骨头仍处于半脱位或全脱位；③年龄大（7 岁以上），耻骨联合软骨已骨化，虽髋臼指数未超过 45°者，也可做该手术。

3. 股骨转子下旋转截骨术　适应证：髋臼发育较好，由于股骨颈前倾角过大导致半脱位者。手术矫正后给予钢板内固定，外加髋"人"字石膏固定。

4. 骨盆旋转截骨术　适应证：6~12 岁内患儿，髋臼发育不良，其方向也过于向前、向外，致使髋关节在内收伸直位即发生脱位者。

5. 骨盆内移截骨术　适应证：6~12 岁的半脱位患儿。

6. 成人人工髋关节置换术　适应证：伴有严重髋关节疼痛和跛行，对髋关节功能要求较高的先天性髋关节脱位成年患者。

【预防与调护】

对孕产期妇女及家庭成员进行相关知识教育，是预防本病发生和获得早期诊断的关键。已明确诊断者，对患儿家长进一步教育，使之配合治疗，则是获得最佳疗效的保证。主要包括：

1. 发病的危险因素　如臀位胎产史、阳性家族史及不正确的抚育方式等。

2. 下肢可疑情况的观察　如下肢活动减少，或双下肢活动能力不一致，或牵拉下肢时出现异常哭闹，或双下肢外观不对称等。

3. 对治疗及疗程的正确认识和心理准备　如患儿治疗初期不适应，治疗中发生某些可逆性并发症等，强调不可随意中断治疗。

4. 治疗过程中的观察及护理　如并发症的观察，正确的康复训练，严格的定期随诊等。

二、先天性髋内翻

先天性髋内翻(congenital coxa vara)或称发育性髋内翻,是由于股骨颈的颈干角在幼儿时期呈进行性减小,导致跛行日益加重的一种先天性畸形。它是一种较为少见的先天性畸形,多为单侧发病。颈干角是由股骨颈与股骨干两者的轴线构成钝角,在儿童期为 135°～145°,成人为 110°～140°。若颈干角<110°,则称为髋内翻。

图 9-25　先天性髋内翻

【病因病机】

(一)病因

先天性髋内翻的病因尚未有定论,有家族遗传史,与先天性股骨颈骺板发育异常有关。

(二)病理过程

股骨头内侧与股骨颈交界处见三角形骨缺损区,又称骨发育不全区。由于该区处于股骨颈的主要负重力线径路上,使股骨颈承重能力下降;同时该线之近端为骺软骨板,患儿站立行走负重后,颈干角呈进行性减小,髋内翻日益加重,大转子上移,最后髋内翻畸形呈手杖形(图 9-25)。

【临床表现与诊断】

(一)症状与体征

1. 跛行　由于髋内翻、大转子向外上突出,导致患肢缩短,患儿在行走后出现臀中肌松弛的跛行,如为双侧病变,步态呈鸭步。

2. 患髋外展、内旋受限。

3. 髋关节承重功能试验阳性。

(二)影像学检查

X 线检查:颈干角减小,股骨颈内侧与股骨头接壤处可见一个三角形骨块。该三角形骨块密度减低,呈倒 V 形,为骨质发育不良区;其边缘与周围骨质有明显的界限,内侧界为股骨头的骺线,外侧界为 X 线透亮增加的发育异常区域;随着年龄的增长、体重的增加,局部薄弱的透亮带更加增宽与变直,髋内翻愈加严重。晚期股骨头呈椭圆形,髋臼变浅,颈干角达 90°以下。

【鉴别诊断】

1. 先天性髋关节脱位　先天性髋关节脱位由于股骨头位于髋臼之外,套叠试验阳性,而后期髋关节功能受限显著,X 线片可明确诊断。

2. 多发性骨软骨发育不良　多发性骨软骨发育不良也有跛行,但以身材矮小为特征,累及四肢,有家族史。

3. 股骨颈骨折　先天性髋内翻与股骨颈骨折均有跛行步态,但后者有明显的外伤史。

【治疗】

治疗原则:在儿童成长期使股骨头与股骨颈之间的弯曲应力达到或接近正常,并使剪应力变为生理性的压应力。

（一）非手术治疗

轻度髋内翻（颈干角大于100°）：X线检查异常透明带较窄，其方向接近水平，而且病情进展较为缓慢者，可先试用非手术疗法，包括用坐骨负重支架减轻髋部负重，小针刀、手法松解髋周软组织挛缩等，如果非手术治疗效果不佳，则尽早手术治疗。

（二）手术治疗

如果颈干角小于100°须手术矫形，加大颈干角，恢复其正常的生理压应力，消除剪应力。手术目的是通过截骨矫形，把原来垂直的骨骺线，变成水平骨骺线。截骨方式主要有股骨转子下斜行截骨术、股骨转子楔形外展截骨术、股骨转子间倒"V"形插改角截骨法。手术时要避免损伤股骨近端骨骺，避免骨骺早期融合；截骨后应充分外展髋部，防止髋内翻复发。

【预防与调护】

进行必要的肌力和关节活动度训练，配合髋周软组织挛缩的手法松解等，以防止肌肉萎缩及关节活动度的受限。术后患者如有石膏固定，应注意外固定并发症。去除外固定后，注意关节功能的康复训练。

三、膝内翻、膝外翻

膝内翻、膝外翻是常见的下肢畸形，寒冷地区的发病率高于温热地区。

膝内翻俗称"O"形腿、"罗圈腿"、"弓形腿"、"箩筐腿"，当两下肢自然伸直时，以膝关节为中心，股骨和胫骨形成一个向内的弧度，双足并拢后，两膝内侧之间有"O"形间隙（图9-26）；如果为单侧小腿畸形，则为"D"形间隙。

膝外翻　　　　　正常　　　　　膝内翻

图9-26　正常下肢与膝外翻、膝内翻对比

膝外翻又称"碰腿症"、"外八字腿"，与膝内翻相反，指两下肢伸直时，以膝关节为中心，股骨和胫骨形成一个向外的弧度，两膝相碰时，双踝不能并拢，下肢呈"X"形，故又称为"X"形腿（图9-26）；如果为单侧畸形，则表现为"K"形畸形。

【病因病机】

（一）病因

膝内翻、膝外翻的病因较多，主要与缺钙、遗传、走姿、站姿及坐姿有关，其中前两者是内因，后两者是外因。

（二）发病机制

1. 膝内翻　膝内翻按发病机制可分为先天性膝内翻和发育性膝内翻 2 种。

（1）先天性膝内翻：先天性膝内翻与胚胎发育障碍有关。胚胎发育障碍可引起股骨远端骨骺发育异常或胫骨近端骨骺发育异常，导致膝内翻。

（2）发育性膝内翻：缺钙是发育性膝内翻的发病基础。佝偻病患儿往往伴膝内翻，这是由于维生素 D 缺乏、日晒不足、腹泻、内分泌紊乱等因素，导致钙的缺乏，进而骨软化，在负重的影响下，股骨和胫骨向外突出呈弓状，且胫骨向内旋转，导致膝内翻。另外，膝关节化脓性感染、膝关节结核、骨骺损伤、骨折畸形愈合以及半月板损伤等原因，也可引起膝内翻。

2. 膝外翻

（1）先天性膝外翻：先天性膝外翻也与胚胎发育障碍有关。当胚胎发育障碍使胫骨向外旋时，则导致膝外翻。

（2）发育性膝外翻：各种因素所致的缺钙，各种因素导致的股骨或胫骨发育异常，相关创伤、骨病导致的股骨、胫骨以及膝关节畸形，形成膝外翻。

【临床表现与诊断】

（一）病史

患者多有佝偻病史，或幼年时长期腹泻史以及股骨、胫骨或膝关节创伤或感染病史。

（二）症状和体征

1. 膝内翻

（1）患者行走时呈左右摇摆步态，两膝内侧无法接触，小腿旋内畸形，甚至足部也呈轻度旋内畸形，膝关节向外侧突起，患侧小腿外侧隆起，肌肉发达。

（2）由于内翻导致膝部软组织劳损，所以常伴膝关节疼痛，膝关节内侧压痛。

（3）股骨内侧髁间距测量：股骨远端内侧髁间距反映膝内翻的程度，间距越大，膝内翻程度越重。测量时两下肢自然伸直，双足并拢，然后测量股骨远端内侧髁间的距离。

2. 膝外翻

（1）轻度膝外翻没有明显的临床表现，若膝外翻明显，小腿明显向外旋转，患者行走不灵活，步态异常，即双膝摩擦（故称碰膝症），两足分开。

（2）常伴膝部、小腿后侧或大腿前部疼痛，可合并有髌骨脱位、扁平足等畸形。

（3）双内踝间距测量：双内踝间距反映膝外翻的严重程度，距离越大，表示外翻程度越严重。测量双内踝间距离时患者仰卧位，两下肢自然伸直，双侧膝关节靠拢，然后测量双内踝间最短距离。

（三）影像学检查

1. 膝内翻　膝内翻主要观察膝关节正位片，以明确畸形部位和严重程度。膝内翻者可见胫骨角加大，膝关节面倾斜，股骨内髁发育小，骨骺线在凸侧增宽，骨干内侧骨皮质较外侧增厚。若有佝偻病者，则骨骺边缘不清，骺板增厚，预备钙化带模糊，呈毛刷状骨质疏松。此外,还可在 X 线片上确定两股骨远端内侧髁间距离。

2. 膝外翻 对膝外翻患者,需测量胫骨和股骨纵轴所成的夹角即胫股角,以判断膝外翻及外翻程度,所以要拍摄两侧股骨和胫骨全长,并进行两侧对比。正常膝关节有 5°~15°外翻角,大于此角应考虑膝外翻。

【鉴别诊断】

1. 外伤导致的胫骨近端或股骨远端骺板早闭引起的发育畸形 有明显的外伤史,骺板闭合必定偏向一侧且有骨桥形成。

2. 佝偻病 全身骨骺板均受累,病变广泛,骺板增宽、边缘不清,临时钙化带模糊,呈毛刷状改变,骨质稀疏,还有方颅、鸡胸等畸形。

3. 胫内翻(Blount 病) 为儿童病理性膝内翻畸形的常见原因,胫骨近端内侧骨骺的获得性疾病,可能是遗传因素与发育因素共同作用的结果。本病多有家族史,其特征性的临床表现是胫内翻、内旋并膝反屈,60% 双侧发病,膝内翻进行性加重;X 线片表现为胫骨近端向内成角,胫骨近端骨骺内侧半变薄,呈鸟嘴样改变,骨骺形态不规则并内倾。

【治疗】

（一）膝内翻

应及早治疗,防止畸形加重。

1. 病因治疗 如由佝偻病引起的膝内翻,同时应治疗佝偻病。

2. 非手术治疗 当内翻畸形不严重时,可在膝踝间加软垫,双腿用绷带缠绕固定,每日数次,间歇性固定,多在夜间使用,每次 1~3 小时;或用夹板捆绑矫正。内翻矫正后,再用支架长时期维持以防复发。

3. 手术治疗 非手术治疗效果不佳时,在患儿 5~6 岁以后,畸形趋于稳定,可通过截骨矫正术来矫正内翻畸形。手术时先将腓骨近段斜行切断,再截断胫骨近段外侧,矫正内翻,截断间隙植入骨块,术后石膏固定。

（二）膝外翻

1. 病因治疗 如有缺钙,给予补钙。

2. 非手术治疗

（1）采用夹板或布带捆绑法矫正后,再用支架长时期维持以防复发。

（2）手法治疗:按摩大腿肌肉,特别是内侧肌肉,包括股四头肌、内收肌、缝匠肌等,并结合练习主动运动,以增强膝外翻的拮抗力量;同时通过推拿手法以松解下肢外侧软组织的挛缩,尽可能在骨弹性较大的时候矫正畸形。

3. 手术治疗 非手术治疗效果不佳时,在患儿 5~6 岁以后再施行手术。手术时在股骨髁骨骺线以上部分进行"V"形截骨术或楔形截骨术,术后石膏固定。

四、先天性马蹄内翻足

先天性马蹄内翻足是指先天性足下垂、内翻、内收畸形,形似马蹄状(图9-27)。本病是最多见的足部先天性畸形,男性发病多于女性,可为单侧发病,也可双侧发病,单侧略多

图 9-27　先天性马蹄内翻足

于双侧,偶尔伴有并趾、多趾等其他先天性畸形。

【病因病机】

（一）病因

本病的病因至今尚未明确,目前主要倾向于与胚胎早期发育异常和胎儿足在子宫内位置不正有关。

（二）病理变化过程

在发病初期主要以软组织异常和骨的排列改变为主,后期则出现明显的骨关节畸形。随着年龄增长,畸形日趋严重。先天性马蹄内翻足的主要畸形为三部分,即足跟内翻、前足内翻和距小腿与距下关节跖屈,呈马蹄状畸形。构成这些畸形有软组织和骨组织的病理变化。

1. 骨关节畸形　骨关节畸形随着年龄的增长呈进行性加重,早期主要表现为骨的排列的改变。随着年龄的增长,尤其是站立行走后,跗骨及距骨的形态变异和关节位移逐步加重,主要表现为:

（1）距小腿关节跖屈畸形,距骨前移,距骨滑车几乎从踝穴脱出。

（2）跟骨跖屈内翻,跟骨结节上提变小。

（3）足舟骨向内下方移位,距舟关节呈半脱位。

（4）跖骨呈明显内收畸形。

（5）由于足中、前外侧缘成为负重区,骰骨和第4、第5跖骨和趾骨代偿性粗大。

（6）严重者小腿胫骨远段也呈轻度旋内畸形。

伴随着以上骨关节的变化,患者足外形表现为足跟内翻、前足内翻以及距小腿关节与距下关节跖屈等畸形越来越明显,呈马蹄状畸形。

2. 软组织改变　随着骨的形态结构变化,患足软组织也出现相应的改变,主要是足内侧和足底的软组织短缩,跟腱、跖腱膜以及胫骨后肌、趾长屈肌,踇长屈肌等肌腱极度挛缩,足部外侧软组织及肌肉持续被牵拉而延伸。

【临床表现与诊断】

（一）症状与体征

1. 轻型　大多为1岁以内患儿,足轻度内翻下垂,足前部内收,足跟大小正常,腓肠肌轻度萎缩,足被动背屈、外翻时有弹性阻力,但可以矫正其内翻、内收畸形。足跖面出现皱褶。

2. 重型　畸形较严重,足部跖屈内翻畸形,足前部内收、内翻,足跟变窄小,小腿后肌群萎缩。行走时足外侧部着地,若为单侧畸形,行走时跛行步态,若为双侧畸形,则行走时呈摇摆步态。

（二）影像学检查

X线检查:距骨与第1跖骨纵轴线交叉成角大于15°,跟骨跖面和距骨纵轴线夹角小于30°。

【鉴别诊断】

1. 先天性多发性关节挛缩症　四肢多关节畸形,发病初期即有明显的骨关节改变。

2. **脑性瘫痪** 肌张力增强,腱反射亢进,有病理反射,以及其他脑受累的表现。

3. **脊髓灰质炎后遗症** 有脊髓灰质炎病史,部分肌肉肌力下降或完全丧失,肌电图或体感诱发电位检查可明确诊断。

【治疗】

治疗原则为越早越好。治疗方法依年龄和畸形类型加以选择。

(一)非手术治疗

适用于轻型患儿。

1. **中药外洗** 如舒筋活血汤足浴,每日 1 次,每次 20 分钟。

2. **手法治疗** 由母亲进行矫正。患儿仰卧、屈膝,用手掌握住足底部,用另一手将前足推向外,矫正前足内收,握住足跟部的手使足跟外翻,然后在足跟外翻基础上背伸足跟部,以矫正其马蹄内翻足畸形。在矫正下垂时,切忌将前足强力背伸,应先将后跟向下拉然后背伸。否则单纯将足前部背伸,将造成"摇椅足"畸形。每日 2 次。手法时宜轻柔,免致骨伤,逐步加大矫正角度,忌暴力手法。畸形矫正后,用可调矫形支具固定。

(二)手术治疗

适用于经非手术治疗无效的重型患儿。

1. **软组织松解术** 适用于 6 岁以上、12 岁以下患儿,因为此阶段足部骨发育尚未成熟,不宜行截骨矫正。软组织松解术主要有跟腱延长术、足底腱膜松解术。

2. **截骨矫正关节融合术** 适用于 12 岁以上的足部骨关节畸形基本定型的患者。手术时将距舟关节、跟骰关节、跟距关节 3 个跗骨间关节融合以及跟骨截骨,以矫正内收、内翻及跖屈畸形,同时做足底腱膜松解术和跟腱延长术或肌腱移位术等,以保持矫正后足骨关节正常的力学平衡。

【预防与调护】

由于该病与母体条件、胚胎发育、宫腔环境等因素有关,因此应注意妊娠期卫生,避免使用不必要的药物,预防病毒和细菌感染。孕妇宜穿宽松的衣服,给胎儿发育创造良好环境。婴儿出生后一旦出现马蹄内翻足,应指导家长掌握按摩手法技巧。

五、扁 平 足

扁平足又称平足症,是由于足部骨、关节、韧带的结构异常,导致足弓下陷甚至消失,为常见的足部畸形。足弓低平者较为常见,但是并非全部都出现临床症状,尤其注意的是在婴幼儿时期,由于足弓下方存在较厚的脂肪垫,足弓尚未显现,随着年龄的增长,脂肪垫变薄,足弓在外观上明显表现出来。有临床症状的扁平足,部分合并足跟的外翻或足前部外展畸形。

【病因病机】

(一)病因

可分为先天因素和后天因素。

1. **先天因素** 由于遗传因素或足骨发育畸形等原因,导致足弓扁平。

2. **后天因素** 主要有慢性劳损、足外伤、足骨关节病、中枢性疾病等因素。

（1）慢性劳损：如长期站立过久，长途行军或负重过多，导致构成足弓的关节韧带和肌肉松弛、薄弱，使足弓下陷。

（2）足部外伤：足部创伤后，骨关节畸形愈合或韧带断裂，可导致足弓低平。跟骨骨折后，跟距关节、距舟关节、跟骰关节等关节发生创伤性关节炎，也可引起扁平足。

（3）足骨关节病：包括类风湿关节炎、足骨关节结核等。

（4）中枢性疾病：脊髓灰质炎后遗症、脑性瘫痪等中枢性疾病，由于足部肌肉失去神经的正常支配，肌力减弱或麻痹痉挛，导致扁平足。

（二）发病机制

在软组织方面，其发病机制主要是连接跟距关节、距舟关节和舟楔关节的韧带松弛，使跟骨内旋，其前端向背侧及外侧移位，距骨反向移位，跟距跖侧韧带更加松弛，无法支持距骨头，使足纵弓降低；此外，跟距韧带松弛致使跟骨外翻，加剧了足纵弓下降。在骨关节方面，其发病机制主要是损伤后足骨关节向跖侧成角畸形愈合，导致足弓低平。

【临床表现与诊断】

（一）病史

可有家族遗传、足外伤、慢性劳损、足骨关节病或中枢性疾病等病史。

（二）症状和体征

临床上分为姿势性扁平足和痉挛性扁平足。

1. 姿势性扁平足 这是扁平足的初期阶段，足弓具有可变性，负重时出现平足，不负重时足弓则恢复正常。过久行走和负重后觉足疲劳、灼热和疼痛，时伴小腿外侧和外踝疼痛，足底中部尤其在舟骨结节处肿胀、压痛，足背也可见肿胀，负重时足跟外翻，足内纵弓和横弓低平，前足外翻。休息后，症状、体征逐步消失。

2. 痉挛性扁平足 站立或行走时足部疼痛严重，由于足部固定于外翻、外展位，行走时呈"八"字步态。腓骨长肌呈强直性痉挛，足内、外翻和外展活动受限。足跟变宽，跟腱向外偏斜，舟骨结节完全塌陷并向内突出。足外翻、外展和背伸位活动明显受限，休息后症状难改善。足印可见足印纵弓空缺部分消失，跖中部、跟部变宽。

（三）影像学检查

X线检查：姿势性扁平足在站立负重状态足部侧位片显示正常足弓消失，跟骨纵轴与距骨纵轴角增大。痉挛性扁平足除足弓消失外，还有足后部关节的炎性改变或骨性融合现象。有足外伤史者，有时可见骨关节的炎性改变和成角畸形（图9-28）。

【鉴别诊断】

在诊断因韧带松弛所致的原发性扁平足时，应仔细做好鉴别诊断。除了因副舟状骨畸形、第1跖骨短缩、先天性马蹄内翻足术后并发的扁平足外，还要排除神经肌肉疾病如脊髓灰质炎所致的麻痹性扁平足，以及大脑性瘫痪所致的痉挛性扁平足。根据发病年龄、详细的病史及体格检查、X线检查，多可作出正确的诊断。

【治疗】

扁平足的治疗要根据患者的年龄及自觉症状而定。只要没有症状，可不需治疗，对症状较轻及年龄在15岁以下者，尽可能选用非手术治疗。非手术治疗的目的为减少足底韧带牵张，将足的负重点外移至足外缘，锻炼足弓的悬吊肌及内在肌。

图 9-28　扁平足 X 线片表现

（一）非手术治疗

1. 功能锻炼　加强跖屈肌的锻炼，如用足前部着地行走、足跖屈等。

2. 中药外洗　如舒筋活血汤外洗，松弛痉挛的腓骨长、短肌。

3. 手法治疗　用分筋理筋手法解除腓骨肌痉挛，用对抗跖屈手法加强跖屈肌肌力。

4. 矫形鞋　鞋底根据正常足弓弧度设计，足弓部位凸起，鞋跟高背设计，紧束足跟。

（二）手术治疗

非手术治疗对痉挛性扁平足疗效较差，可行骨桥切除矫形术或三关节融合术。

【预防与调护】

预防扁平足的最重要方法是锻炼足部内在肌和外在肌，通过加强足部肌力，使足弓得到加强。锻炼时注意循序渐进，长期坚持。平常行走时采用先足跟、后足趾的顺序行走。足部感到疲劳，应及时休息，用热水泡脚以帮助恢复。鞋子要注意宽松合脚，鞋底不滑，鞋尖不窄，鞋帮松软，鞋腰稍窄，鞋跟宽而不高。

六、踇 外 翻

踇外翻是指踇趾向足的外侧过度倾斜，是常见的足部畸形，多呈对称性。踇外翻后由于第 1 跖趾关节内侧明显向内突出，行走时与鞋子长期摩擦，所以常见第 1 跖趾关节内侧红肿、疼痛。踇外翻大多有家族史，女性发病多于男性。

【病因病机】

（一）病因

本病主要与遗传和穿鞋不适有关。患者大多有家族史，经常穿高跟鞋或尖头鞋也容易导致本病。

（二）发病机制

与遗传相关的踇外翻出生时即有外翻畸形，或出生后逐渐出现畸形。经常穿高跟鞋或尖头鞋者，由于踇长伸肌、踇长屈肌和踇内收肌紧张牵拉，踇趾沿其长轴旋前外翻，踇展肌和蹬短屈肌内侧头及其籽骨向外移位,外侧的蹬内收肌与蹬短屈肌外侧头挛缩,外侧关节囊挛缩并增厚,蹬趾向外半脱位,蹬趾外翻后,推挤第1跖骨向内翻,加宽足横弓,行走时第1跖骨头内侧与鞋帮摩擦,导致局部肿痛,日久则第1跖骨头变大,并有骨赘形成。此外,由于第1跖趾关节处于半脱位的位置,在长期不正常应力的作用下,逐渐出现骨关节炎(图9-29)。

图9-29　蹬外翻

【临床表现与诊断】

（一）病史

患者可有家族史或长期穿高跟鞋、尖头鞋史。

（二）症状与体征

早期双侧蹬外翻畸形和第1跖骨头内侧肿胀、疼痛,急性期皮温升高,疼痛较重,影响行走,第1跖骨头内侧皮肤增厚,推之有滑动感,这是由于第1跖骨长期受到摩擦所导致的滑囊炎,皮肤可出现溃疡、感染。足掌前部增宽,足部容易疲劳。晚期,随着蹬外翻畸形加重,第1跖趾关节还出现疼痛加重、活动受限、足底皮肤增厚和疼痛等骨关节炎症状。

（三）影像学检查

X线检查:蹬趾向外偏斜,可见第1跖骨内翻,第1跖趾关节半脱位,第1跖骨头内侧或第1跖趾关节周围有骨质增生,常见第1跖趾关节间隙变窄;第1跖骨长轴与蹬趾近节趾骨长轴所形成的夹角(即蹬外翻角)大于15°为蹬外翻。

【鉴别诊断】

痛风性关节炎:多发于第1跖趾关节,常在夜间急性发作,关节剧痛,从梦中惊醒。诱因为酗酒、暴饮、暴食、着凉、过劳、精神紧张及手术刺激等,血尿酸水平升高。

【治疗】

（一）非手术治疗

1. 中药外敷　如消肿散、双柏膏等,以清热解毒、消肿止痛。

2. 手法矫正　患者自己将蹬趾向内侧掰动,可以有效防止蹬外翻加剧。

3. 选择合适的鞋子　以解除对第1跖骨头的挤压。须穿合适的平跟鞋,鞋前部宜宽松,鞋内侧部平直,使蹬趾可内收,消除对蹬趾的外翻压力,同时在蹬趾与第2趾之间置软垫隔开。

4. 佩矫正带　矫正带的内侧部分为弹力硬质结构,后外侧部为固定带,前外侧部为牵引部,可将蹬趾向内侧牵拉,逐步矫正蹬外翻畸形。

（二）手术治疗

畸形时间较长,非手术治疗不能矫正畸形和减轻足部疼痛者,需用手术治疗。手术包括第1跖骨截骨术、跖趾内侧关节囊紧缩术、软组织松解术及肌腱移位等。术后避免穿尖头高跟皮鞋,平日穿鞋应尽量选用前部较宽的鞋,尤其是在运动或需长距离行走的时候。

【预防与调护】

1. 避免长时间穿尖头高跟皮鞋是预防蹬外翻的主要措施,平日穿鞋应尽量选用前部较宽、没有高跟的鞋,尤其是在运动或需长距离行走时。

2. 轻度踇外翻可在第 1、2 趾间夹棉垫,夜间在踇趾内侧缚一直夹板,使踇趾逐渐变直。

3. 术后功能锻炼对踇外翻术后的恢复是极其重要的。

学习小结

1. 学习内容

2. 学习要点

(1) 学习本章节内容时需要复习骨关节的生理。

(2) 先天性骨关节畸形的治疗强调早期诊断、早期治疗,因此如何及早发现病变很关键。学习本章节时,需结合多媒体课件掌握各个疾病的临床表现、影像学检查。

（3）先天性骨关节畸形患者多为小儿，言语沟通困难，要学会从体征及辅助检查中发现疾病。

（赵　明　韦　理）

复习思考题

西医学认为骨与关节先天性畸形可能与哪些因素有关？应如何预防骨与关节先天性畸形的发生？

第十章 其他病症

第一节 大骨节病

    大骨节病(Kaschin-Beck disease)是一种病因目前尚未明确的地方性变形性骨关节病,又被称为矮人病、算盘珠病或柳拐子病。本病有较强的地域性,主要分布在我国东北、华北及内蒙古、河南等地的山谷及潮湿寒冷的地区,平原少见。其症状主要以患者成年后身材矮小、四肢和手指短小、关节粗大、关节畸形、活动受限、丧失劳动能力为主要特征,无明显性别差异。本病属中医学"骨痹"范畴。

【病因病机】

    大骨节病是一种典型的地方病,其发病不呈现集中暴发状态,而是发病区域与非发病区域相邻或相间隔,彼此交错存在。

    (一)中医病因病机

    因人体禀赋不足,风、寒、湿三邪杂至侵犯人体,留于肌肉筋骨之间,闭阻经络,致使气血运行不畅,而引起肌肉、筋骨、关节疼痛,得热痛减,遇寒痛增,肌肉挛缩,关节增粗、变形。《素问·痹论》指出:"风寒湿三气杂至,合而为痹也……寒气胜者为痛痹"。感受风寒湿邪而以寒邪为主,是引起痛痹的主要原因。其内因主要与肾虚有关,中医认为"肾主骨,生髓",肾中精气的盛衰与人体骨的发育有密切关系。《灵枢·五邪》云:"邪在肾,则病骨痛"。若肾气衰微,在风寒湿三邪杂至的情况下,可导致大骨节病的发生与加重。因此,禀赋不足是本病发生的主要内因,风寒湿三邪杂至是本病发生的主要外因。

    (二)西医病因病理

    1. 病因 本病病因尚未明确,目前主要有三方面的假说:

    (1)地理化学因素:流行病学调查发现低硒、低镁、低钙或高锶地区易发生大骨节病,因此认为本病的发病与特定的地理环境有关,是一种与地理分布形态密切相关的"水土病"。

（2）有机物中毒因素：流行病学调查发现大骨节病好发地区，多分布于植物发育好，土壤中有机质较为丰富的地方，尤其是邻近草甸沼泽和低洼地带，因此认为本病的发生可能与有机质中毒有关。

（3）真菌毒素中毒因素：这一观点最早于20世纪40年代由谢尔盖耶夫斯基等提出，认为本病的发生可能与长期摄入谷物中的真菌（毒性镰刀状菌）毒素或破坏蛋白质产生的有毒胺类物质有关。

2. 病理变化 大骨节病多发生于骨生长旺盛的7～16岁青少年，其主要病理变化是全身性的骨软骨改变，以负重大和活动多的四肢管状骨发育障碍最为明显，如股骨、胫腓骨远端、手指指骨、腕骨、跟骨、距骨等，主要的病理变化为骨发育障碍和畸形。

目前认为病变最先侵犯骨骺软骨板，进而累及关节软骨，软骨内发生明显的营养不良性变化。受累的骺板变形弯曲、厚薄不均，软骨细胞排列不齐。同时骨髓内的毛细血管向骨骺板内长入，并将骺板分隔成软骨岛。由于骨骺板变性和破坏，使骨的纵向生长受阻。骨骺早期骨化融合，长骨停止生长，因此肢体变短。与此同时，由于软骨发育不均匀，所以关节软骨面变得粗糙，并可形成破溃，软骨边缘常有明显增生，部分软骨可脱落成为游离体。骨端骨松质内骨小梁排列紊乱，骨髓内可出现坏死灶和囊变区，进而由于应力作用，致使骨端粗大变形。

【临床表现与诊断】

（一）症状与体征

大骨节病主要见于流行病地区的青少年和儿童，而在发病区域居住多年的成人也可患本病。患者的智力、生育能力、寿命均不受本病病理变化影响。本病常缓慢起病，初期可无明显症状，仅自觉四肢无力，皮肤感觉异常（如蚁走感、麻木感等），肌肉酸麻、疼痛等；后期病程较长，病变多以四肢趾（指）骨间关节开始，多呈对称性，以后逐渐影响全身关节发育。儿童发病者，畸形一般均较严重，患者有手指变形（图10-1）、骨端粗大，出现短指、指节粗大（图10-2）、短肢、四肢关节增粗、明显形体矮小，呈侏儒样，膝内翻或膝外

图10-1 手指畸形

图10-2 指节变粗

翻畸形等,局部有疼痛,但多不伴发红、发热,可见肌肉萎缩和肌肉痉挛,关节运动受限,步态不稳,走路时呈摇摆状,故称之为"柳拐子病"。发病晚的成年人一般仅出现退行性骨关节病症状而无躯干畸形表现。

（二）实验室检查

1. 血清碱性磷酸酶(ALP)活性升高 特别是 X 线片有典型改变的大骨节病儿童,较病区健康对照和非病区健康对照均有显著增高。

2. 尿中羟赖氨酸水平明显增高,且随 X 线片所反映的病情加重而上升。

3. 尿中硫酸软骨素(Chs)的排泄量升高,反映软骨基质的分解增多。

（三）影像学检查

X 线检查:四肢管状骨骨骺和干骺端早期融合及骨端变形是本病在 X 线片上的主要表现,两侧对称,尤以指骨的改变最为明显。陈旧性病例可见关节间隙狭窄、关节面不整齐、软骨下硬化及骨刺形成等改变,常伴有关节内游离体。这种关节改变多见于下肢负重关节,如膝关节、踝关节(图 10-3)。

图 10-3　踝关节融合

大骨节病的 X 线片改变以指骨变化出现最早,其次是距骨和跟骨变化。距骨的主要改变为上方关节面呈波纹状不整齐,跟骨则为跟骨结节骨骺提前闭合和跟骨结节变短。

【鉴别诊断】

1. **骨关节炎** 该病一般都在成年后发病,其症状、体征和 X 线片所见与大骨节病相似,但散在发生,无特定地方性,多发生于脊柱、膝、髋等负重关节,并且多为单发。

2. **类风湿关节炎** 这种慢性多发性关节炎,可发生于任何年龄,身材正常,四肢与躯干比例正常,且多无对称性发作,后期可发生关节强直与畸形。实验室检查可见血沉加快、类风湿因子阳性等。

3. **佝偻病** 该病是由于维生素 D 缺乏引起的钙吸收、利用障碍的幼儿疾病。患儿多见发育延迟,出现方颅、鸡胸、肋串珠、"手镯"、"脚镯"等典型表现,无肌肉萎缩,重症者出现"O"形或"X"形腿,可见血中碱性磷酸酶水平增高。

4. 脆骨病　该病发生在幼儿,容易发生骨折,眼巩膜蓝色,肌力差,无肌肉萎缩,X 线检查见骨质疏松、骨皮质菲薄,碱性磷酸酶水平增高。

【治疗】

本病的治疗原则是缓解症状,修复骨质,保持和恢复关节活动功能;对儿童及青少年应以积极修复骨质、控制病变为主。

（一）内治法

1. 辨证治疗

（1）湿留关节:关节疼重,头重体痛,腹胀烦闷,昏不知人,四肢倦怠,腿膝肿痛,身重浮肿,大便泄泻,小便黄赤,苔腻,脉沉而微缓。

治则:温中健脾,除湿通络。

方药:加味术附汤或渗湿汤加减。

经验方:卤碱疗法:口服卤碱片,每日量成人 6～9g,10～15 岁 3～5g,10 岁以下 2～3g,分 3 次饭后服用。粉剂需化水口服,以免损伤口腔黏膜。

（2）风寒入络:肢节疼痛,活动不灵,腰膝酸冷,遇寒痛增,得暖痛减,肌肉瘦削,步履维艰,舌淡苔白,脉迟缓。

治则:祛风散寒,温中除痹。

方药:风盛者宜防风汤,寒盛者用五积散,兼夹风寒湿痹者用独活寄生汤。

经验方:①川牛膝、制草乌、制川乌各半份,红花 1 份,研末成散剂,每次服 1g,每日 2 次,每疗程 40 天;②松节 7.5kg,蘑菇 0.75kg,红花 0.5kg,加水 50L,煮沸至 25L,滤弃药渣,滤液加白酒 5kg,每次服 20ml,每日 3 次。

（3）肝肾不足:病程缠绵,身材矮小,关节粗大,挛缩畸形,活动障碍,肌肉瘦削,神疲乏力,腰膝酸冷,行走困难,夜尿频多,或遗尿失禁,舌淡苔白,脉沉细无力。

治则:补益肝肾,强筋壮骨。

方药:补肾丸或虎潜丸加减。

2. 中成药类　常用的有三乌胶囊、马钱子丸、止痛活血散、小活络丹等。

3. 西药　这类药物适用于早期患者,旨在缓解病情发展,促进病变修复。常用的有:

（1）硒酸钠和维生素 E:针对患者体内有低硒的改变和膜损伤的表现而采用。一般用亚硒酸钠片口服,同时服用维生素 E,能增强疗效。由于硒的生理适宜用量范围较窄,因此要严格掌握适应证及控制剂量,不可滥用。

（2）硫酸软骨素片剂:针对患者有硫酸软骨素代谢障碍而采用。

（3）硫酸盐:用于硫酸软骨素代谢障碍。常用复方硫酸钠片或硫酸镁片、1% 稀硫酸加温开水口服。

（4）水杨酸类:可用阿司匹林肠溶片或其他水杨酸制剂。据报道不仅有止痛作用,还能抑制蛋白质水解酶,促进软骨病变修复。但长期服用应注意其胃肠道及凝血功能方面的不良反应。

（二）外治法

外治法对局部症状的控制和关节活动的缓解均有比较好的疗效,但不能根本上解决畸形的发生。针灸、理疗等是止痛、解痉和改善关节功能的对症疗法。还可因地制宜采用泥疗、蜡疗、矿泉浴等疗法,也可使用热电刺激疗法、离子导入疗法等。

1. 中药熏洗　可用海桐皮汤或八仙逍遥汤熏洗患肢。

2. 卤碱软膏外敷　取过筛后的卤碱粉30g,加液状石蜡适量调匀,然后用溶化的凡士林加至1000g,调匀即成。

3. 针灸疗法　可应用针刺、艾灸及拔火罐等疗法,取穴以病变部位为准,上肢选肩髃、曲池、手三里、外关、合谷等,下肢选环跳、秩边、风市、委中、足三里、三阴交等。可配合手法治疗。

4. 按摩推拿　前驱期与早期可选用镇痛或舒筋手法;中、晚期关节活动功能障碍者,可选用活节展筋手法,如摇法、抖法等。有明显止痛和恢复关节功能作用。

5. 物理疗法　可应用矿泉浴、日光浴、热敷、蜡疗、红外线照射、超短波及1%～2%卤碱离子导入等理疗方法。

（三）手术治疗

X线或MRI检查明确有关节内游离体及骨赘增生影响功能者,可行关节清理术,手术摘除;有严重关节畸形者,可行截骨矫正术;疼痛严重者,可行神经关节支切断术;关节功能严重障碍且疼痛剧烈者,方可行关节融合术或关节成形术。

【预防与调护】

本病重在预防。但由于本病原因尚不明确,因此持不同观点的学者主张采用不同的预防措施。流行区若锶、钡及铁过多,钙、镁及硫酸根缺少,则应改良水质,以饮用深井水为宜。有人认为与食物真菌感染有关,因此宜改善小麦等粮食的储存,防止真菌感染,而更多人认为应采用综合预防方法,即"吃杂、改水、讲卫生"。

一旦发生本病,除必须及时治疗外,患肢需经常按摩理筋,配合主动功能锻炼,预防畸形的发生和发展。从饮食上调节食用一些含硒高的食物,如蘑菇、海鱼、海虾等对控制疾病的发展有所帮助。

第二节　氟　骨　病

氟骨病(fluorosis of bone)是指长期摄入过量氟化物引起氟中毒并累及骨组织的一种慢性侵袭性全身性骨病。1932年,丹麦的Moller和Gudjonsson首先提出氟中毒(fluorosis)一词,之后又有较多学者发现此症有较强的地域性,与饮水中氟含量密切相关,故命名为地方性氟中毒(endemic fluorosis)。

【病因病机】

（一）中医病因病机

本病因感受氟邪,病程迁延,暗耗气血,气血不足,不以荣养全身;骨伤内动于肾,暗耗肾阴,阴虚则生内热;年老肾亏或久病及肾,损及肾阳,阳虚则寒,不能温煦机体;因气血不足,肾之阴阳失调,久之脏腑虚弱,卫阳不足,则易感外邪。

（二）西医病因病理

本病多在饮水与大气污染的高氟区流行。多由于长期饮食含氟量高的水或食物而引起慢性骨氟中毒所致。摄入过量的氟，可导致中毒性病变，人体的骨中以脊柱及骨盆最易累及，其次是胸廓及颅骨，四肢骨改变较晚，手足部位很少累及。

工业性氟化物的蒸气和粉尘多由呼吸道和皮肤吸收，而地方性氟中毒主要从消化道吸收进入人体。人体摄入的氟化物中90%通过饮水摄入，仅10%通过食物摄入。氟被吸收后，很快分布全身。氟与钙具有特别强的亲和力，当氟化物进入体内，氟与钙在血中直接结合成难以溶解的氟化钙，大部分沉积在主要的靶向器官骨和牙齿中，其中骨松质中分布最多，小部分氟化钙沉积在骨周围的软组织内。由于氟化钙的沉积，使骨的质地硬化，密度增加，结果可使骨皮质增厚，髓腔变小，严重时可使椎管或椎间孔变窄，引起脊髓或神经受压的表现。与此同时，由于血内可利用的钙成分减少，从而出现低钙综合征的表现。少年儿童的生长发育阶段，对氟的蓄积能力较成人高很多，但氟骨病的发病年龄多见于16岁以上的青壮年。肾是氟的主要排泄器官，血中氟化物的80%由尿中排出，当患者由高氟区域转移至低氟区域，在一定时期内，患者的尿液中依然会有一定浓度的氟化物。

【临床表现与诊断】

（一）病史

患者有长期于高氟地区生活史，该地区多有氟骨病患者高发的情况。

（二）症状与体征

临床症状轻重不一，轻者表现四肢软弱无力，食欲不振，贫血，骨痛及腰腿痛；中度者疼痛加重，肢体麻木，影响劳动；严重者四肢变形，运动受限，脊柱呈骨性强直，出现驼背畸形，可有神经根压迫或刺激症状，或造成椎管狭窄压迫脊髓，引起截瘫。主要有以下4项表现：

1. 斑釉牙 这是氟中毒的早期表现，在牙齿形成时期即8～10岁之前，过量的氟进入人体，可造成难复性的牙釉质细胞受损害，进而影响牙齿正常钙化过程。乳牙很少发生氟斑牙，且程度也不重，这可能与胎盘屏障保护胎儿免遭高氟的损害有关（图10-4）。

图10-4 斑釉牙

2. 脊柱与四肢关节疼痛 患病多由腰痛开始，适当活动后疼痛缓解，静止后加重，尤其晨起时比较明显。病变逐渐向上发展，最后累及颈部，四肢关节中以膝关节、肘关节疼痛较为常见。疼痛多为酸痛、胀痛，重者可出现刺痛或电击样疼痛，发作时患者拒绝他人触碰，甚至不敢翻身、咳嗽。

3. 脊柱与四肢关节活动受限和畸形 本病早期脊柱活动尚好，逐步出现活动受限，晚期可见到严重强直和驼背畸形。四肢关节多无明显的红肿或积液，晚期可见轻度挛缩畸形。

4. 脊髓和神经根受累 颈椎和胸椎椎管内的骨质增生、致密,使椎管和椎间孔狭窄,压迫脊髓或神经根,从而产生相应的神经症状。脊髓受压时,所属区域的肢体感觉和运动功能改变、腱反射亢进和病理反射阳性;神经根受压时,主要表现为相应肢体的放射性疼痛、感觉异常和肌力减退、肌肉萎缩等。另外,氟中毒对肌肉也会带来损害,肌电图检查可发现异常。

(三)实验室检查

血氟和尿氟的测定值对于诊断本病非常重要。我国正常人群血氟一般为 0.97 ~ 6.32μmol/L,尿氟 1.0 ~ 3.0mg/24h。一般认为血氟超过 6.48μmol/L,尿氟超过 3.0mg/24h 即可考虑为本病的发生。血清钙水平多低于正常,但如果继发甲状旁腺功能亢进者,血清钙水平可高于正常。

(四)影像学检查

X 线检查:X 线片显示有骨密度增高,最先表现于脊柱和骨盆等躯干部的松质骨;除骨密度增高外,还可见纹理粗糙,骨小梁模糊。肌腱韧带的钙化是本病的特殊表现,好发于少动或不动的关节,在脊柱旁出现最早,严重改变可使脊柱呈竹节样,与强直性脊柱炎所见相似,但缺少后者骶髂关节的特征性改变。此外,骶坐骨结节韧带、骶坐骨棘韧带及其他韧带均可产生广泛的钙化。

X 线片表现可分为 3 型:①硬化型:骨密度增高,骨小梁增粗、融合,骨皮质增厚,髓腔变窄或消失,骨间膜及骨周围韧带骨化;②疏松型:骨密质减低,骨小梁稀疏,骨质有不同程度的吸收脱钙或造成骨髓变形,骨间膜或骨周围韧带骨化;③混合型:兼有以上两者特点,同时存在不同程度的骨质增生及吸收,松质骨呈网状或囊状结构,皮质骨结构松散,单位面积内骨小梁数目明显减少。

【鉴别诊断】

1. 骨硬化病 多见于儿童,X 线片上虽也呈骨质致密、硬化,但椎体表现为浓淡 3 层形象,形成所谓"夹心椎",髂骨呈多层同心弧状,骨干作杵状。自躯干至四肢手足骨末端均可同时受累,不同于氟骨病的向心性骨硬化为主的趋向。

2. 强直性脊柱炎 主要表现下腰背疼痛及进行性脊柱僵硬,脊柱普遍性骨质稀疏,椎体呈方形,小关节面模糊,间隙变窄甚至消失;而氟骨病大多表现为骨硬化或在硬化基础上出现稀疏,无"方椎"及小关节破坏改变。实验室检查多见血沉加快、HLA-b27 检测多呈阳性改变。

3. 成骨性转移瘤 硬化性改变一般分布不规则,并常引起骨质结构的改变,常不是全身性病变,疼痛及功能障碍往往较为局限。

4. 肾性骨病 与某些氟骨病极相似,骨质普遍致密或疏松,骨小梁粗糙模糊等,常难以单纯从 X 线征象区别,需结合流行病学、临床表现和肾功能检查进行鉴别。

【治疗】

治疗原则:①控制饮食,减少机体对氟的吸收;②增强机体新陈代谢,促进氟化物的排泄;③减轻患者症状,消除疼痛,改善体征;④如神经根或脊髓组织受压并产生瘫痪或肢体功能障碍时,应手术减压;⑤加强营养,提高机体抗病能力,恢复生活质量及劳动强度。

（一）内治法

1. 辨证治疗

（1）气血两虚：因病程迁延，耗伤气血所致。症见少气懒言，四肢软弱，乏力自汗，纳差，面色苍白或萎黄，心悸失眠，舌淡而嫩，脉细弱。

治则：补养气血。

方药：八珍汤或当归补血汤加减。

（2）肾阴虚：骨伤内动于肾，暗耗肾阴。症见眩晕耳鸣，健忘少寐，形羸消瘦，四肢变形疼痛，躯干伛偻，腰膝酸软，咽干舌燥，五心烦热，盗汗颧红，男子遗精，女子经少经闭或见崩漏，舌红苔少而干，脉细数。

治则：滋补肾阴。

方药：六味地黄汤或左归饮加减。

（3）肾阳虚：年高肾亏或久病及肾。症见面色㿠白，形寒肢冷，精神不振，肢节变形，屈伸不利，弯腰驼背，腰膝酸冷，阳痿，女性宫寒不孕，舌淡苔白，脉沉细无力。

治则：温补肾阳。

方药：金匮肾气丸或右归饮加减。

2. 西药　口服氢氧化铝凝胶、钙片可以吸附肠道内氟化物，抑制氟的吸收。

（二）外治法

1. 中药外治　可用八仙逍遥汤或海桐皮汤熏洗，外擦活络水或麝香正骨水等。

2. 针灸疗法　脊柱部可取大椎、身柱、命门、腰俞、后溪、风门、大杼、肾俞、气海俞等穴；上肢可取肩髃、肩井、曲池、手三里、外关、合谷等穴；下肢可选环跳、居髎、秩边、风市、委中、足三里、阳陵泉、阴陵泉、三阴交、解溪、昆仑、悬钟等穴。

3. 按摩推拿　可用点穴、震颤、镇痛等手法，配用舒筋法。有关节活动功能障碍者，可用摇法、抖法等。

4. 物理疗法　可用温水浴、热气浴、日光浴、热敷、蜡疗、红外线照射或超短波理疗等，均可促进局部血液循环、加速局部炎症介质的代谢，从而达到疏通经络、止痛活血的作用。

（三）手术治疗

对于病情严重，产生继发性椎管狭窄及神经根管狭窄，并引起相应神经损害，更严重导致截瘫者，可行椎板切除减压术。

【预防与调护】

本病以预防为主，高氟区应采取饮水与大气污染除氟措施，对接触氟化物的职工应采取有效的劳动保护措施。轻症患者改换饮水水源，避免接触氟化物后，多可恢复正常；重症患者除改善饮食与居住条件外，应予以按摩理筋，并配合主动功能锻炼，改善肢体的活动能力。

高氟地区的居民应尽量不饮高氟水，另寻低氟水源，如深井水、自来水、雨水或雪水等，同时还要定期测量水质。要加强宣传教育，提高对氟中毒的危害及其预防方法的认识。在南方，特别是饮用含氟量高的温泉水的地方，打深井，饮用非高氟水是一项重要的措施；改进不良的粮食储存与烹饪习惯，避免食用氟污染食物。

第三节 骨 硬 化 病

骨硬化病（Albers-schönberg disease）又名大理石骨病、骨硬化性增生性骨病、粉笔样骨，或泛发性脆性骨硬化症，是一种少见的骨发育障碍性疾病。其主要特点是骨密度增加，广泛性骨质硬化，但骨的形态不改变，使骨变脆。严重者可使骨髓腔过早封闭，造成贫血发生。本病常为家族性，以隐性遗传为主。

【病因病机】

本病的病因目前尚未明确，可能与骨吸收异常有关，致使钙盐过量沉积于骨内，骨的外观呈大理石或象牙样，脆性增加。本病有家族史，多见于近亲结婚的子女中。一般认为属遗传性疾病。本病分轻、重2型，轻型为显性遗传致病，重型为隐性遗传致病。

本病的主要病理表现为：破骨细胞明显缺乏，且吸收活动减弱，使应在生长期中被破坏吸收的钙化软骨基质得不到破坏而贮沉。大量钙化的软骨基质使骨髓腔明显缩小，甚至闭塞，骨小梁消失，骨皮质增生，骨松质致密，骨内血管、脂肪及髓样物质减少，皮质骨与松质骨因硬化而不能分辨，骨质脆弱。因骨髓腔改变，使骨髓造血功能受阻，而其他的造血器官如肝、脾及淋巴结均可增大，从而产生无功能性贫血。

【临床表现与诊断】

（一）临床表现

临床上可见患者身材矮小，常主诉四肢隐痛，贫血，耳聋，视力下降，面神经麻痹；骨质脆弱、容易骨折，一旦骨折之后，则骨折愈合慢，骨折后塑形能力差。颅骨硬化，可产生脑积水及脑神经受压，如眼萎缩、面瘫、失听等。多有严重贫血。常伴有代偿性肝、脾及淋巴结变大。氟斑牙为易见体征。

骨硬化病可分为两种类型，即幼儿型（也为恶性型）和成人型（良性型）。前者为常染色体隐性遗传，较少见；后者为常染色体显性遗传，较多见。

1. 幼儿型（恶性型） 主要在幼儿或儿童期发病，病势急剧，因贫血严重和感染重复发作，常导致患儿死亡。特点是自发性骨折，进行性贫血，肝脾肿大，血小板减少和脑积水等。由于颅底畸形可出现脑神经压迫症状，常出现失明。患者的抗感染能力下降，病程进展快，常因重度贫血和反复感染等原因导致死亡。少数患儿可生存至儿童期，患儿生长迟缓，智力低下，常并发佝偻病、龋齿和骨髓炎。

2. 成年型（良性型） 此类型多见于成年人，一般无症状或症状轻微，常在进行X线检查时才被发现，无严重后果。病变主要在骨骼系统，骨髓变化及贫血情况不明显。患者主要症状有面神经麻痹、视力障碍和听神经功能障碍等，其原因为三叉神经、听神经被增生骨压迫所致，当骨硬化增生引起茎乳孔缩窄时，可出现面瘫。可伴有肝脾肿大。

（二）实验室检查

患儿常有肝、脾、淋巴结增大等明显髓外造血征象，外周血三系明显下降，有时可见幼稚红细胞、幼稚粒细胞，红细胞形态异常。因造血障碍，血液生化检查可能出现血酸性磷酸酶水平显著增高。骨质坚硬，骨髓穿刺不易成功，骨髓象类似于再生障碍性贫血的表现。

（三）X 线检查

1. 基本 X 线检查 全身骨广泛性致密硬化，骨密度增高，骨小梁变粗、模糊，皮质增厚，髓腔狭窄甚至消失。骨密度增高有明显的均匀对称性，以四肢、肋骨和骨盆较明显。

2. 骨内骨 主要见于掌指、跖趾关节及肋骨等。骨内骨表现为边界比较明显的致密骨岛。股骨的近端及胫腓骨的远端受其影响更重，骨皮质、骺板、骨松质及骨髓腔难以辨别，骨质致密，髓腔变窄或消失，于干骺部显示多条互为平行或呈波状致密线纹，干骺部可呈杵状变形，尤其胫骨近端内侧可表现为边缘不整、呈粗锯齿改变。

3. 夹心椎 又名夹心蛋糕征，其形成是由于椎体上下软骨板富含血管，在钙吸收不足的情况下，该部位骨基质沉积过多。骨基质对破骨细胞具有明显的抑制作用，而椎体中部缺乏这种骨基质，故而被破骨细胞侵蚀，形成椎体上下高密度而中间低密度，形如三明治样（图 10-5）。但椎间隙一般不受影响。

图 10-5 椎体"夹心蛋糕"征

4. 髂骨翼年轮样改变 平行髂嵴的多层的同心弧状硬化带（图 10-6）。

图 10-6 髂骨翼年轮样表现

5. 颅骨穿凿、颅底均增厚硬化 以颅底骨质增生最明显。

（四）病理检查

大体：见骨质高度致密如大理石状，骨松质与骨皮质界限不清，骨髓腔变窄，其中被纤维组织填塞。

镜下：见骨皮质分化不良，排列不整齐，哈弗斯系统残缺变形，新生骨小梁粗糙不整齐。

【鉴别诊断】

1. 氟骨病 氟骨病累及头颅时,也可表现为颅板增厚,密度增高,特别是颅底可出现明显硬化。氟骨病不如骨硬化病那样均匀致密,同时氟骨病病变以躯干为主,而向四肢递次减弱,骨纹增粗呈网眼样改变,晚期可见韧带钙化和骨间膜钙化,而不具备骨硬化病的上述特征。氟骨病尿化验氟化物高达 3.0mg/24h 以上。另外,氟骨病有斑釉齿出现,特别是门齿,表面显示粗糙、无光泽、呈棕黄色,并有散在的褐色斑点。

2. 磷、铅中毒症 病变在儿童期多局限于骨的干骺部,不及骨硬化病广泛,此病有明显的中毒物接触史。

【治疗】

骨硬化病无特效疗法,一般采取对症治疗。采取减少钙摄入无明显效果。及时纠正贫血,一旦骨折,固定治疗时间要长于正常人,平时应注意保护,防止皮损出血及感染。

对良性型骨硬化病患者,一般给予对症治疗,如控制感染、输血、加强护理、防止外伤性骨折,给予低钙并磷酸纤维素食物,可延缓骨硬化过程。

对恶性型骨硬化病患者,有效的治疗途径只有造血干细胞移植,但治疗费用高。

【预防与调护】

青年男女在婚前应该了解双方的家族病史,实行优生优育。一旦诊断明确,发现骨性变化,应以生活起居保护为主,避免外伤,调节饮食,防止骨折及感染的发生。一旦发生感染应积极治疗,尽早控制炎症。

第四节 臀肌挛缩症

臀肌挛缩症(gluteal muscle contracture)是由多种原因引起的臀肌及其筋膜纤维变性、挛缩,导致髋关节功能受限所表现的特有步态、体征的临床综合征。自 1970 年由 Valderrama1 最先报道,到目前为止,本病的病因及分类仍不十分明确。

【病因病机】

(一)中医病因病机

小儿为至阴至阳之体,腠理疏松,易患外感,嗣后因气虚血行不畅,感受外邪,致经络阻塞,不能荣养筋脉,出现筋脉挛缩,弛纵不收,故见臀部挛缩,步履异常。

(二)西医病因病理

1. 病因

(1)注射因素:多数学者都认同该病与反复多次的臀部注射有关。研究发现,在反复肌内注射患儿的病理组织检查中发现注射部位有水肿和出血,继发地引起纤维化,以后瘢痕收缩导致挛缩。

(2)儿童易感因素:①免疫因素:有研究认为患儿红细胞免疫功能低下,不能及时有效地黏附和清除药物注射后产生的免疫复合物,而免疫复合物可造成血管壁损伤,引起血管内凝血,导致组织的缺氧,进而肌细胞损伤,成纤维细胞活化,最终引起臀肌纤维化；②瘢痕体质：部分学者认为患者的体质差异也是发生臀肌挛缩的因素之一，尤其是瘢痕体质的患者，较为容易诱发局部肌肉挛缩；③遗传因素：经流行病学调查，发现部分患儿的家族中也有长辈亲属发生臀肌挛缩，因此认为本病与遗传有关。

（3）外伤、感染等因素：部分学者认为本病的发生与局部外伤或感染相关。先天性髋关节脱位术后并发症、臀肌筋膜间室综合征后遗症以及臀部感染等均能导致本病的发生。

（4）特发性：此类患者发病前无以上多种因素。发病年龄不等，可为3岁以后或青春期发病。起病后症状逐渐加重，多为对称性双侧病变，病变较轻，多位于臀大肌外下靠近髂胫束处，呈片状挛缩，臀肌变性相对较轻，以筋膜变性增厚为主。

2. 病理变化　直视下可见患儿臀部有凹陷、肿块或束状带，术中可见红色的肌肉纤维被灰白色的纤维组织所替代，股骨大转子上更为明显，增厚之筋膜挛缩，深入臀大肌、臀中肌的部分肌纤维，呈灰黄色，可夹杂于正常肌纤维中，严重者较少有正常肌纤维。镜检下发现大部分挛缩臀肌可见肌细胞萎缩，多为局灶性或肌束外围性，越接近纤维化部位萎缩越明显。肌细胞横纹消失，核皱缩溶解，部分形成均质无结构物质。肌细胞间及肌束间纤维间隔增大，形成纤维束，其内可见许多成纤维细胞。肌纤维间血管数目减少，管壁增厚，管腔小而不规则，有的闭塞，管周可见中性粒细胞及淋巴细胞浸润。

【临床表现与诊断】

（一）症状及体征

本病常为双侧性，单侧少见，亦有报道男性发病率高于女性。

多数患儿早期不能发现症状，仅仅感觉不能并膝下蹲，典型的发病状态是患儿两脚跟着地、双腿并拢下蹲困难，下蹲动作时必须踮起脚跟并双膝分开外展，呈蛙式样。单侧或双侧臀部后硬结，呈条索感或块状，屈髋功能受影响。患者行走常有外"八"字、摇摆步态，快步呈跳跃状态。坐下时双腿不能并拢，双髋分开蛙式位，一侧大腿难以搁在另一侧大腿上（交腿试验）。下蹲活动时，轻者蹲时双膝先分开，然后下蹲后再并拢（画圈征）。

体检可发现臀部外上部有皮肤凹陷，髋内收时凹陷更明显，臀部可有紧缩感，下肢呈外展、外旋位，主动及被动进行髋内收、内旋的动作受限，患侧下肢中立位屈髋活动受限，必须患髋外展、外旋方能完成屈曲。伸屈髋部时可扪及股骨大转子部有弹跳感。Ober征阳性。

骨盆变形：病程长、程度重者，可有髋臼底凸向盆腔，形成Otto骨盆。臀中、小肌挛缩的患儿，有大转子骨骺肥大。双侧不对称性臀肌挛缩患儿，可有骨盆倾斜及继发性腰段脊柱侧凸。严重侧的髂前上棘较轻侧低，重侧脐踝距离长于轻侧，而两侧大转子到踝部距离相等。

（二）影像学检查

1. X线检查　多为正常。

2. MRI检查　临床意义较大，可显示早期炎症病变，晚期随着病情的发展累及多组肌束,肌纤维为结缔组织替代,表现为肌肉体积缩小、密度增高,肌筋膜间隙增宽,最后形成瘢痕时呈索条影。扫描可明确病变的部位、范围及严重程度,提供有价值的临床资料。

【鉴别诊断】

1. 多发性肌筋膜挛缩症　本病为全身多部位可发生的疾病,臀部的局部表现为挛缩症状缓慢出现、逐渐加剧,病变侵及臀肌筋膜时,可出现类同于臀肌挛缩的症状。本病病残率较高。

2. 臀部软组织肿瘤　臀部的软组织肿瘤在儿童中最为常见的是韧带样瘤,大多数肿瘤无痛或疼痛不明显而易被忽视。肿瘤侵及臀肌及其筋膜导致功能障碍时,常因类同于臀肌挛缩的临床表现而就诊。故对单侧臀部硬结、功能部分障碍的儿童要高度警惕,臀部饱满、无尖臀征并触及浸润臀肌、筋膜的包块是其最主要的鉴别点。

【治疗】

(一)非手术治疗

1. 辨证治疗

(1)气滞血瘀:局部挛缩僵硬,有明显外伤史,疼痛及功能障碍较重,压痛明显,舌黯,脉弦或涩。

治则:活血化瘀,舒筋通络。

方药:舒筋汤加减。

(2)气虚血瘀:局部挛缩僵硬,质地稍软,病程较长,疼痛及功能障碍可重可轻,压痛轻,舌淡,脉细弦。

治则:益气活血,补肾强筋。

方药:补肾壮筋汤加味。

2. 中药外用　中药熏蒸、热敷及药浴,促进局部组织瘢痕软化,对早期轻度挛缩患者具有较好疗效。可使用舒筋活血洗方。

3. 手法治疗　对于发现早、局部硬结僵化程度轻、功能障碍轻的患者,可由家长每天进行局部手法松解:患儿仰卧,患肢做屈髋屈膝动作,由家长躯体按压患肢加大屈髋内收幅度,并以另一手适当用力揉按病变区域,可局部配合热敷及松解手法。一般对早期轻度挛缩的患儿可有较好疗效。

4. 其他疗法　局部理疗、微波、超声等治疗,对缓解早期局部轻度、中度硬结僵化患者的局部疼痛不适具有一定作用,但不能有效防止挛缩的进一步发展。

(二)手术治疗

对严重的臀肌挛缩患者,手术松解和切除挛缩组织是纠正髋部功能、行走姿态和降低患侧股骨头压力的最有效治疗方案。手术指征:①严重难以控制的挛缩,明显影响患肢功能,不能保持正常坐姿者;②臀肌挛缩伴随明显下肢神经症状者,局部按压诱发明显放射性疼痛者;③臀肌挛缩伴随明显弹响髋者。

手术方式可分为臀肌挛缩带切除术、臀肌挛缩带切断术、臀肌挛缩带切断术加臀大肌止点松解术等。

【预防与调护】

挛缩松解术后可因臀肌再粘连而复发,故术后采用主动运动及功能锻炼以克服弹响征及蛙腿征、延长残存的挛缩组织、改善肢体不等长障碍,防止浅层阔筋膜张肌髂胫束断端再粘连,对于巩固松解效果极为重要。

第五节 畸形性骨炎

畸形性骨炎(osteitis deformans)又称变形性骨炎,1870 年由 Paget 首次描述,故又称 Paget 病。该病是骨重建异常所致的临床综合征。畸形性骨炎的病变侵蚀广泛,全身骨均可受累,好发部位是股骨、胫骨、颅骨、脊柱的腰骶部及骨盆。本病初期多无症状。X 线片证实畸形性骨炎患者有明显症状的仅约 2%。初次就诊年龄多在 40 岁以上,本病具有家族遗传特点,有阳性家族史者占 14%。

【病因病机】

畸形性骨炎为一种原因未明的慢性代谢性骨病。在病变骨组织的多核破骨巨细胞和破骨细胞内发现包含体,但目前尚未明确这种包含体的确切性质与意义。

早期病变因破骨细胞激活所造成的骨吸收作用增强而出现骨小梁稀疏和骨皮质变薄,随即破骨细胞数目开始减少,成骨细胞相应增多,骨皮质及骨小梁均为松质骨所取代,最后无论是皮质骨还是松质骨均呈杂乱无章的镶嵌结构。这一病理过程的各阶段并无截然分界,即使是同一患者同一部位也可同时存在溶骨与成骨的表现。溶骨期的骨组织轻而软,富含血管。硬化期的骨肥大变硬。镜下破骨细胞和成骨细胞均显著增多,骨髓为纤维结缔组织侵袭,骨皮质和髓质分界不清,结构杂乱,呈"镶嵌构象"。病灶边缘出现破骨性骨吸收,其后方为成骨性再生。破骨细胞显著增大,胞核极多,有时多达 100 个以上;成骨细胞亦明显增多,核大,有明显核仁及异染色质,核缘内陷。

【临床表现与诊断】

（一）临床表现

本病多见于中老年人,大约 10% ~20% 的患者并无临床症状,往往在因其他疾病行 X 线检查时偶然发现。多数患者起病时有腰背痛,以及股骨、颅骨或胫腓骨疼痛;脊柱可强直或出现畸形,严重者有驼背、膝内翻、下肢外旋、胫骨前弯、髋关节强直等。病变处常发生病理性骨折。椎体畸形压迫脊髓可引起截瘫。髋部病变时步态异常,活动障碍。心血管钙化则引起心瓣膜功能不全、高血压和充血性心力衰竭。伴发骨肉瘤时,局部肿胀,疼痛和压痛明显。主要表现有:

1. 腰背痛 腰背痛是畸形性骨炎最常见的临床症状,椎体发生病理性骨折时疼痛加重,如伴发骨肉瘤则病程进展迅速,很快出现神经压迫症状甚至下肢瘫痪。

2. 骨痛 主要发生在负重骨。除腰骶椎外,常见部位还有股骨和骨盆等,疼痛程度多较剧烈,位置深在,严重者卧床不起、翻身困难,病变区血流明显增加,故常有皮肤灼热感、触痛明显。若发生在下肢的长骨可发生畸形,严重者还可发生骨折,颅骨受累者可出现头痛、耳鸣等症状,颅骨增厚使头颅周径增大,以面骨为明显,形成"狮面"。

3. 关节炎 以髋关节和膝关节多见,表现为疼痛和功能障碍。

4. 颈痛 颈肩部可有不适和疼痛。

（二）实验室检查

1. 血清碱性磷酸酶水平升高有助于本病的诊断,但正常时不能排除其可能。部分患者血清钙水平升高,血清磷水平稍低。血中骨源性碱性磷酸酶水平升高和尿羟脯氨酸含量增加,而血清钙、磷、维生素 D_3 和甲状腺激素水平多保持正常。近年来报道血清降钙素水平上升将有助于诊断。

2. 活体组织细胞学检查 有助于明确诊断及确定是否伴发肿瘤。临床及 X 线检查无法确诊时可考虑行活体组织细胞学检查。

（三）影像学检查

1. X 线检查 X 线片表现早期以吸收为主,典型表现为局限性骨质疏松。可归纳为:

（1）骨质破坏,骨小梁粗糙稀疏,伴局限性骨质疏松;晚期骨皮质与髓腔界限不清,结构模糊如网状。

（2）骨干增粗,膨大,弯曲变形,呈腰刀状。

（3）颅骨局限性骨质疏松,伴棉絮状增生,内外板界限消失,外板破坏而内板仍保持完整。颅缝模糊,头颅增大。

（4）脊柱椎体明显增大,后部结构亦增生硬化,增厚至正常的 2～3 倍,但椎间隙多保持正常,椎体呈栅栏状和方框状改变。

（5）长骨溶骨性病灶病变与正常皮质骨分界处可见到"V"形分界线,其边缘清晰锐利。

（6）骨盆边缘和弓状线增厚,出现边缘征,骨盆窄小。

（7）髋关节间隙变窄,骨质增生,短骨增粗,严重者股骨头可凸入骨盆腔内。

（8）病变区病理性骨折。

2. CT 及 MRI 检查 CT 检查对观察脊柱和骨盆病变有一定意义。MRI 检查能清楚显示脊柱和颅骨病变与周围组织的关系,必要时也可用^{18}F 及 ^{99m}Tc 标记的多磷酸盐扫描协助诊断。

（四）并发症

主要有骨折、腰腿痛、关节病变、心血管异常、耳聋、眼和皮肤病变及高尿酸血症等。

1. 骨折 由于骨的正常结构破坏,骨的承载力丧失,故容易产生骨折。骨折的类型主要有 3 种,即裂纹骨折、长骨断裂和椎体压缩性骨折。可在轻微外伤或无外伤情况下发生,骨折不愈合率达 40%。

2. 腰腿痛 可能是继发性小关节炎,或病理性骨折损害神经根,或小关节产生膨胀性生长导致相邻的神经根管的狭窄产生神经根性刺激,诱发腰腿疼痛。

3. 关节病变 与本病相伴的关节病变有关节畸形、退行性关节病变、软骨钙盐沉积和假性痛风、钙化性关节周围炎等。骨病变畸形可导致关节畸形,但畸形性骨炎本身很少侵犯关节软骨面;当骨畸形累及髋关节相邻部位时,因运动应力异常可导致关节异常磨损,软骨缺损,而下层出现假血管瘤样物,晚期出现髋臼内陷。膝关节也有类似情况,在远离病灶的部位可出现钙化,与病变的扩展无关。

4. 心血管异常 畸形性骨炎累及骨达 30% 以上时，或单独累及颅骨时，可出现心排出量增加，血管钙化阻塞导致血流量增加。重症畸形性骨炎常并发心瓣膜钙化及相关病变。主动脉狭窄达 30%，完全性房室传导阻滞、不完全性房室传导阻滞、束支传导阻滞和左室肥厚的发生率分别为 11%、11%、20% 和 13%，重度颅底陷入时可伴有动脉"窃血"综合征。

5. 耳聋 颅骨外板增生可引起颅底孔道变窄，压迫脑神经，其好发部位为颞骨岩部，故常合并听神经功能障碍，感觉性听力丧失、中耳骨化和慢性炎症等病变，或导致视盘水肿、眼肌病变、突眼、视神经萎缩及失明。

6. 高钙血症和高钙尿症 仅见于一些病变广泛和长期不活动者。此外，有些患者因尿酸过多可导致高尿酸血症，部分患者可出现肾石病、高钙血症和高钙尿症，可能与合并原发性甲状旁腺亢进症或与广泛性骨损害有关。

7. 恶性病变 畸形性骨炎并发肉瘤约占 1%，多数为骨肉瘤，亦可为纤维肉瘤或其他类型的肉瘤，继发性骨巨型细胞瘤少见。畸形性骨炎合并骨肉瘤（Paget 骨肉瘤）主要发生于畸形性骨炎的老年患者伴多骨损害时。

【鉴别诊断】

广泛的骨密度增加应与骨转移癌（尤其是前列腺癌骨转移）、骨髓纤维化、肾性骨病、氟骨病、纤维异样增殖症和结节性硬化症鉴别。

畸形性骨炎累及颅骨时，可出现颅骨肥大，应与额骨内板肥厚症、纤维异样增殖症、贫血和骨转移癌等鉴别。

肾性骨病除有肾本身的疾病外，特征为橄榄球衣状椎骨。

【治疗】

多数患者无症状或症状轻微者，常不需治疗；少数症状明显者，可行非手术治疗或手术治疗，而手术治疗的同时亦需应用药物治疗。

（一）非手术治疗

畸形性骨炎非手术治疗主要以保护病骨、预防病理性骨折为目的，以药物治疗为主。

1. 降钙素 可抑制破骨细胞的骨吸收功能，用药后血清碱性磷酸酶及尿羟脯氨酸水平可相应下降，但在病情较严重者可长期保持异常水平。大多数患者疼痛迅速得到缓解，肢体血流量减少，体温下降，而神经症状也可减轻或消失。用量较一般大，开始每天皮下或肌内注射鲑鱼降钙素 100U（40mg），数周后改为隔天 100U。骨病基本消失后逐渐减至每周 100~200U。疗程至少 1 年，有时需长期应用。

2. 二膦酸盐 对骨吸收与形成均有抑制作用，从而导致骨软化。口服 20mg/（kg·d），用药时间依病情而定，一般为 0.5~1 年。二膦酸盐宜与降钙素合用。停药后易复发。

3. 普卡霉素 具有降低血清钙，抑制骨代谢作用。静脉滴注 15~25μg/（kg·d），连用 7~10 天，无明显不良反应者可酌情再继续应用，亦可以较小剂量连用数周，或用较大剂量每 1~2 周静脉滴注 1 次。本药的主要不良反应是消化道反应，一过性肝肾损害及骨髓抑制等。

4. 氟化钠　作为辅助治疗,一般与维生素 D 等合用。

5. 其他药物　包括钙剂、维生素 D、氢氧化铝、胰高糖素、放射菌素 D 和吲哚美辛等,但疗效均未肯定。

(二)手术治疗

手术治疗的主要适应证:①部分病理性骨折;②严重关节炎;③负重骨的严重畸形。对于有神经压迫症状者,药物治疗无效时,可行减压手术;而病理性骨折行内固定术者,骨不连的发生率较高。

对颅底陷入症,可考虑枕下开颅减压。有交通性脑积水时,可行脑室-颈静脉分流术,椎板减压和椎孔成形术可解除脊髓压迫或神经根压迫症状。若长骨骨折,应做相应处理,有畸形者,可行截骨术等。

【预防与调护】

应以生活起居保护为主,避免外伤,调节饮食,调节情绪状态,对疾病的控制有所帮助。

学习小结

1. 学习内容

2. 学习要点

(1) 本章节所涉及的病变属临床发病率较少的病变,地方性骨关节病在特定区域可见到,其他病变则散在发病。因此对本章节的学习以熟悉了解为主。

（2）在学习过程中注意结合相关的影像学资料来加强理解记忆。

（3）为了更好地理解本章节疾病的病变过程,需要复习骨关节及肌肉组织相关的生理、病理知识。

（张 霆）

复习思考题

1. 请分别陈述中医治未病的理念于本章节各病种中的应用思路及意义。

2. 请分别陈述在本章节中哪些疾病中医药治疗具有优势。

方 剂 汇 编

二 画

十全大补汤(《医学发明》)

〔组成〕 党参 白术 茯苓 当归 川芎 熟地黄 白芍 黄芪 炙甘草 肉桂（焗冲服）

〔功效与适应证〕 补气补血。治气血衰弱，自汗，盗汗，萎黄消瘦，不思饮食，倦怠气短等症。

〔用法〕 水煎服。

十味温胆汤(《世医得效方》)

〔组成〕 半夏 枳实（麸炒） 陈皮（去白） 白茯苓（去皮） 酸枣仁（炒） 远志（去心，甘草汁煮） 五味子 熟地黄（酒洗，焙） 人参（去芦） 甘草（炙）

〔功效与适应证〕 益气养血，化痰宁心。用于心虚胆怯，痰浊内扰证。触事易惊，惊悸不眠，夜多噩梦，短气自汗，耳鸣目眩，四肢浮肿，饮食无味，胸中烦闷，坐卧不安，舌淡苔腻，脉沉缓。

〔用法〕 水煎服。

丁桂散(《中医伤科学讲义》)

〔组成〕 丁香 肉桂

〔功效与适应证〕 祛风散寒，温经通络。治阴证肿疡疼痛。

〔用法〕 共研细末，撒在药膏上，烘热后贴患处。

七三丹(《中医外科学讲义》)

〔组成〕 熟石膏 升丹

〔功效与适应证〕 提脓拔毒祛腐。用于流痰、附骨疽、瘰疬、有头疽等证，溃后腐肉难脱、脓水不净者。

〔用法〕 共研细末，掺于创面，或制成药条，插入瘘管中。

七宝美髯丹(《医方集解》)

〔组成〕 赤白何首乌 赤白茯苓 牛膝 当归 枸杞子 菟丝子 补骨脂

〔功效与适应证〕 补肾，固精，乌发，壮骨，续嗣延年。肝肾不足，须发早白，齿牙动摇，梦遗滑精，崩漏带下，肾虚不育，腰膝酸软。

〔用法〕 上药捣为末，炼蜜和丸，如梧桐子大，盐汤或温酒送下。

八二丹(《中医外科临床手册》)

〔组成〕 熟石膏 升丹

［功效与适应证］　提脓祛腐。用于疮面脓流不畅,腐肉难脱。

［用法］　各研极细末,和匀。掺于创面,或制成药条插入瘘管。

八仙逍遥汤(《医宗金鉴》)

［组成］　防风　荆芥　川芎　甘草　当归(酒洗)　黄柏　苍术　丹皮　川椒苦参

［功效与适应证］　舒经活络,活血止痛。用于跌打损伤,肿硬疼痛及一切风湿疼痛。

［用法］　上药合装白布袋内,扎口,水熬滚,熏洗患处。

八宝丹(《疡医大全》)

［组成］　珍珠　牛黄　象皮　琥珀　龙骨　轻粉　冰片　炉甘石

［功效与适应证］　生肌收口。用于溃疡脓水将尽,阴证、阳证都可用。

［用法］　研极细末,掺于患处。

八珍汤(《正体类要》)

［组成］　人参　白术　茯苓　炙甘草　川芎　当归　熟地黄　白芍

［功效与适应证］　补益气血。治气血俱虚者。面色苍白或萎黄,头晕眼花,四肢倦怠,气短懒言,心悸怔忡,食欲减退,舌质淡,苔薄白,脉细虚。

［用法］　水煎,食前服。

人参养荣汤(《太平惠民和剂局方》)

［组成］　党参　白术　炙黄芪　炙甘草　陈皮　肉桂心　当归　熟地黄　茯苓远志　白芍　大枣　生姜

［功效与适应证］　补益气血,养心宁神。治骨病后期气血虚弱或虚损劳热者。

［用法］　作汤剂,则水煎服,其中肉桂心焗冲服。亦可以作丸剂服。

九一丹(《医宗金鉴》)

［组成］　熟石膏　升丹

［功效与适应证］　提脓祛腐。用于溃疡、瘘管流脓未尽者。

［用法］　研极细末,掺于疮面,或制成药线插入疮或瘘管。

三　　画

三乌胶囊(成药)

［组成］　生草乌　生川乌　何首乌　附子　生白附子　乳香　冰糖　鲜猪蹄

［功效与适应证］　祛寒除湿,祛风通络,活血止痛,强筋健骨。用于风寒湿邪、风痰、瘀血引起的风湿麻木、骨节肿痛、腰腿疼痛、四肢瘫痪、陈伤劳损、中风偏瘫、口眼歪斜、失语,以及风湿性关节炎、类风湿关节炎、风湿性肌炎、骨质增生、坐骨神经痛、肩周炎、创伤性关节炎等。

［用法］　口服,一次5g,一日2次,饭后服。老人、少年酌减。重症、顽症酌加。

三妙丸(《医学正传》)

［组成］　苍术　黄柏　川牛膝

［功效与适应证］　清热燥湿。治湿热下注,两脚麻木,或如火烙之热。

［用法］ 为细末,面糊为丸,空腹姜、盐汤下,忌鱼腥、荞麦、热面、煎炒等食物。

三品一条枪(《外科正宗》)

［组成］ 白砒　明矾　雄黄　乳香

［功效与适应证］ 腐蚀作用。治瘰疬、瘘管。

［用法］ 将砒、矾两物研成末,入小罐内,煅至青烟尽、白烟起,片时,约上下通红,助火,放置一宿,取出研末,再加雄黄、乳香两药,共研成细末,厚糊调稠,搓条如线,阴干备用,严禁内服。

大补阴丸(《丹溪心法》)

［组成］ 黄柏　知母　熟地黄　龟甲

［功效与适应证］ 养阴清热。适用于流痰所致肝肾阴虚者。

［用法］ 为末,猪脊髓蒸熟,炼蜜为丸。

万应膏(成药)

［组成］ 略

［功效与适应证］ 活血祛瘀,温经通络。治风、寒、湿侵袭所致筋骨疼痛,胸腹气痛等。

［用法］ 烘热外敷患处。

千金散(《中医外科学》)

［组成］ 煅白砒　制乳香　制没药　轻粉　飞朱砂　赤石脂　炒五倍子　煅雄黄　醋制蛇含石

［功效与适应证］ 蚀恶肉、化腐。用于一切恶疮顽肉死腐不脱者。

［用法］ 共研细末,将药粉掺入患处,或黏附在纸线上,插入疮或瘘管中。

千捶膏(《中医外科学》经验方)

［组成］ 蓖麻子肉　嫩松香粉(在冬令制后研末)　轻粉(水飞)　东丹　银朱茶油

［功效与适应证］ 消肿止痛,提脓祛腐。用于一切阳证。

［用法］ 夏日大伏天配制。先将蓖麻子肉入石臼中捣烂,再缓入松香末,候打匀后,再缓入轻粉、东丹、银朱,最后加入茶油,捣数千捶成膏外用。

川芎茯苓汤(《医学入门》)

［组成］ 赤茯苓　桑白皮　川芎　麻黄　防风　赤芍　当归　桂枝　甘草　大枣

［功效与适应证］ 温经活血,祛风除湿,通络止痛。用于痹证。

［用法］ 按病情酌量,水煎服。

小金丹(《外科全生录》)

［组成］ 白胶香　草乌头　五灵脂　地龙　制番木鳖　乳香(去油)　没药(去油)　麝香　墨炭　归身

［功效与适应证］ 破瘀通络,消肿止痛。治流痰瘰疬、骨肿瘤等初起皮色不变,肿硬作痛。孕妇忌用。

［用法］ 共研细末,用糯米打千捶,待融和后为丸如芡实大,陈酒送下。

小活络丹(《太平惠民和剂局方》)

[组成] 炮川乌 炮草乌 地龙 天南星 炮乳香 没药

[功效与适应证] 祛风除湿,化痰通络,活血止痛。风寒湿痹,肢体筋脉疼痛,麻木拘挛,关节屈伸不利,疼痛游走不定。亦治中风,手足不仁,日久不愈,经络中湿痰死血,而腰腿沉重,或腿臂间作痛。

[用法] 为细末,入研药和匀,酒面糊为丸,如梧桐子大,空心、日午冷酒送下,荆芥茶下亦得。

四 画

五五丹(《中医外科学》)

[组成] 熟石膏 升丹

[功效与适应证] 提脓祛腐。用于流痰、附骨疽、瘰疬等证,溃后脓水难脱、脓水不净者。

[用法] 研极细末,掺于疮口中,或用药条蘸药插入,外盖膏药,每日换药 1~2 次。

五加皮汤(《医宗金鉴》)

[组成] 当归(酒洗) 没药 五加皮 皮硝 青皮 川椒 香附 丁香 丹皮老葱 地骨皮 麝香

[功效与适应证] 和血定痛舒筋。用于伤患后期。

[用法] 煎水外洗(可去麝香)。

五味消毒饮(《医宗金鉴》)

[组成] 金银花 野菊花 蒲公英 紫花地丁 紫背天葵

[功效与适应证] 清热解毒。治骨关节感染初期。

[用法] 水煎服。

五神汤(《洞天奥旨》)

[组成] 茯苓 金银花 牛膝 车前子 紫花地丁

[功效与适应证] 清热利湿。用于附骨疽等湿热凝结而成者。

[用法] 水煎服。

五积散(《太平惠民和剂局方》)

[组成] 白芷 川芎 甘草(炙) 茯苓(去皮) 当归(去芦) 肉桂(去粗皮) 芍药 半夏 陈皮 枳壳 麻黄 苍术 干姜 桔梗 厚朴

[功效与适应证] 调中顺气,除风冷,化痰饮。用于脾胃宿冷,腹胁胀痛,胸膈停痰,呕逆恶心;或外感风寒,内伤生冷,心腹痞闷,头目昏痛,肩背拘急,肢体怠惰,寒热往来,饮食不进;及妇人血气不调,心腹撮痛,经候不调,或闭不通。

[用法] 上药除肉桂、枳壳二味别为粗末外,一十三味同为粗末,慢火炒令色转,摊冷,次入肉桂、枳壳末令匀。

五痿汤(《医学心悟》)

[组成] 人参 白术 茯苓 甘草(炙) 当归 薏苡仁 麦冬 黄柏(炒褐色)

知母

[功效与适应证]　补中祛湿,养阴清热。治五脏痿。

[用法]　水煎服。若心气热,加黄连、丹参、生地黄;肝气热,加黄芩、丹皮、牛膝;肾气热,加生地黄、牛膝、石斛;肺气热,加天门冬、百合;夹痰,加川贝母、竹沥;夹湿,加半夏;瘀血,加桃仁、红花。

太乙膏(《外科正宗》)

[组成]　玄参　白芷　归身　肉桂　赤芍　大黄　生地黄　土木鳖　阿魏　轻粉柳槐枝　血余　东丹　乳香　没药　麻油

[功效与适应证]　消肿清火,解毒生肌。用于一切疮疡已溃或未溃者。

[用法]　除东丹外,将余药入油煎,熬至药枯,滤去渣滓,再加入东丹,充分搅匀。

化瘀通痹汤(《痹证治验》)

[组成]　当归　丹参　鸡血藤　制乳香　制没药　元胡　香附　透骨草

[功效与适应证]　活血化瘀,通痹止痛。用于瘀血痹。

[用法]　按病情酌量,水煎服。

风伤丸(《林如高正骨经验》)

[组成]　川芎　归中　赤芍　生地　党参　茯苓　木香　砂仁　肉桂　沉香　三七　桃仁　红花　续断　双钩藤　乳香　泽泻　怀牛膝

[功效与适应证]　活血定痛,舒筋壮骨。

[用法]　每日1丸(糊丸),酒、水各半炖服。

风伤药水(《林如高正骨经验》)

[组成]　五加皮　桑寄生　归尾　土牛膝　红花　防风　两面针　乌药　威灵仙络石藤　白花风不动　泽兰　续断　三菱　莪术　生草乌　生川乌　樟脑　70%乙醇溶液或高粱酒浸泡备用

[功效与适应证]　祛风止痛,活血祛瘀。治风湿性关节炎,跌打损伤后期,关节酸痛。

[用法]　将药水涂擦患处,每日2~3次。

风湿膏(《伤科秘方》)

[组成]　钻地风　海桐皮　千年健　甘狗脊　川羌活　大生地　山蜈蚣　川红花千里光　木鳖子　大独活　川当归　山荆芥　生草乌　紫荆皮　透骨草　川断条　生川乌　水防风　山僵蚕　京赤芍　川白芷　山地狗　紫地丁　茅苍术　生甘草　明天麻鸡血藤　苏薄荷　山蝎子　地鳖虫　生半夏　土茯苓　西紫草　白附子　麝香　冰片血竭　阿魏　没药　肉桂　乳香　黄丹

[功效与适应证]　祛风除湿,温经通络。用于各种痹证。

[用法]　制成膏药,烊化后温贴患处。

乌头汤(《金匮要略》)

[组成]　麻黄　芍药　黄芪　制川乌　炙甘草

[功效与适应证]　温经通络,祛寒逐湿。用于损伤后风寒湿邪乘虚入络者。

［用法］　水煎服。

六一散(《伤寒直格》)

［组成］　滑石　甘草

［功效与适应证］　祛暑利湿。治身热烦渴,小便不利,或泄泻。

［用法］　研为细末,包煎,或温开水调服,亦可加入其他方药中煎服。

六君子汤(《医学正传》)

［组成］　人参　白术　茯苓　炙甘草　陈皮　半夏

［功效与适应证］　养心益脾,补气祛痰。适用于阳虚气弱有湿痰的证候。

［用法］　水煎服。

六味地黄丸(汤)(《小儿药证直诀》)

［组成］　熟地黄　怀山药　茯苓　泽泻　山茱萸　牡丹皮

［功效与适应证］　滋水降火。治肾水不足,腰膝酸痛,头晕目眩,咽干耳鸣,潮热盗汗,骨折后期迟缓愈合等。

［用法］　水煎服。或作丸,将药研末,蜜丸。

双合汤(《杂病源流犀烛》)

［组成］　桃仁　红花　地黄　芍药　当归　川芎　半夏　茯苓　陈皮　甘草　白芥子　鲜竹沥　生姜汁

［功效与适应证］　化痰行瘀,宣痹通络。气虚受风湿,遍身麻痹不仁。

［用法］　加生姜,水煎,入竹沥、姜汁同服。

双柏散(膏)(《中医伤科学讲义》)

［组成］　侧柏叶　黄柏　大黄　薄荷　泽兰

［功效与适应证］　活血解毒,消肿止痛。治跌打损伤早期,疮疡初起,局部红肿热痛,或局部包块形成而无溃疡者。

［用法］　共研细末,作散剂备用,用时以水、蜜糖煮热调成厚糊状外敷患处。亦可加入少量米酒调敷,或用凡士林调煮成膏外敷。

五　画

玉女煎(《景岳全书》)

［组成］　石膏　熟地　麦冬　知母　牛膝

［功效与适应证］　清胃火,滋肾阴。适用于胃热阴虚证,症见烦热干渴、头痛、牙痛,或牙齿松动、牙龈出血,舌红苔黄而干,脉浮洪滑大、重按无力;亦治消渴、消谷善饥等。

［用法］　水煎服。

玉露油膏(《药奁启秘》)

［组成］　芙蓉叶　凡士林

［功效与适应证］　凉血,清热,退肿。适用于局部红肿热痛的阳证。

［用法］　将芙蓉叶研末,再用凡士林调匀,成膏,每500g油膏中,可加用医用石炭酸10滴。涂敷患处。

甘露消毒丹(《医效秘传》)

[组成] 飞滑石 绵茵陈 淡黄芩 石菖蒲 川贝母 木通 藿香 射干 连翘 薄荷 白豆蔻

[功效与适应证] 利湿化浊,清热解毒。适用于湿温时疫,邪在气分。症见发热困倦,胸闷腹胀,肢酸,咽肿,颐肿口渴,身黄,小便短赤,淋浊,吐泻,舌苔淡白或腻或干黄者。

[用法] 生晒研末,开水调下。或神曲糊丸如弹子大,开水化服。

左归丸(《景岳全书》)

[组成] 熟地黄 怀山药 山茱萸 枸杞子 菟丝子 鹿角胶 龟甲 川牛膝 蜜糖适量

[功效与适应证] 补益肾阴。治损伤日久或骨疾病后期,肾水不足,精髓内亏,腰膝酸软,头晕目眩,虚热盗汗等。

[用法] 药为细末,炼蜜为丸如豆大,饭前服。

右归丸(《景岳全书》)

[组成] 熟地黄 怀山药 山茱萸 枸杞子 菟丝子 杜仲 鹿角胶 当归 附子 肉桂 蜜糖适量

[功效与适应证] 补益肾阳。治骨及软组织伤患后期,肝肾不足、精血虚损而致神疲气怯,或心跳不宁,或肢冷痿软无力。

[用法] 共为细末,炼蜜为小丸。

龙胆泻肝汤(《医方集解》引《太平惠民和剂局方》)

[组成] 龙胆草(酒炒) 黄芩(炒) 栀子(酒炒) 泽泻 木通 当归(酒洗) 车前子 柴胡 甘草 生地(炒)

[功效与适应证] 泄肝经湿热。治肝经所过之处伤患,而有瘀热者。

[用法] 水煎服。

平痿康复汤(《常见病的中医治疗研究》)

[组成] 黄菊花 沙参 山药 玄参 当归 白芍 熟地黄 龟甲 桑枝 橘络 丝瓜络 阿胶 地龙

[功效与适应证] 清热通络。适用于痿证初、中期,邪注经络者。

[用法] 按病情决定药量,水煎服。

归脾丸(《正体类要》)

[组成] 党参 白术(炒) 炙黄芪 炙甘草 茯苓 远志(制) 酸枣仁(炒) 龙眼肉 当归 木香 大枣(去核)

[功效与适应证] 益气健脾,养血安神。心脾两虚,气短心悸,失眠多梦,头昏头晕,肢倦乏力,食欲不振,崩漏便血。

[用法] 上药粉碎成细粉,过筛,混匀,用炼蜜加适量的水泛丸,干燥,制成水蜜丸;或加炼蜜制成小蜜丸或大蜜丸,即得。用温开水或生姜汤送服。

归脾汤(《正体类要》)

[组成] 白术 当归 党参 黄芪 酸枣仁 木香 远志 炙甘草 龙眼肉

茯苓

　　[功效与适应证]　健脾养心,补益气血。治骨病后期气血不足,神经衰弱。

　　[用法]　水煎服,亦可制成丸剂服用。

四君子汤(《太平惠民和剂局方》)

　　[组成]　人参　白术　茯苓　炙甘草

　　[功效与适应证]　补益中气,调养脾胃。治损伤后期中气不足,脾胃虚弱,肌肉消瘦者。

　　[用法]　水煎服。

四妙丸(《成方便读》)

　　[组成]　黄柏　薏苡仁　苍术　怀牛膝

　　[功效与适应证]　清热利湿。主治湿热下注,两足麻痿肿痛等。

　　[用法]　水泛小丸,温开水送下。

四妙散(《活人方》)

　　[组成]　黄柏　苍术　桑皮　胆南星

　　[功效与适应证]　湿痰,风痹,筋骨拘挛,气虚体肥,经络酸麻疼痛。

　　[用法]　研细末,早、晚空心以药酒吞服。

四物汤(《仙授理伤续断秘方》)

　　[组成]　川芎　当归　白芍　熟地黄

　　[功效与适应证]　养血补血。治伤患后期血虚之证。

　　[用法]　水煎服。

四黄消肿软膏(经验方)

　　[组成]　黄连　黄芩　黄柏　大黄

　　[功效与适应证]　清热解毒,消肿止痛。主治一切外伤科之瘀血红肿热痛症。

　　[用法]　凡士林调膏外用。

生肌玉红膏(《医宗金鉴》)

　　[组成]　当归　白芷　白蜡　轻粉　甘草　紫草　爪儿血竭　麻油

　　[功效与适应证]　生肌。治痈疽发背,诸般溃烂。

　　[用法]　将当归、白芷、紫草、甘草四味,入油内浸3日,大杓内慢火熬微枯色,细绢滤清,将油复入杓内煎滚,入血竭化尽;次下白蜡,微火亦化。用茶盅4个,预放水中,将膏分作四处,倾入盅内,候片时方下研极细之轻粉,搅匀,候至一日夜,外敷,用之极效。

生肌散(经验方)

　　[组成]　制炉甘石　滴乳石　滑石　血珀　朱砂　冰片

　　[功效与适应证]　生肌收口。用于痈疽溃后,脓水将尽者。

　　[用法]　研极细末,掺疮口中,外盖膏药或药膏。

生脉散(《医学启源》)

　　[组成]　人参　麦冬　五味子

　　[功效与适应证]　益气敛汗,养阴生津。治气血耗损或热伤气津。

［用法］ 水煎服,或为散冲服。

仙方活命饮(《校注妇人良方》)

［组成］ 金银花 陈皮 当归尾 赤芍 白芷 贝母 防风 甘草 皂角刺 穿山甲 天花粉 乳香 没药

［功效与适应证］ 控制感染,解毒生肌。治骨痈疽。

［用法］ 水煎服。

仙灵骨葆胶囊(成药)

［组成］ 淫羊藿 续断 补骨脂 地黄 丹参 知母

［功效与适应证］ 滋补肝肾,活血通络,强筋壮骨。用于肝肾不足、瘀血阻络所致骨质疏松症,症见腰脊疼痛,足膝酸软,乏力。

［用法］ 口服,一次3粒,一日2次;4~6周为1个疗程;或遵医嘱。

白虎加桂枝汤(《金匮要略》)

［组成］ 知母 炙甘草 石膏 粳米 桂枝

［功效与适应证］ 清热,通络,和营卫。主治风湿热痹,症见壮热、气促烦躁、关节肿痛、口渴、苔白、脉弦数。

［用法］ 水煎服。

白降丹(《医宗金鉴》)

［组成］ 朱砂 雄黄 水银 硼砂 半火硝 食盐 白矾 皂矾

［功效与适应证］ 蚀腐平胬。治溃疡脓腐难去,或已成瘘管,肿疡而脓不能自溃,以及赘疣、瘰疬等症经外用其他消散药物而无效者。

［用法］ 研制成细末,以清水调敷病灶上,或做成药捻,插入疮口内、瘘管中,外盖药膏。

圣愈汤(《医宗金鉴》)

［组成］ 熟地黄 生地黄 人参 川芎 当归 黄芩 白芍 黄芪

［功效与适应证］ 清营养阴,益气除烦。治创伤出血过多,或化脓性感染性病灶溃后,脓血出多,以致热燥不安,或哺热作渴等症。

［用法］ 水煎服。

加味二陈汤(《易玉泉方》)

［组成］ 法半夏 当归 昆布 海藻 白僵蚕 木通 陈皮 白术 白茯苓 苦参 黄连 甘草

［功效与适应证］ 燥湿化痰,消肿散结。用于脾运失健,痰湿凝结。

［用法］ 水煎服。

加味二妙散(《丹溪心法》)

［组成］ 炒苍术 炒黄柏 肉桂(后下) 半夏 制南星 炙远志 石菖蒲 金樱子 芡实 煅牡蛎(先煎) 莲须 蛇床子 细辛

［功效与适应证］ 清热除湿。用于湿热型阳痿,身酸体困,腰膝酸软,头目胀痛,两目干涩,形体丰腴,舌红,舌苔薄黄而腻,脉细而滑。

　　[用法]　水煎服。

　　加味术附汤(《世医得效方》)

　　[组成]　白术　甘草　附子　赤茯苓

　　[功效与适应证]　助阳温经,祛寒化湿。风湿相搏,脉沉而微缓,腹胀,倦怠,四肢关节疼痛而烦,或一身重着,久则浮肿喘满,昏不知人,夹风则头晕呕哕,兼寒则挛拳掣痛。

　　[用法]　上锉散,加生姜、大枣,水煎服。

　　加味金刚丸(《赵锡武医疗经验》)

　　[组成]　萆薢　杜仲　肉苁蓉　巴戟天　天麻　僵蚕　全蝎　木瓜　乌贼骨　菟丝子　制马钱子

　　[功效与适应证]　滋肝肾,强筋骨,补气血,祛风湿,通经络。用于脊髓灰质炎恢复期。

　　[用法]　炼蜜为丸,或单用,或与汤剂合用,白开水化服。若见早期马钱子中毒症状,如牙关紧,即可停药,并服凉开水。

六　　画

　　地黄饮子(《圣济总录》)

　　[组成]　熟地黄　巴戟天　山茱萸　肉苁蓉　炮附子　石斛　五味子　桂皮　白茯苓　麦冬　远志　菖蒲

　　[功效与适应证]　滋肾阴,补肾阳,化痰开窍。用于治疗瘖痱,症见舌强不能言,足废不能用,口干不欲饮,足冷面赤,脉沉细弱。

　　[用法]　上锉,如麻豆大。加生姜、大枣(擘破),同煎七分,去滓,食前温服。

　　托里金银地丁散(《证治准绳》)

　　[组成]　金银花　黄连　当归　紫花地丁　赤芍　黄芪　人参　甘草节　桔梗　大黄　乳香　白檀香　没药　连翘　子芩　栀子仁　玄参　麦门冬(去心)　前胡　甘草(微炙)

　　[功效与适应证]　清热解毒,补气散瘀。用于痈疽脓成或溃后热毒盛而正气虚。

　　[用法]　水煎服。

　　托里透脓散(《医宗金鉴》)

　　[组成]　人参　土炒白术　穿山甲(炒研)　白芷　升麻　甘草节　当归　生黄芪　皂角刺　青皮

　　[功效与适应证]　托里透脓。治痈疽已成未溃而气血衰弱者。

　　[用法]　按病情决定药量,水煎服,服时加适量米酒和药酒。

　　托里消毒散(《医宗金鉴》)

　　[组成]　人参　川芎　当归　白芍　白术　金银花　茯苓　白芷　皂角刺　甘草　桔梗　黄芪

　　[功效与适应证]　补益气血,托毒消肿。用于疮疡体虚邪盛、脓毒不易外达者。

　　[用法]　水煎服。

当归补血汤(《内外伤辨惑论》)

[组成] 黄芪 当归

[功效与适应证] 补气生血。用于血虚阳浮发热证,症见肌热面赤,烦渴欲饮,脉洪大而虚,重按无力。亦治妇人经期、产后血虚发热头痛;或疮疡溃后,久不愈合者。

[用法] 以水二盏,煎至一盏,去滓,空腹时温服。

回阳玉龙膏(《外科正宗》)

[组成] 草乌(炒) 军姜(煨) 赤芍 白芷 南星(煨) 肉桂

[功效与适应证] 温经活血,散寒化痰。用于疮疡阴证。

[用法] 研细末,热酒调敷,亦可掺于膏药内贴患处。

血府逐瘀汤(《医林改错》)

[组成] 当归 生地黄 桃仁 红花 枳壳 赤芍 柴胡 甘草 桔梗 川芎 牛膝

[功效与适应证] 活血逐瘀,行气止痛。治瘀血内阻,血行不畅,经脉闭塞疼痛。

[用法] 水煎服。

壮骨关节丸[《中华人民共和国药典》(2000年版)]

[组成] 狗脊 淫羊藿 独活 骨碎补 续断 补骨脂 桑寄生 木香 乳香等。

[功效与适应证] 补益肝肾,养血活血,舒筋活络,理气止痛。用于肝肾不足,气滞血瘀,经络痹阻;各种退行性骨关节痛,腰肌劳损等。

[用法] 口服,浓缩丸一次10丸;水丸一次6g,一日2次。早晚饭后服用。

壮骨伸筋胶囊(成药)

[组成] 淫羊藿 熟地黄 鹿衔草 骨碎补 肉苁蓉 鸡血藤 红参 狗骨 茯苓 威灵仙 豨莶草 葛根 延胡索 山楂 洋金花

[功效与适应证] 补益肝肾,强筋健骨,活络止痛。用于肝肾两虚,寒湿阻络所致的神经根型颈椎病。

[用法] 口服,一次6粒,一日3次。4周为1个疗程,或遵医嘱。

冲和油膏(《外科正宗》)

[组成] 凡士林 冲和散

[功效与适应证] 同冲和散。

[用法] 调匀成膏,摊于纱布上,敷患处。

冲和散(《外科正宗》)

[组成] 紫荆皮(炒) 独活 赤芍 白芷 石菖蒲

[功效与适应证] 疏风消肿,活血祛寒。治疮疡阴阳不和,冷热相凝者。

[用法] 上药共研细末,葱汁、陈酒调敷。

安宫牛黄丸(《温病条辨》)

[组成] 牛黄 郁金 犀角(现用水牛角代) 黄芩 黄连 栀子 雄黄 朱砂 梅片 麝香 珠粉

[功效与适应证] 清心解毒,宣窍安神。用于疮疡神昏谵语,狂躁痉厥之热盛者。

[用法]　研极细末,炼蜜为丸,金箔为衣,以蜡护之。脉虚者,人参汤送下;脉实者,银花薄荷汤送下。病重体实者,每日3次。

阳和汤(《外科证治全生集》)

[组成]　熟地黄　白芥子　炮姜炭　麻黄　甘草　肉桂　鹿角胶

[功效与适应证]　温阳通脉,散寒化痰。治流痰、附骨疽和脱疽的虚寒型。

[用法]　水煎服。

阳和解凝膏(《外科证治全生集》)

[组成]　鲜大力子根、叶、梗　鲜白凤仙梗　川芎　川附　桂枝　大黄　当归　肉桂　草乌　地龙　僵蚕　赤芍　白芷　白蔹　白及　乳香　没药　续断　防风　荆芥　五灵脂　木香　香橼　陈皮　苏合油　大麻油

[功效与适应证]　温经和阳,行气活血,祛风散寒,化痰通络。用于疮疡阴证。

[用法]　白凤仙熬枯去渣,次日除乳香、没药、苏合油外,余药俱入锅煎枯,去渣滤净,秤准分量,加黄丹(烘透),熬至滴水成珠,不黏指为度,撤下锅来,将乳没、苏合油加入搅和,半月后可用。每用时,置铜杓中,加热,烊化,摊布上,贴患处。

阳毒内消散(《药奁启秘》)

[组成]　麝香　冰片　白及　南星　姜黄　炒甲片　樟冰　轻粉　胆矾　铜绿　青黛

[功效与适应证]　活血,止痛,消肿,化痰,解毒。适用于一切阳证肿疡。

[用法]　上方研极细末,掺膏药上贴敷。

防风汤(《黄帝素问宣明论方》)

[组成]　防风　甘草　当归　赤茯苓　杏仁　官桂　黄芩　葛根　麻黄

[功效与适应证]　疏风活络,宣痹止痛。适用于行痹。外感风湿,恶寒发热,遍体骨节疼痛,游走不定,舌苔淡白,脉浮。现用于风湿性关节炎、类风湿关节炎见上述症状者。

[用法]　上药为末,用酒、水加大枣、生姜煎,去滓,温服。

如意金黄散(经验方)

[组成]　天花粉　黄柏　白芷　大黄　姜黄　苍术　厚朴　陈皮　甘草　生南星

[功效与适应证]　清热解毒。用于肿毒阳证。

[用法]　清水调敷。

红升丹(《医宗金鉴》)

[组成]　雄黄　朱砂　皂矾　水银　白矾　火硝

[功效与适应证]　提脓祛腐。治疮疡已溃,腐肉难脱,瘘管等。

[用法]　研制成药末(原是丹剂,其制法参阅《医宗金鉴》)。掺在创面上;亦可由凡士林调成软膏,再造成软膏纱条敷贴;或制成药条,插入瘘管深处。该药中有氧化汞,须注意防止汞中毒。

红灵丹(《中医外科学》)

[组成]　雄黄　乳香　煅月石　青礞石　没药　冰片　火硝　朱砂　麝香

[功效与适应证]　活血止痛,消坚化痰。用于痈疽未溃者。

［用法］ 除冰片、麝香外,共研细末,最后加冰片及麝香,瓶装封固,不出气,备用。外用药。

七　画

坎离砂(成药)

［组成］ 麻黄　归尾　附子　透骨草　红花　干姜　桂枝　牛膝　白芷　荆芥　防风　木瓜　生艾绒　羌活　独活　醋适量

［功效与适应证］ 祛风散寒止痛。治腰腿疼痛,风湿性关节疼痛。

［用法］ 用醋、水各半,将药熬成浓汁,再将铁砂炒红后搅拌制成。使用时加醋,装入布袋内,自然发热,敷在患处。如太热可来回移动。

还少丹(《洪氏集验方》)

［组成］ 干山药　牛膝(酒浸一宿,焙干)　山茱萸　白茯苓(去皮)　五味子　肉苁蓉(酒浸一宿,焙干)　石菖蒲　巴戟(去心)　远志(去心)　杜仲(去粗皮,用生姜汁并酒合和,涂炙令热)　楮实　舶上茴香　枸杞子　熟干地黄

［功效与适应证］ 温补脾肾,养心安神。虚损劳伤,脾肾虚寒,心血不足,腰膝酸软,失眠健忘;眩晕倦怠,小便混浊,遗精阳痿,未老先衰,疲乏无力。

［用法］ 上药捣碎为末,炼蜜入枣肉为丸,如梧桐子大,用温酒、盐汤送下,空腹服。

扶元散(《医宗金鉴》)

［组成］ 人参　白术(土炒)　茯苓　熟地黄　茯神　黄芪(蜜炙)　山药(炒)　炙甘草　当归　白芍药　川芎　石菖蒲

［功效与适应证］ 益气补血。主治小儿禀受不足,气血不充,骨脉不强,筋肉痿弱,致见头项软、手软、足软、口软、肌肉软等五软者。

［用法］ 引用生姜、大枣,水煎服。

抗骨质增生丸[《中药部颁》(第 1 册)]

［组成］ 熟地黄　鸡血藤　淫羊藿　骨碎补　狗脊(盐制)　女贞子(盐炒)　肉苁蓉(蒸)　牛膝　莱菔子(炒)

［功效与适应证］ 补腰肾,强筋骨,活血,利气,止痛。治增生性脊柱炎(肥大性胸椎、腰椎炎)、颈椎综合征、骨质增生症等。

［用法］ 大蜜丸,口服,每次 1 丸,日 3 次;小蜜丸,口服。

抗痨丸(经验方)

［组成］ 黄芪　骨碎补　制乳没　黄连　三七　泽漆　牡蛎　蜈蚣　全虫　炮山甲　子午虫　鳖甲　龟甲

［功效与适应证］ 祛邪抗痨。主治骨痨。

［用法］ 共研细末,炼蜜为丸,日服 2 次,长期服用,至骨痨痊愈为止。

身痛逐瘀汤(《医林改错》)

［组成］ 秦艽　川芎　桃仁　红花　甘草　羌活　没药　当归　五灵脂(炒)　香附　牛膝　地龙(去土)

[功效与适应证]　活血祛瘀,祛风除湿,通痹止痛。用于瘀血夹风湿,经络痹阻,肩痛、臂痛、腰腿痛,或周身疼痛,经久不愈者。

[用法]　水煎服。

羌活胜湿汤(《脾胃论》)

[组成]　羌活　独活　藁本　防风　甘草　川芎　蔓荆子

[功效与适应证]　祛风除湿。治风湿邪客关节者。

[用法]　水煎服。药渣可煎水热洗患处。

补中益气汤(《内外伤辨惑论》)

[组成]　黄芪　甘草(炙)　人参(去芦)　当归身(酒焙干或晒干)　橘皮(不去白)　升麻　柴胡　白术

[功效与适应证]　补中益气,升阳举陷。主治烦劳内伤,身热心烦,头痛恶寒,懒言恶食,脉洪大而虚;或喘或渴,或阳虚自汗,或气虚不能摄血。

[用法]　水煎服。

补阳还五汤(《医林改错》)

[组成]　生黄芪　当归　赤芍　地龙　川芎　红花　桃仁

[功效与适应证]　补气活血通络。适用于气虚血瘀之中风,半身不遂,口眼歪斜,语言謇涩,口角流涎,小便频数或遗尿不禁,舌黯淡,苔白,脉缓。

[用法]　水煎服。

补肝汤(《医学六要》)

[组成]　当归　川芎　白芍　生地黄　酸枣仁　炙甘草　木瓜

[功效与适应证]　养血补肝。用于血虚筋挛者。

[用法]　按病情决定剂量,水煎服。

补肾丸(《林如高正骨经验》)

[组成]　党参　白术　茯苓　酒当归　熟地黄　枸杞子　续断　杜仲　狗脊　补骨脂　菟丝子

[功效与适应证]　补肾壮骨。治筋骨痿弱无力。

[用法]　制成蜜丸,每服1丸,早晚各1次,温开水送服。

补肾壮阳汤(《中医伤科学》)

[组成]　熟地　生麻黄　白芥子　炮姜　杜仲　狗脊　肉桂　菟丝子　牛膝　川断　丝瓜络

[功效与适应证]　温通经络,补益肝肾。适用于腰部损伤的中后期。

[用法]　水煎服。

补肾壮筋汤(《伤科补要》)

[组成]　当归　熟地黄　牛膝　山茱萸　茯苓　续断　白芍　青皮　五加皮

[功效与适应证]　强筋壮骨。用于肾虚体弱,筋骨痿软无力者。

[用法]　每日1剂,共煎2次,早晚各服1次。

补肾祛寒治尪汤(《方剂心得十讲》)

［组成］ 补骨脂 熟地黄 川续断 淫羊藿 制附片（先煎） 骨碎补 桂枝 赤芍 白芍 知母 羌活 独活 防风 麻黄 苍术 威灵仙 伸筋草 牛膝 松节 炙山甲 地鳖虫 透骨草 寻骨风 自然铜（醋淬，先煎）

［功效与适应证］ 补肾祛寒，通经活络。治尪痹。

［用法］ 水煎服。

补益地黄汤（《圣济总录》）

［组成］ 熟干地黄（焙） 黄芪（锉） 地骨皮 枳壳（去瓤，麸炒） 蒺藜子（炒去角） 磁石（煅，醋淬七遍） 五味子 桂皮（去粗皮）

［功效与适应证］ 益气养阴。主治虚劳，水脏虚损，脚膝无力，口干舌燥。

［用法］ 上为粗末，先用水一盏半，加羊肾（细切），煎三五沸，次下药末、大枣（擘破），煎至一盏，去渣，空腹温服。

八　　画

拔毒生肌散（《武汉中药成方集》）

［组成］ 冰片 红升丹 轻粉 龙骨 甘石 黄丹 煅石膏 白蜡

［功效与适应证］ 拔毒生肌。用于各种分泌物较多的创面。

［用法］ 各药分别为末，用茧丝筛筛过，再混和。直接掺撒于创面上。

虎潜丸（《丹溪心法》）

［组成］ 黄柏（酒炒） 龟甲（酒炙） 知母（酒炒） 熟地黄 陈皮 白芍 锁阳 虎骨（用狗骨代，炙） 干姜（《医方集解》所载虎潜丸尚多当归、牛膝、羊肉三味）

［功效与适应证］ 滋阴降火，强壮筋骨。适用于肝肾不足、阴虚内热之痿证。主治腰膝酸软，筋骨痿弱，腿足消瘦，步履乏力，或眩晕，耳鸣，遗精，遗尿，舌红少苔，脉细弱。

［用法］ 上为末，酒糊丸，一方加金箔，一方用生地黄，懒言者加山药。（现代用法：上为细末，炼蜜为丸，每次1丸，日服2次，淡盐水或温开水送下。亦可水煎服，用量按原方比例酌减）

知柏地黄丸（《医方考》）

［组成］ 知母 黄柏 熟地黄 山茱萸（制） 牡丹皮 山药 茯苓 泽泻

［功效与适应证］ 滋阴降火。主治阴虚火旺，潮热盗汗，口干咽痛，耳鸣遗精，小便短赤。

［用法］ 炼蜜捣丸，梧桐子大。或空心，或午前，用滚白汤或淡盐汤送下。

金乌骨痛胶囊（成药）

［组成］ 狗脊 淫羊藿 威灵仙 乌梢蛇 牛膝 木瓜 葛根 姜黄 补骨脂 党参

［功效与适应证］ 滋补肝肾，祛风除湿，活血通络。用于肝肾不足，风寒湿痹，骨质疏松，骨质增生，引起的腰腿酸痛、肢体麻木等症。

［用法］ 口服，一次3粒，一日3次。

金黄（散）膏（《医宗金鉴》）

［组成］　大黄　黄柏　姜黄　白芷　制南星　陈皮　苍术　厚朴　甘草　天花粉

［功效与适应证］　清热解毒，散瘀消肿。治感染阳证，跌打肿痛。

［用法］　共研细末。用酒、油、蜜、菊花、金银花露、丝瓜叶或生葱等捣汁调散，或凡士林 8/10、金黄散 2/10 调制成膏外敷。

金匮肾气丸(附桂八味丸)(《金匮要略》)

［组成］　干地黄　山药　山茱萸　泽泻　茯苓　牡丹皮　桂枝　附子

［功效与适应证］　补肾助阳。适用于肾阳不足证。主治腰痛脚软，身半以下常有冷感，少腹拘急，小便不利，或小便反多，入夜尤甚，阳痿早泄，舌淡而胖，脉虚弱、尺部沉细，以及痰饮、水肿、消渴、脚气、转胞等。

［用法］　上为细末，炼蜜为丸，如梧桐子大，酒下 15 丸，日再服。

狗皮膏(成药)

［组成］　枳壳　防风　杏仁　泽泻　地榆　天麻　川乌　浙贝　猪苓　石脂　白蔹　甘草　赤芍　五加皮　栀子　薄荷　山药　何首乌　羌活　苦参　青皮　黄芩　补骨脂　熟地黄　香附　远志　半夏　独活　荆芥　麻黄　肉苁蓉　小茴香　草乌　白芷　陈皮　前胡　金银花　牛膝　藁本　附子　大茴香　木通　威灵仙　官桂　连翘　僵蚕　续断　白术　五味子　蛇床子　苍耳子　川楝子　赭石子　大风子　青风藤　菟丝子　蜈蚣　香油　章丹　血竭　冰片　儿茶　丁香　木香　乳香　没药

［功效与适应证］　散寒止痛，舒筋活络。治跌打损伤及风寒湿痛。

［用法］　烘热外敷患处。

炙甘草汤(《伤寒论》)

［组成］　甘草　生姜　人参　生地黄　桂枝　阿胶　麦冬　麻仁　大枣(擘)

［功效与适应证］　益气养血，通阳复脉，滋阴补肺。主治脉结代，心动悸，虚羸少气，舌光少苔或质干而瘦小者。

［用法］　水煎服。阿胶烊化，冲服。

河车大造丸(《本草纲目》)

［组成］　紫河车(米泔洗净，新瓦焙干研末，或以淡酒蒸熟。捣晒研末)　败龟甲(年久者，童便浸 3 日，酥炙黄，或以童便浸过，石上磨净，蒸熟晒研，尤妙)　黄柏(去皮，盐酒浸，炒)　杜仲(去皮，酥炙)　牛膝(去苗，酒浸，晒)　肥生地黄(入砂仁、白茯苓，绢袋盛、入瓦罐，酒煮 7 次，去茯苓、砂仁不用，杵地黄为膏，听用)　天门冬(去心)　麦冬(去心)　人参(去芦)

［功效与适应证］　滋阴养血，补益肺肾。主治虚损劳伤，肺肾阴虚，精血不足，咳嗽少痰，潮热盗汗，夜梦遗精，形体消瘦；老年气血衰少，精血不足，腰膝酸软，步履不便，小儿发育不良，筋骨软弱；以及久病虚损，舌红少苔，脉细数。

［用法］　上药为末，同地黄膏入酒，米糊丸，如小豆大。每服 80 ~ 90 丸，空腹时用盐汤送下，冬月酒下。

泻白散(《小儿药证直诀》)

［组成］　地骨皮　桑白皮　炙甘草　粳米

［功效与适应证］ 泻肺清热。主治肺经郁热所致胸胁骨痹;或胸部内伤,郁瘀化热咳嗽者。

［用法］ 水煎服。

参苓白术散(《太平惠民和剂局方》)

［组成］ 莲子肉(去皮) 薏苡仁 缩砂仁 桔梗(炒令深黄色) 白扁豆(姜汁浸,去皮,微炒) 白茯苓 人参(去芦) 甘草(炒) 白术 山药

［功效与适应证］ 健脾益气,和胃渗湿。主治脾胃虚弱,食少便溏,或吐或泻,胸脘闷胀,四肢乏力,形体消瘦,面色萎黄,舌苔白、质淡红,脉细缓或虚缓。

［用法］ 上为细末,枣汤调下。

九　画

骨松宝(成药)

［组成］ 淫羊藿 续断 知母 地黄 三棱 莪术 赤芍 牡蛎(煅)

［功效与适应证］ 补肾活血,强筋壮骨。用于骨痿(骨质疏松症)引起的骨折、骨痛及预防围绝经期骨质疏松。

［用法］ 口服,一次2粒;治疗骨折及骨关节炎,一日3次;预防骨质疏松,一日2次。

骨疏康颗粒(成药)

［组成］ 淫羊藿 熟地 黄芪 丹参等

［功效与适应证］ 补肾益气,活血壮骨。主治肾虚、气血不足所致的中老年骨质疏松症,伴有腰脊酸痛、足膝酸软、神疲乏力等症状者。

［用法］ 颗粒、胶囊剂。口服,一次12g(或3粒),一日3次,饭后开水冲服。

独活寄生汤(《备急千金要方》)

［组成］ 独活 寄生 杜仲 牛膝 细辛 秦艽 茯苓 桂心 防风 川芎 人参 甘草 当归 芍药 干地黄

［功效与适应证］ 祛风湿,止痹痛,补肝肾,益气血。主治肝肾两亏,气血不足,风寒湿邪外侵,腰膝冷痛,酸重无力,屈伸不利,或麻木偏枯,冷痹日久不愈。

［用法］ 水煎服,可复煎外洗患处。

活血散(《中医正骨经验概述》)

［组成］ 乳香 没药 血竭 贝母 羌活 木香 厚朴 制川乌 制草乌 白芷 麝香 紫荆皮 生香附 炒小茴 甲珠 煅自然铜 独活 续断 虎骨(现用狗骨代替) 川芎 木瓜 肉桂 当归

［功效与适应证］ 活血舒筋,理气止痛。治跌打损伤,瘀肿疼痛或久伤不愈。

［用法］ 共研细末,开水调成糊状外敷患处。

活络水(福建中医学院附属医院经验方)

［组成］ 牛膝 红花 归尾 续断 生草乌 生川乌 木瓜 五加皮 三棱 骨碎补 伸筋草 樟脑 薄荷脑

［功效与适应证］ 活血祛瘀,舒筋活络,消肿止痛。治跌打损伤及风湿痹痛者。

　　[用法]　70%乙醇溶液密封浸泡1个月后分装。用时将药水涂擦患处,每日2～3次。

活络油膏(《伤科学》)

　　[组成]　红花　没药　白芷　当归　白附子　钩藤　紫草　栀子　黄药子　甘草　刘寄奴　丹皮　梅片　生地　制乳膏　露蜂房　大黄　白药子

　　[功效与适应证]　活血消肿,舒筋活络。治伤患肿痛,可用手指蘸药揉按患处,并配合理伤手法治疗。

　　[用法]　上药置大铁锅内,要放入麻油、梅片,用木棍调和装盒。用手指蘸药擦患处。

活络效灵丹(《医学衷中参西录》)

　　[组成]　当归　丹参　生明乳香　生明没药

　　[功效与适应证]　活血祛瘀,通络止痛。主治各种瘀血阻滞之痛证,尤适合跌打损伤,症见伤处疼痛,伤筋动骨或麻木酸胀,或内伤血瘀,心腹疼痛,肢臂疼痛等症。剂型:上药全研细末,备用,亦可水泛为丸。

　　[用法]　上4味,作汤服。若为散剂,一剂分作4次服,温酒送下。

宣痹汤(《温病条辨》)

　　[组成]　防己　杏仁　滑石　连翘　栀子　薏苡仁　半夏(醋炒)　晚蚕沙　赤小豆皮(取五谷中之赤小豆,凉水浸,取皮用)

　　[功效与适应证]　清化湿热,宣痹通络。主治湿热痹证,湿聚热蒸,阻于经络,寒战发热,骨节烦疼,面色萎黄,小便短赤,舌苔黄腻或灰滞,面目痿黄。

　　[用法]　水煎服。

祛风止痛胶囊(成药)

　　[组成]　老鹳草　槲寄生　续断　威灵仙　独活　制草乌　红花

　　[功效与适应证]　祛风止痛,舒筋活血,强壮筋骨。用于四肢麻木,腰膝疼痛,风寒湿痹等症。

　　[用法]　口服,一次6粒,一日2次。

神功内托散(《外科正宗》)

　　[组成]　白术　当归　黄芪　白芍　茯苓　陈皮　附子　木香　甘草　川芎　穿山甲　人参

　　[功效与适应证]　温补托毒。用于骨髓炎正气虚弱,脓出不畅者。

　　[用法]　水煎服。

除湿蠲痛汤(《证治准绳》)

　　[组成]　羌活　茯苓　泽泻　白术　陈皮　甘草　苍术

　　[功效与适应证]　祛风除湿,蠲痹止痛。主治风湿外客,周身骨节沉重酸痛,天阴即发。

　　[用法]　水煎,入姜汁、竹沥同服。上肢痛,加桂枝、威灵仙、桔梗;下肢痛,加防己、木通、黄柏,牛膝。

十　画

真武汤(《伤寒论》)

[组成]　茯苓　芍药　白术　生姜　附子(炮,去皮)

[功效与适应证]　温阳利水。主治脾肾阳虚,水气内停证。症见小便不利,四肢沉重疼痛,腹痛下利,或肢体浮肿,苔白不渴,脉沉;太阳病发汗过多,阳虚水泛;汗出不解,其人仍发热,心下悸,头眩,身瞤动,振振欲擗地。

[用法]　水煎服。

柴胡加龙骨牡蛎汤(《伤寒论》)

[组成]　柴胡　龙骨　黄芩　生姜　铅丹　人参　桂枝　茯苓　半夏　大黄　牡蛎　大枣

[功效与适应证]　和解清热,镇惊安神。主治伤寒往来寒热,胸胁苦满,烦躁惊狂不安,时有谵语,身重难以转侧。

[用法]　上药12味,除大黄外,水煎煮,再纳大黄,更煮一二沸,去滓,温服。

桂枝汤(《伤寒论》)

[组成]　桂枝　芍药　炙甘草　生姜　大枣(擘破)

[功效与适应证]　解肌发表,调和营卫。适用于外感风寒表虚及营卫不和证。主治头痛发热,汗出恶风,或鼻鸣干呕,苔白不渴,脉浮缓或浮弱者。

[用法]　水煎服,服后饮热粥以助药力。

桂枝芍药知母汤(《金匮要略》)

[组成]　桂枝　芍药　甘草　麻黄　生姜　白术　知母　防风　附子(炮)

[功效与适应证]　通阳行痹,祛风逐湿,和营止痛。清热,散寒,通络,活血,补虚。主治诸肢节疼痛,身体尪羸,脚肿如脱,头眩短气,温温欲吐者。

[用法]　水煎服。

桂麝散(《药奁启秘》)

[组成]　麻黄　细辛　肉桂　牙皂　半夏　丁香　生南星　麝香　冰片

[功效与适应证]　温化痰湿,消肿止痛。治疮疡阴证未溃者。

[用法]　共研细末。掺膏药上,贴患处。

桃红四物汤(《玉机微义》)

[组成]　熟地黄　当归　白芍　川芎　桃仁　红花

[功效与适应证]　活血化瘀,行气止痛。用于骨伤气滞血瘀而肿痛者。

[用法]　水煎服。

透脓散(《外科正宗》)

[组成]　生黄芪　穿山甲(炒)　川芎　当归　皂角刺

[功效与适应证]　托毒排脓。治痈疽诸毒。

[用法]　共为末,开水冲服。亦可水煎服。

健步虎潜丸(《伤科补要》)

[组成]　龟胶　鹿角胶　虎胫骨(现用狗骨代替)　何首乌　川牛膝　杜仲　锁阳　当归　熟地黄　威灵仙　黄柏　人参　羌活　白芍　白术　川附子　蜜糖适量

[功效与适应证]　补气血,壮筋骨。治血虚气弱,筋骨痿弱无力,步履艰难。

[用法]　共为细末,炼蜜丸如绿豆大小。空腹淡盐水送下,每日 2~3 次。

健骨生丸(成药)

[组成]　三七　当归　地龙　冬虫夏草　西红花　珍珠　冰片

[功效与适应证]　活血化瘀,通经活络,养血生骨。用于瘀血阻络,筋骨失养所引起的骨坏死等证候。

[用法]　口服,一次 4.5~9g,一日 3 次,饭前 1 小时温开水送服。

健脾养胃汤(《伤科补要》)

[组成]　人参　白术　黄芪　归身　白芍　陈皮　小茴　山药　云苓　泽泻

[功效与适应证]　调理脾胃。适用于骨病后纳差、营养障碍者。

[用法]　水煎服。

益肾蠲痹丸(成药)

[组成]　生地黄　熟地黄　当归　淫羊藿　全蝎　蜈蚣　蜂房　骨碎补　地龙　乌梢蛇　延胡索

[功效与适应证]　温补肾阳,益肾壮督,搜风剔邪,蠲痹通络。用于症见发热,关节疼痛、肿大、红肿热痛、屈伸不利,肌肉疼痛、瘦削或僵硬,畸形的顽痹。

[用法]　口服,一次 8g,疼痛剧烈可加至 12g,一日 3 次,饭后温开水送服。

益胃汤(《温病条辨》)

[组成]　沙参　麦冬　冰糖　细生地　玉竹

[功效与适应证]　滋养胃阴。主治阳明温病,下后汗出,胃阴受伤者。

[用法]　水煎服。

消肿散(《林如高正骨经验》)

[组成]　黄柏　侧柏　透骨草　穿山甲　骨碎补　芙蓉叶　天花粉　煅石膏　楠香　黄连　紫荆皮　菊花叶

[功效与适应证]　清热凉血,消肿定痛。治伤患初期局部肿痛者。

[用法]　共研细末,用蜜、水各半,调成糊状,每日敷贴 1 次,每次 8 小时。

海桐皮汤(《医宗金鉴》)

[组成]　海桐皮　透骨草　乳香　没药　当归　川椒　川芎　红花　威灵仙　甘草　防风　白芷

[功效与适应证]　舒筋活络,行气止痛。治骨关节疼痛,活动受限者。

[用法]　共为细末,布袋装,煎水熏洗患处。

通络生骨胶囊(袁浩经验方)

[组成]　木豆叶

[功效与适应证]　用于股骨头缺血性坏死,症见髋部活动受限、疼痛、跛行、肌肉萎缩、腰膝酸软、乏力倦怠,舌质偏红或有瘀斑,脉弦。

[用法]　口服,一次4粒,一日3次

通痹汤(《痹证治验》)

[组成]　当归　丹参　鸡血藤　海风藤　透骨草　独活　钻地风　香附

[功效与适应证]　活血祛风,通络止痛。用于各种痹证。

[用法]　按病情酌量,水煎服。

十 一 画

黄连解毒汤(《外台秘要》引崔氏方)

[组成]　黄连　黄芩　黄柏　栀子

[功效与适应证]　泻火解毒。治创伤感染、附骨痈疽等。

[用法]　按病情拟定药量,水煎,一日分2~3次服。

羚角钩藤汤(《通俗伤寒论》)

[组成]　羚羊角(先煎)　钩藤(后下)　霜桑叶　川贝母　淡竹茹　生地黄　菊花　白芍　茯神木　生甘草

[功效与适应证]　凉肝息风,增液舒筋。用于肝经热盛、热极动风所致的高热不退,烦闷躁扰,手足抽搐,甚至神昏,发为痉厥,舌绛而干,脉弦而数。

[用法]　水煎服。

清骨散(《证治准绳》)

[组成]　银柴胡　胡黄连　知母　青蒿　秦艽　甘草　鳖甲　地骨皮

[功效与适应证]　养阴清热。治骨痨日久,骨蒸潮热者。

[用法]　水煎服。

清热地黄汤(《医略六书》)

[组成]　生地　黄连(炒黑)　白芍(醋炒)　荆芥(炒黑)　知母(炒黑)　黄柏(炒黑)　当归(醋炒)　丹皮(炒黑)　地榆(炒炭)

[功效与适应证]　清热解毒,凉血散瘀。主治热入血分,身热,神昏谵语,斑色紫黑,或见吐血、便血,舌绛起刺,脉细数。

[用法]　水煎,去滓,温服。

清热镇痿汤(《常见病的中医治疗研究》)

[组成]　葛根　生石膏　忍冬藤　金银花　赤芍　秦艽　菊花　蝉蜕　钩藤　山药　防风　橘络　丝瓜络　白僵蚕　全蝎　蜈蚣

[功效与适应证]　清热解毒,通络镇痿。适用于小儿麻痹证急性期。

[用法]　水煎服。

清痹汤(《痹证治验》)

[组成]　忍冬藤　败酱草　络石藤　青风藤　土茯苓　老鹳草　丹参　香附

[功效与适应证]　清热解毒,通络治痹。用于各种痹证。

[用法]　按病情酌量,水煎服。

清燥救肺汤(《医门法律》)

[组成]　桑叶　石膏　甘草　人参　胡麻仁　阿胶　麦冬　杏仁　枇杷叶

[功效与适应证]　清燥润肺。适用于秋燥外感、温燥伤肺证,症见头痛身热、干咳无痰、气逆而喘、咽喉干燥、口渴鼻燥、胸膈满闷、舌干少苔、脉虚大而数。

[用法]　水煎服。

渗湿汤(《济生方》)

[组成]　白术　人参　干姜　白芍　炮附子　白茯苓　桂枝　炙甘草

[功效与适应证]　益气健胃,温经渗湿。适用于瘫痪湿困脾土者。

[用法]　上作一服,加生姜、红枣,水煎服。

十 二 画

葛根黄芩黄连汤(《伤寒论》)

[组成]　葛根　炙甘草　黄芩　黄连

[功效与适应证]　清泄里热,解肌散邪。用于表证未解、邪热入里证,症见身热、下利臭秽、胸脘烦热、口干作渴、喘而汗出、舌红苔黄、脉数或促。

[用法]　上药四味,先煮葛根,后纳入诸药,去滓,分 2 次温服。

紫雪丹(《太平惠民和剂局方》)

[组成]　黄金　寒水石　石膏　滑石　磁石　升麻　玄参　甘草　犀角(现用水牛角代)　羚羊角　沉香　丁香　朴硝　硝石　辰砂　青木香　麝香

[功效与适应证]　清热解毒,宣窍镇痉。治高热烦躁,神昏谵语,发斑发黄,疡疮内陷,疔毒走黄及药物性皮炎等症;或颅脑损伤后高热昏迷。

[用法]　每服 1～2g,重症可每次服 3g,每日 1～3 次。

黑退消(《中医外科临床手册》)

[组成]　生川乌　生草乌　生南星　生半夏　生磁石　公丁香　肉桂　制乳没　制松香　硇砂　冰片　麝香

[功效与适应证]　行气活血,祛风逐寒,消肿破坚,舒筋活络。治一切阴证未溃者。

[用法]　上药除冰片、麝香外,各药研细末后和匀,再将冰片、麝香研细后加入和匀,用瓶装置,不使出气。用时将药粉撒于膏药或油膏上敷贴患处。

舒筋汤(《外伤科学》)

[组成]　当归　白芍　姜黄　宽筋藤　松节　海桐皮　羌活　防风　续断　甘草

[功效与适应证]　祛风舒筋活络。治软组织病变所致的筋络挛痛。

[用法]　水煎,去滓温服。

舒筋活血洗方(《伤科学》)

[组成]　伸筋草　海桐皮　大秦艽　独活　当归　钩藤　川红花　乳香　没药　怀牛膝

[功效与适应证]　活血消肿,舒筋止痛。治风湿痹痛诸证。

[用法]　煎汤温洗患处。

温胆汤(《三因极一病证方论》)

［组成］ 半夏　竹茹　枳实　橘皮　生姜　茯苓　甘草

［功效与适应证］ 燥湿豁痰,行气开郁。主治一切痰厥。

［用法］ 按病情酌量,水煎服。

犀角地黄汤(《外台秘要》)

［组成］ 生地黄　赤芍　丹皮　犀角(现用水牛角代)(锉细末,冲)

［功效与适应证］ 清热凉血解毒。治热入血分,疮疡热毒内攻,表现吐血、衄血、便血、皮肤瘀斑、高热神昏谵语、烦躁等症。

［用法］ 水煎服。生地黄先煎,犀角(现用水牛角代)锉末冲,或磨汁和服。

强脊宁一号汤(《娄多峰论治风湿病》)

［组成］ 威灵仙　独活　千年健　钻地风　木瓜　丹参　白芍　生地　薏苡仁　川牛膝　香附　甘草

［功效与适应证］ 祛风除湿,疏督通络,活血止痛。适用于强直性脊柱炎早期,风寒湿邪痹阻督脉,症见腰脊强硬疼痛,遇寒受风加重,肢体困痛,或游走痛,局部寒热不明显,舌质淡,苔白,脉弦。

［用法］ 水煎服。

强脊宁二号汤(《娄多峰论治风湿病》)

［组成］ 淫羊藿　何首乌　桑寄生　川牛膝　当归　丹参　鸡血藤　白芍　独活　木瓜　威灵仙　甘草　黑豆　黄酒

［功效与适应证］ 益肾壮督,养血柔筋,活血养血,通脉蠲邪。主治强直性脊柱炎中后期,肾督亏虚、邪痹血瘀,症见腰脊强痛,背驼,转颈、扭腰及下蹲困难,形寒体弱,舌淡嫩、苔白,脉沉细无力。

［用法］ 水煎服。用量可根据患者的体质强弱和病情酌情增减。

十六画及以上

醒消丸(《太平惠民和剂局方》)

［组成］ 乳香(去油)　没药(去油)　麝香　雄精

［功效与适应证］ 和营通络,消肿止痛。主治流注等。

［用法］ 先将乳、没、雄三味,各研秤准,再合麝香共研,煮烂黄米饭,入药末,捣为丸,如莱菔子大,晒干,忌烘。每服 3~6g,热陈酒送下或温开水送下;儿童减半,婴儿服 1/3。一般连服 7 天后,停药 3 天。孕妇忌服。

薏苡仁汤(《类证治裁》)

［组成］ 薏苡仁　川芎　当归　麻黄　桂枝　羌活　独活　防风　川乌(制)　苍术　甘草　生姜

［功效与适应证］ 祛湿通络,祛风散寒。治风寒湿邪留滞经络,以湿邪偏胜者。

［用法］ 水煎服。

蟾酥丸(《肿瘤的诊断与治疗》)

［组成］ 蟾酥　轻粉　寒水石　铜绿　乳香　没药　胆矾　蜗牛　朱砂　雄黄

［功效与适应证］　活血解毒,消肿止痛。用于各类恶性骨肿瘤。

［用法］　除蟾酥及蜗牛外,其他各药共为细末;将蜗牛捣烂,再用蟾酥合研调黏,放入其他各药末,共捣均匀为丸,如绿豆大,每服3丸,日服2次,开水送服。

麝香壮骨膏（成药）

［组成］　麝香　八角茴香　山柰　生川乌　生草乌　麻黄　白芷　苍术　当归干姜　薄荷脑

［功效与适应证］　镇痛,消炎。用于风湿痛、关节痛、腰痛、神经痛、肌肉酸痛、扭挫伤等。

［用法］　外敷患处。

蠲痹汤（《杨氏家藏方》）

［组成］　羌活　姜黄　当归　赤芍　黄芪　防风　炙甘草　生姜

［功效与适应证］　活血通络,祛风除湿。治骨关节病后风寒乘虚入络者。

［用法］　水煎服。

主要参考书目

1. 蒋位庄,王和鸣.中医骨病学[M].第2版.北京:人民卫生出版社,2002.

2. 胥少汀,葛宝丰.实用骨科学[M].北京:人民军医出版社,1999.

3. 过邦辅,凌励志.骨关节肿瘤[M].上海:上海科学技术出版社,1998.

4. 吴在德,吴肇汉.外科学[M].第6版.北京:人民卫生出版社,2003.

5. 王学谦,陈仲强.骨与关节疾病诊断学[M].天津:天津科技翻译出版公司,2009.

6. 徐爱德.骨关节疾病的影像学图鉴[M].济南:山东科学技术出版社,2001.

7. 江浩.骨与关节MRI[M].上海:上海科学技术出版社,2001.

8. 赵定麟.现代骨科学[M].北京:科学出版社,2004.

9. 冯传汉,张铁良.临床骨科学[M].北京:人民卫生出版社,2004.

10. 焦树德.方剂心得十讲[M].北京:人民卫生出版社,2005.

11. 天津医院骨科.临床骨科学(二)结核[M].北京:人民卫生出版社,1974.

12. 天津医院骨科.临床骨科学(三)肿瘤[M].北京:人民卫生出版社,1978.

13. 郭巨灵.临床骨科学(四)骨病[M].北京:人民卫生出版社,1989.

14. 田伟.积水潭实用骨科学[M].北京:人民卫生出版社,2008.

15. 张俐.中医骨病学[M].上海:上海科学技术出版社,2012.

教 材 书 目

序号	教材名称	主　编	主　审
1	大学语文(第2版)	李亚军	许敬生
2	中国医学史	梁永宣	李经纬
3	医古文(第2版)	沈澍农	
4	中医各家学说	朱邦贤	严世芸　鲁兆麟
5	中医基础理论(第2版)	高思华　王　键	李德新
6	中医诊断学(第2版)	陈家旭　邹小娟	季绍良　成肇智
7	中药学(第2版)	陈蔚文	高学敏
8	方剂学(第2版)	谢　鸣　周　然	王永炎　李　飞
9	内经讲义(第2版)	贺　娟　苏　颖	王庆其
10	伤寒论讲义(第2版)	李赛美　李宇航	梅国强
11	金匮要略讲义(第2版)	张　琦　林昌松	
12	温病学(第2版)	马　健　杨　宇	杨　进
13	医学统计学	史周华	
14	医用化学	武雪芬	
15	生物化学(第2版)	于英君	金国琴
16	正常人体解剖学	杨茂有	严振国
17	生理学(第2版)*	李国彰	
18	病理学	李澎涛　范英昌	
19	医学伦理学	张忠元	
20	医学心理学	孔军辉	
21	诊断学基础	成战鹰	
22	药理学(第2版)	廖端芳	
23	影像学	王芳军	
24	免疫学基础与病原生物学	关洪全　罗　晶	
25	组织学与胚胎学(第2版)	郭顺根	
26	针灸学(第2版)	梁繁荣　赵吉平	石学敏

序号	教材名称	主编	主审
27	推拿学	房　敏　刘明军	严隽陶
28	中国传统文化	张其成	
29	中国古代哲学	李　俊	
30	医学文献检索	高巧林	
31	科技论文写作	李成文	郑玉玲
32	中医药科研思路与方法	刘　平	
33	康复疗法学	陈红霞	
34	中医养生康复学	郭海英　章文春	
35	中医临床经典概要	张再良	
36	医患沟通学基础	周桂桐	
37	循证医学	刘建平	
38	中医学导论	何裕民	
39	医学生物学	王明艳	
40	神经生理学	赵铁建	李国彰
41	中医妇科学（第2版）	罗颂平　谈　勇	夏桂成　欧阳惠卿
42	中医儿科学（第2版）	马　融　韩新民	
43	中医眼科学	段俊国	廖品正
44	中医骨伤科学	樊粤光　詹红生	
45	中医耳鼻咽喉科学	阮　岩	
46	中医急重症学	刘清泉	姜良铎
47	西医内科学	熊旭东	
48	西医外科学	王　广	李乃卿
49	中医内科学（第2版）	张伯礼　薛博瑜	
50	中医外科学（第2版）	陈红风	唐汉钧　艾儒棣
51	解剖生理学	邵水金　朱大诚	
52	中医学基础	何建成　潘　毅	
53	中成药学	阮时宝	
54	中药商品学（第2版）*	张贵君	
55	中药文献检索	张兰珍	
56	医药数理统计	李秀昌	
57	高等数学	杨　洁	

续表

序号	教 材 名 称	主 编	主 审
58	医药拉丁语	李 峰	
59	物理化学	张小华 夏厚林	
60	无机化学	刘幸平 吴巧凤	
61	分析化学	张 凌 李 锦	
62	仪器分析	尹 华 王新宏	
63	有机化学	吉卯祉 彭 松	江佩芬
64	药用植物学	熊耀康 严铸云	
65	中药药理学	陆 茵 张大方	
66	中药化学	石任兵	匡海学
67	中药药剂学	李范珠 李永吉	
68	中药炮制学	吴 皓 胡昌江	叶定江
69	中药鉴定学	王喜军	
70	中药分析学	蔡宝昌	
71	药事管理与法规	谢 明 田 侃	
72	药品市场营销学	汤少梁	申俊龙
73	临床中药学	王 建 张 冰	张廷模
74	制药工程	王 沛	
75	波谱解析	冯卫生	
76	针灸医籍选读	徐 平	李 鼎
77	小儿推拿学	廖品东	
78	经络腧穴学	沈雪勇 许能贵	李 鼎
79	神经病学	孙忠人	胡学强
80	实验针灸学	余曙光 徐 斌	朱 兵
81	推拿手法学(第2版)	王之虹	
82	刺法灸法学	方剑乔 王富春	石学敏 吴焕淦
83	推拿功法学	吕 明 金宏柱	
84	针灸治疗学	杜元灏 董 勤	石学敏
85	推拿治疗学(第2版)	宋柏林 于天源	罗才贵
86	生物力学	杨华元	
87	骨伤科学基础	冷向阳	王和鸣
88	骨伤科影像学	尹志伟	

序号	教 材 名 称	主 编	主 审
89	创伤急救学	童培建	
90	中医正骨学	黄桂成 王庆普	
91	中医筋伤学	马 勇	
92	骨伤内伤学	刘献祥	
93	中医骨病学	张 俐	
94	骨伤科手术学	黄 枫	
95	实验骨伤科学	王拥军	
96	中西医临床医学概论	施 红	杜 建
97	中西医全科医学导论	姜建国	王新陆
98	中西医结合外科学	谢建兴	
99	预防医学	王泓午	
100	急救医学	罗 翌	王一镗
101	中西医结合妇产科学	连 方 齐 聪	肖承悰
102	中西医结合儿科学	虞坚尔	时毓民
103	中西医结合传染病学	范昕建 黄象安	
104	健康管理	李晓淳	
105	社区康复	彭德忠	
106	正常人体学	张志雄 孙红梅	
107	医用化学与生物化学	金国琴	
108	疾病学基础	王 易 王亚贤	
109	护理学导论	杨巧菊	
110	护理学基础	马小琴	
111	健康评估	张雅丽 王瑞莉	
112	护士人文修养与沟通技术	张翠娣	
113	护理心理学	李丽萍	刘晓虹
114	中医护理学	孙秋华 孟繁洁	
115	内科护理学	徐桂华	
116	外科护理学	彭晓玲	
117	妇产科护理学	单伟颖	
118	儿科护理学	段红梅	申昆玲
119	急救护理学	许 虹	

续表

序号	教 材 名 称	主 编	主 审
120	传染病护理学	陈 璇	
121	精神科护理学	余雨枫	
122	护理管理学	胡艳宁	
123	社区护理学	张先庚	
124	康复护理学	陈锦秀	
125	局部解剖学	张跃明	
126	运动医学	褚立希	严隽陶
127	神经定位诊断学	张云云	
128	中国传统康复技能	苏友新　冯晓东	陈立典
129	康复医学概论	陈立典	
130	康复评定学	王诗忠　张 泓	陈立典
131	物理治疗学	金荣疆　张 宏	
132	作业治疗学	胡 军	
133	言语治疗学	万 萍	
134	临床康复学	唐 强　张安仁	
135	康复工程学	刘夕东	

注:教材名称右上角标有 * 号者为我社"十一五"期间已出教材。